Verlag Zabert Sandmann GmbH
München
1. Auflage 2011
ISBN 978-3-89883-302-8

| | |
|---|---|
| Redaktion | Karen Guckes-Kühl<br>Karin Kerber |
| Redaktionelle Mitarbeit | Dr. Petra Thorbrietz |
| Textbeiträge | Annette Kerckhoff |
| Grafische Gestaltung | Kuniko Taguchi, Claudia Wolff, Georg Feigl, griesbeckdesign, München |
| Heilpflanzen-Illustrationen | Susanne Bräunig, Harald Vorbrugg, Johann Brandstetter |
| Titelfoto | gettyimages/science photo library |
| Herstellung | Karin Mayer<br>Peter Karg-Cordes |
| Lithografie | Christine Rühmer |
| Druck und Bindung | L.E.G.O., Vicenza |

Besuchen Sie uns auch im Internet unter www.zsverlag.de

Prof. Dr. Ingrid Gerhard
Natascha von Ganski

# DIE NEUE Pflanzenheilkunde FÜR FRAUEN

Unter Mitarbeit
von Annette Kerckhoff

ZABERT
SANDMANN

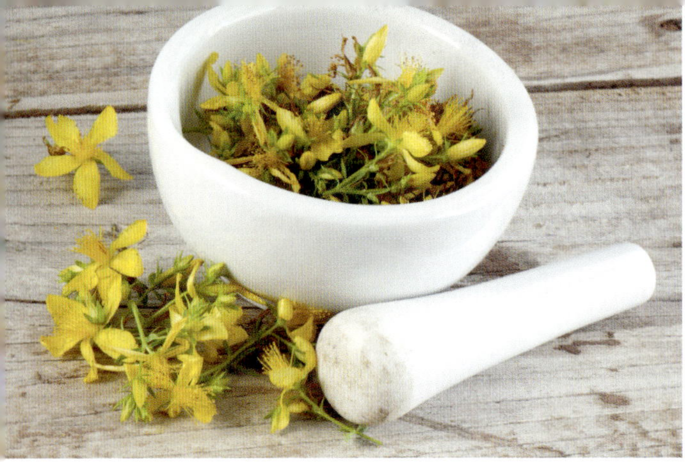
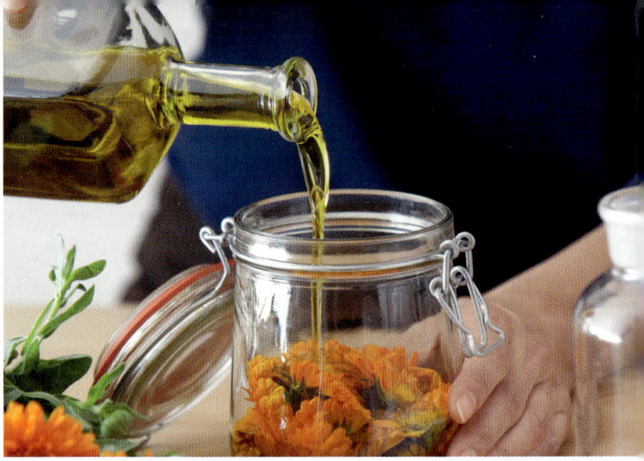

# Inhalt

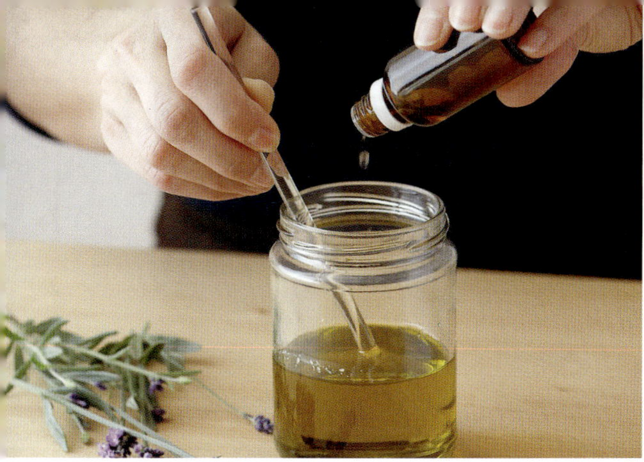

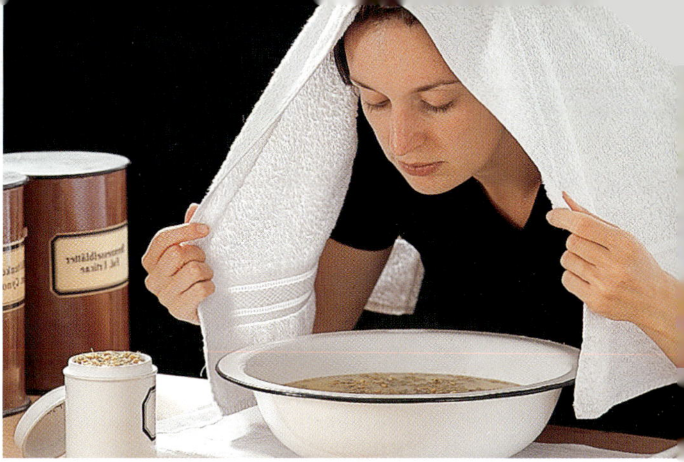

# Liebe Leserin,

Frauen haben besondere Bedürfnisse, das habe ich in über 30 Jahren ärztlicher Praxis Tag für Tag erlebt. Sie möchten über ihre Sorgen sprechen, über ihre Lebenssituation, ihre Ängste und Nöte. Sie möchten in aller Ruhe über die Hintergründe ihrer gesundheitlichen Probleme aufgeklärt werden. Und: Sie wollen eine ganzheitliche Medizin, die Schulmedizin und Naturheilkunde kombiniert. Wenn Frauen die Alternative haben zwischen dem rein schulmedizinischen Weg mit Arzneimittelgaben und Operationen und dem ganzheitlichen Weg, wählen viele von ihnen Letzteren. Auch wenn er mühsamer ist und mehr Eigeninitiative erfordert, auch wenn sie dabei oft ihr Leben ändern müssen. Denn Frauen wollen aktiv werden. Sie wollen etwas unternehmen, wollen die Verantwortung für ihren Körper nicht ausschließlich in die Hände der Ärzte legen. »Was kann ich selber tun?« ist eine Frage, die mir wieder und wieder gestellt wurde.

## Warum Frauen eine ganzheitliche Behandlung brauchen

Im konventionellen Medizinbetrieb aber ist die Eigeninitiative mehr und mehr in den Hintergrund getreten. Der Patient bleibt passiv – ein Zustand, den ich in meiner Arbeit stets zu ändern versuchte. Denn ein passiver Patient ist immer auch ein entmündigter Patient.

Viele Hundert Frauen und ihre Geschichten, ihre Wünsche und Bedürfnisse, lernte ich in der Hormonsprechstunde der Universitätsklinik Heidelberg kennen, in der ich als junge Ärztin zu arbeiten begann. Vormittags widmete ich mich der Forschung in der neu gegründeten Abteilung für Hormonforschung und Fortpflanzungsmedizin, nachmittags beriet ich Frauen mit Menstruationsbeschwerden, unerfülltem Kinderwunsch, Wechseljahresbeschwerden und vielen hormonell bedingten Erkrankungen. Unzählige Frauenschicksale erlebte ich hautnah mit. Fast immer erzählten die Frauen, die zu uns kamen, von Problemen und Belastungen in der Ehe, in der Familie oder im Beruf. Von ihrem Versuch, alles möglichst gut zu machen und dabei die eigenen Grenzen zu überschreiten, sodass sie sich selbst gar nicht mehr richtig wahrnehmen. Schnell wurde dabei klar: Die Hormone waren weder das alleinige Problem noch die alleinige Lösung. Der Zusammenhang der körperlichen Beschwerden mit der psychischen Situation war unübersehbar. Kein Wunder also, dass auch die konventionellen Medikamente oft unbefriedigend blieben. Wir mussten uns also, das wurde immer deutlicher, auf viel mehr Ebenen mit der Situation auseinandersetzen. Ein ganzheitlicher Ansatz tat not. Und so war ich glücklich, 1993 die allererste Ambulanz für Naturheilkunde und Umweltmedizin an einer Universitätsklinik in Deutschland aufbauen zu können, dank der Unterstützung der Karl und Veronica Carstens-Stiftung. Die wissenschaftlichen Ergebnisse – insgesamt 20 Studien und 40 Doktorarbeiten, darunter Doktoranden, die über Akupunktur und Homöopathie in der Frauenheilkunde forschten – gaben uns recht.

## Zwischen Tradition und moderner Wissenschaft

In diesem Buch geht es um die Pflanzenheilkunde, eine Disziplin, die seit Jahrhunderten bevorzugt von Frauen ausgeübt wurde und die sich in besonderem Maße für die Selbsthilfe eignet. Und doch ... so ganz unproblematisch ist dieses Themenfeld nicht. Denn Pflanzenheilkunde bewegt sich heute zwischen den Polen der jahrhundertealten, traditionellen Erfahrung einerseits und der modernen Wissenschaft andererseits. Beide Pole haben einen ganz unterschiedlichen Blickwinkel auf den Menschen, auf die Krankheit und auf die Pflanze. Nicht selten vertreten Autoren von Pflanzenheilkundebüchern entweder die eine oder die andere Perspektive – und der Leser bleibt irritiert zurück. Genau das aber wollten wir in diesem Buch anders machen, denn beide Seiten haben ihre Berechtigung. Sie erfahren deshalb, wie die traditionelle Pflanzenheilkunde eine Pflanze sieht und nutzt, daneben aber genauso, welche Anwendungen wissenschaftlich belegt sind (jeweils mit diesem Symbol angegeben: ✤). Zudem sind alle Empfehlungen dieses Buches in der Praxis geprüft (spezielle Empfehlungen der Autorinnen mit diesem Symbol gekennzeichnet: ❀).

Ich bin froh, dieses Buch gemeinsam mit Natascha von Ganski geschrieben zu haben, denn sie hat als Heilpraktikerin 14 Jahre praktische Erfahrung in der Pflanzenheilkunde. Sie behandelt Patienten mit individuellen Teemischungen, Tinkturen und anderen pflanzlichen Heilmitteln und hat viele der hier vorgestellten Teemischungen entwickelt. In der von ihr gegründeten Heilpflanzenschule hält sie seit Jahren Vorträge und gibt Kurse für Therapie und Hausgebrauch. Denn das ist ja das Schöne an der Pflanzenheilkunde: dass sie unzählige Möglichkeiten birgt,

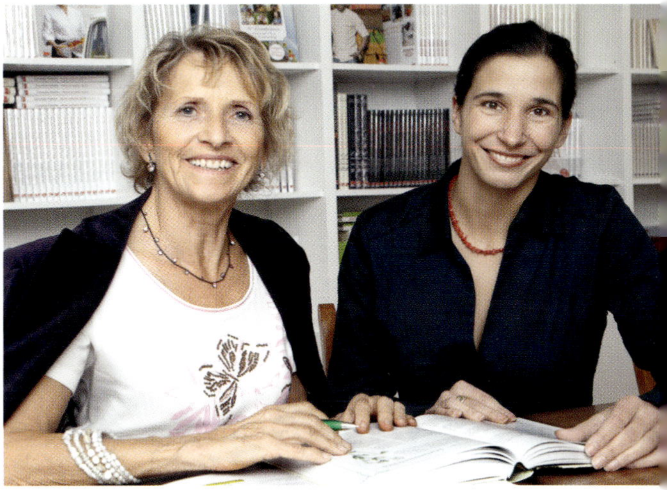

*Gemeinsam für die Gesundheit von Frauen: die Frauenheilkundlerin Prof. Dr. med. Ingrid Gerhard und die Heilpraktikerin Natascha von Ganski.*

im Alltag aktiv zu werden – und zwar nicht erst, wenn man bereits krank ist.

Dieses Buch bietet Wissen, auf das Sie sich verlassen können. Wissen, das auf der Basis von langjähriger Erfahrung und Wissenschaft zusammengestellt wurde.

## Wissen von Frauen für Frauen

Früher wurde pflanzenheilkundliches Wissen mündlich von Generation zu Generation, von Mutter zu Tochter weitergegeben. Wir möchten diese Tradition aufgreifen, den Stab mit diesem Buch an Sie weiterreichen. Einem Buch, das von Frauen für Frauen konzipiert, geschrieben und gestaltet wurde, um das alte Wissen in neuem Gewand, geprüft und aktualisiert, zu bewahren. Möge dieses Buch zu Ihrem Berater und verlässlichen Begleiter werden!

Herzlichst Ihre

*Prof. Dr. Ingrid Gerhard*
und *Natascha von Ganski*

KAPITEL 1

# Sanfte Medizin für Frauen

**Wenn es um ihre Gesundheit geht, vertrauen Frauen von jeher auf die Heilkräfte der Natur. Heilpflanzen gehören zu den ersten Arzneimitteln, die schon in der Antike genutzt wurden. Bis heute hat sich ihr Einsatz zur Vorbeugung oder Behandlung von Krankheiten bewährt – auch, weil er eine ganzheitliche Sichtweise erfordert, die Körper und Seele berücksichtigt.**

# Gesundheit von Körper und Seele

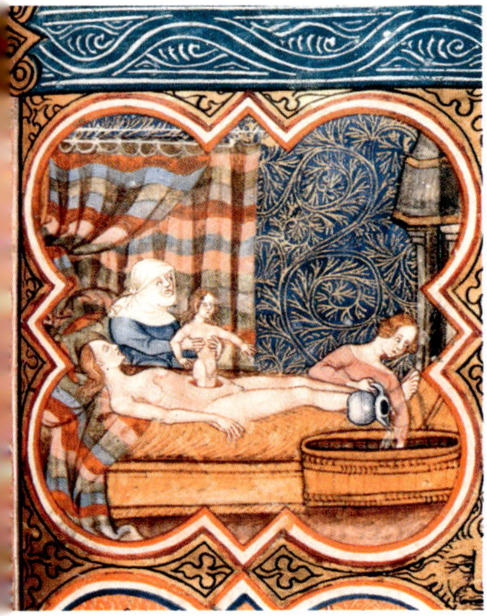

*Hebammen hatten den Ärzten bis ins 18. Jahrhundert einiges an Wissen voraus: Bei den Geburten sammelten sie umfangreiche praktische Erfahrungen und erwarben anatomische Kenntnisse, während Ärzte Gebärende nur selten untersuchten oder entbanden.*

Frauen waren die ersten Heilkundigen auf dieser Welt. Sie sammelten Pflanzen und Früchte und untersuchten diese auf ihre Tauglichkeit – als Nahrung, aber auch als Heilmittel. Weil dieses Wissen dem männlichen Klerus suspekt war, mussten Frauen es nicht selten als angebliche Hexen mit ihrem Leben bezahlen. Hildegard von Bingen, die legendäre Äbtissin des Benediktinerordens, die bereits eine systematische Arzneimittellehre betrieb, wurde wegen ihrer Beliebtheit in der Bevölkerung immer wieder innerkirchlich angefeindet. Auch das speziell weibliche Wissen im Umgang mit dem Körper wurde von den Männern mit Argwohn betrachtet: Hebammen erwarben sich intime Kenntnisse der Anatomie zu Zeiten, als Ärzte ihre Patientinnen aus sittlichen Gründen noch voll angezogen untersuchen mussten. Umso stärker strebten die Mediziner danach, Schwangerschaft und Geburt zu ihrem Hoheitsgebiet zu machen. Die Medizin blieb lange Zeit eine männliche Domäne – erst 1903 legte in Deutschland die erste Frau das medizinische Staatsexamen ab. Doch heute haben bereits mehr weibliche als männliche Studierende an den Universitäten das Fach Medizin belegt, und in wenigen Jahren, glaubt man Prognosen, werden drei Viertel der Mediziner Ärztinnen sein. Das wird die Medizin verändern, denn Frauen haben auch heute noch eine andere Beziehung zum Körper als Männer.

## Frauen sind Expertinnen für Gesundheit

Für ihren intensiveren Bezug zum Körper ist vor allem der weibliche Hormonzyklus verantwortlich: Von den ersten Tagen der Pubertät an wird die weibliche Wahrnehmung geschärft für die vielen körperlichen Veränderungen, die sich rhythmisch in ihrem Monatszyklus bemerkbar machen. Zum Beispiel beobachten Frauen ihren Körper, um eine Schwangerschaft auszuschließen oder herbeizuführen. In den neun Monaten bis zur Geburt müssen sie besonders auf sich und ihr Ungeborenes achten. Jahre später leiten die Wechseljahre den Reifungsprozess des Alterns viel nachdrücklicher ein, als das bei Männern der Fall ist. Diese besondere Beziehung zum Körper macht Frauen seit Jahrtausenden zu den Expertinnen für Gesundheit in der Familie.

## Frauen sind anders

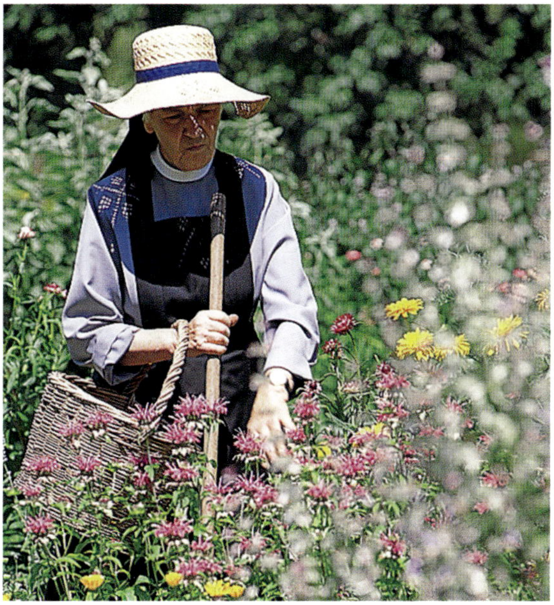

*Zu den bis heute gepflegten Traditionen von Nonnen gehört es, einen Kräutergarten anzulegen.*

Frauen sind in vieler Hinsicht anders als Männer – auch aus medizinischer Sicht. Ein noch junges Forschungsgebiet, die Gendermedizin, erkundet die Unterschiede zwischen den Geschlechtern. Ein Großteil ist durch die Hormone bestimmt, von denen man inzwischen weiß, dass ihr Einfluss weit über die sichtbaren Geschlechtsmerkmale hinausreicht. Sie sorgen zum Beispiel dafür, dass männliche und weibliche Gehirne unterschiedlich strukturiert sind, dass sich Herzkrankheiten bei Mann und Frau anders äußern und Medikamente verschiedene Wirkungen zeigen. Solche Besonderheiten sind vielen Frauen nicht bewusst, und auch Ärzte sind oft nicht auf dem letzten Stand der Genderforschung, die täglich neue Erkenntnisse zutage fördert. Die Symptome eines weiblichen Infarkts etwa werden von Medizinern oft falsch interpretiert, was mit dazu beiträgt, dass deutlich mehr Frauen nach einem solchen Ereignis sterben als Männer.
Häufig werden körperliche Beschwerden bei Frauen von Ärzten als »psychosomatisch« eingeordnet, was auch erklären könnte, dass sie mehr Psychopharmaka verordnet bekommen als Männer. Dabei ist das längst nicht immer nötig, denn Frauen sind einfach sensibler in Bezug auf psychosoziale Faktoren wie familiäre Belastungen, Mobbing am Arbeitsplatz oder Stress. Sie beziehen ihr soziales Umfeld eher ein als Männer, und sie nehmen auch häufiger psychologische Hilfe in Anspruch. Sie gehen früher zum Arzt, nutzen öfter die Möglichkeiten der Vorsorge und legen mehr Wert auf eine gesunde Lebensführung. Gesundheitsfragen, so zeigt eine Studie des Instituts für Demoskopie Allensbach (IfD), zählen zu den beliebtesten Gesprächsthemen unter Frauen.
Eine ganz wichtige Rolle gerade bei Schmerzsymptomen spielt der Stress, der häufig durch die Mehrfachbelastung der Frauen (als Mutter, im Beruf, im Haushalt und bei der Pflege von Angehörigen) bedingt ist. Stress verstärkt den Schmerz, seelisch wie körperlich.

Das gilt auch für die typischen »Frauenleiden« wie Periodenschmerzen oder Hitzewallungen. Doch jede Frau kann etwas dagegen tun. Es ist wissenschaftlich belegt, dass Frauen, die regelmäßig walken, joggen, schwimmen oder Rad fahren, weniger unter solchen Beschwerden leiden. Nicht nur die Aktivität, auch die Einstellung zählt: Diejenigen, welche die speziellen Bedürfnisse des weiblichen Körpers akzeptieren und ihnen nachkommen, haben weniger Probleme damit als andere, die ihre hormonell gesteuerten Signale ignorieren.
Doch auch manifeste Erkrankungen wie Krebs oder Herz-Kreislauf-Leiden, Rheuma oder entzündliche Darmerkrankungen (Colitis) bessern sich, wenn sie begleitend zur konventionellen Medizin mit bewährten Verfahren der Naturheilkunde behandelt werden. Eine solche »integrative« Therapie, die zunehmend auch wissenschaftlich erforscht und evidenzbasiert (beweisbar) begründet wird, kann dazu führen, dass die Frauen weniger Medikamente einnehmen müssen, manche sie vielleicht sogar absetzen oder ihre Dosis reduzieren können.

## Naturheilkunde ist Vielfalt

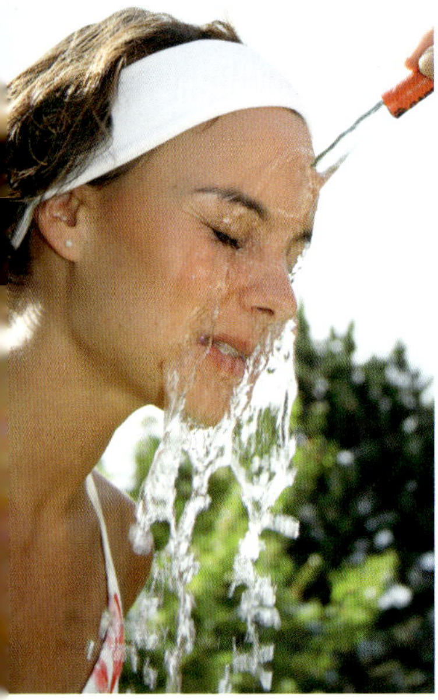

*Nicht nur Kneipp'sche Güsse, sondern auch viele andere naturheilkundliche Verfahren aktivieren die Selbstheilungskräfte des Körpers.*

Ganzheitliche Therapien wirken nicht nur rein symptomatisch. Sie setzen die Kraft des Wassers in Wickeln oder Güssen ein, um durch Reize die Selbstregulationsmechanismen des Organismus wieder in Gang zu bringen. Stoffwechsel und Psyche verändern sich durch gesunde Ernährung und viel Bewegung. Atemübungen, Yoga, Qigong und Meditation zeigen die wohltuende Wirkung von Entspannung. Gerade auch die Heilpflanzen, um die es in diesem Buch geht, setzen auf mehreren unterschiedlichen körperlichen und psychischen Ebenen an.
Diese ganzheitliche Vorgehensweise basiert zum Teil auf jahrtausendealter Tradition. Zugleich entspricht sie den Erkenntnissen moderner medizinischer Forschung: So zeigt die Psychoneuroimmunologie, eine erst relativ junge Forschungsrichtung, wie eng zum Beispiel seelische Vorgänge über die Nerven den gesamten Körper beeinflussen. Gefühle und Emotionen wiederum sind eng an den Hormonhaushalt der Frau gekoppelt. Bewegung etwa wirkt sich günstig auf die Ausschüttung des Botenstoffs Endorphin aus, der Wohlempfinden begünstigt. Körperlicher Kontakt, aber auch eine vertraute, enge Beziehung zu einem anderen Menschen lässt den Körper Oxytocin produzieren – ein Bindungshormon, das gleichzeitig Stress und Angst reduziert. Sonnenlicht beeinflusst die Ausschüttung des lichtabhängigen Tag-Nacht-Hormons Melatonin

– und stärkt dabei auch den Haushalt des Stimmungsreglers Serotonin. Deshalb wirkt auch Johanniskraut, eine der wichtigsten Heilpflanzen, gemütsaufhellend – weil es die Wirkung des UV-Lichts im Organismus intensiviert.

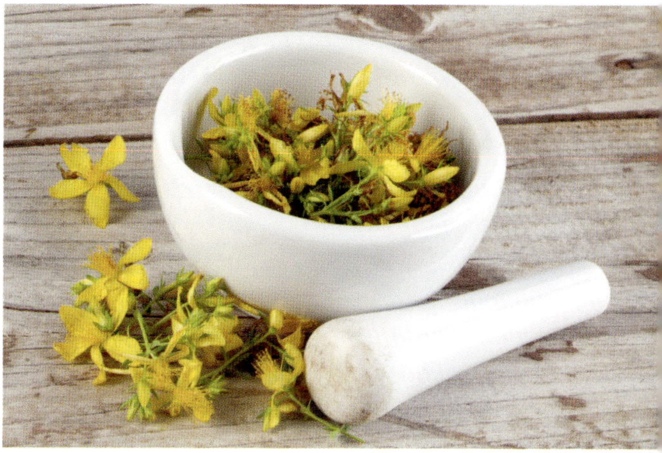

*Wie das stimmungsaufhellende Johanniskraut wirken viele Heilpflanzen sowohl auf körperlicher als auch seelischer Ebene.*

Stress wirkt auf das vegetative Nervensystem, das mit allen Organsystemen in Kontakt steht und Körpervorgänge, die wir nicht willentlich beeinflussen können, steuert: Herzschlag, Verdauung, Ausscheidung, Schlaf, Schwitzen, Hautdurchblutung und vieles mehr. Der Sympathikus, ein Teil des vegetativen Nervensystems, sorgt dabei für Anspannung und Leistung, der Parasympathikus für Entspannung, Verdauung, Regeneration und Schlaf. Unter Stress kommt die Balance zwischen diesen Polen in eine Schräglage: Zyklusstörungen, Magen-Darm-Probleme, Herzstolpern, Probleme mit Haut und Haaren – all das sind typische Frauenbeschwerden, die ein Zeichen für chronischen Stress sind. Stressabbau und gesunde Lebensführung zählen deshalb zu den wichtigen Zielen naturheilkundlicher Verfahren.

## Kombination von Schulmedizin und Naturheilkunde

Naturheilverfahren lassen sich, wenn es notwendig ist, auch gut mit konventionellen medizinischen Therapien verbinden. Wichtig dabei ist aber, dass Arzt oder Ärztin über die naturheilkundlichen Therapien informiert werden, da unerwünschte Wechselwirkungen auftreten können – zum Beispiel kann die regelmäßige Einnahme von Johanniskraut andere Medikamente stören oder unwirksam machen. Viele Deutsche jedenfalls wünschen sich eine Kombination von Schulmedizin und Naturheilkunde, das Beste von beidem: Seit 1970 steigt die Nachfrage nach naturheilkundlichen Verfahren laut dem Institut für Demoskopie Allensbach (IfD) stetig an. Im Jahr 2000 erklärten 81 Prozent der Befragten, Schulmedizin und Naturheilkunde sollten einander ergänzen. 2007 gaben 73 Prozent der Befragten an, Naturheilmittel zu verwenden, und zwar 75 Prozent der Frauen und 57 Prozent der Männer. 80 Prozent, so eine andere Umfrage der Universität Köln aus dem Jahr 2007, würden lieber ein pflanzliches als ein synthetisches Medikament einnehmen.

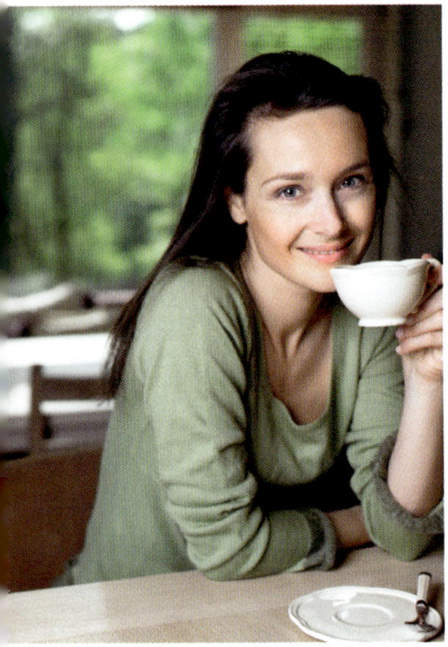

*Schon das Ritual des Zubereitens und das bewusste Trinken von Kräutertees tragen zur Entspannung bei. Beruhigende Heilpflanzen verstärken den Effekt.*

Naturheilkundliche Verfahren unterscheiden sich von der klassischen Medizin dadurch, dass sie nicht einfach Symptome verschwinden lassen, sondern Prozesse anstoßen. Diese können sowohl körperliche Folgen haben (z. B. eine Erstverschlimmerung, die anzeigt, dass der Organismus sein Immunsystem auf einen Krankheitsherd fokussiert). Nicht selten aber werden dabei auch seelische Vorgänge in Gang gesetzt: Trauer kann aufsteigen oder Wut, Ekel oder Sehnsucht. Wenn sich Gefühle zeigen, ist das der erste Schritt zu ihrer Verarbeitung, und dabei werden auch körperliche Energien frei, die bisher gebunden waren.
Die Stressbewältigung ist eines der wichtigsten Themen unserer Zeit. Denn Stress führt nicht nur zu vielen schädlichen körperlichen Vorgängen, er nimmt auch die Fähigkeit, das Leben zu genießen, und verführt dazu, Schwäche und Anspannung durch »Drogen« wie Arbeit, Alkohol, Nikotin oder Fast Food zu kompensieren und sich damit weiter zu schädigen. Ein Hauptgrund dafür, warum viele junge Menschen bei uns so übergewichtig sind, könnte Forschungen zufolge der Stresslevel unserer Gesellschaft sein und die abhandengekommenen Möglichkeiten, die überreizten Nerven ruhig zu stellen.

## Naturheilkunde und Lebensstil

Wer sich Naturheilverfahren zuwendet, kommt nicht umhin, sich stärker als bisher mit den eigenen Lebensgewohnheiten auseinanderzusetzen, denn sonst funktionieren diese Therapien nicht. Sie sind angewiesen auf ein ausreichendes Maß an Selbstbesinnung und Fürsorge für den eigenen Körper. Eine wichtige Hilfe dabei sind Achtsamkeitsübungen, die buddhistischen Meditationspraktiken entlehnt sind. Sie wurden von dem Amerikaner Jon Kabat-Zinn ihres religiösen Hintergrunds entkleidet und als Praxis der Lebensführung im Westen etabliert. Achtsamkeitspraktiken haben, das ist wissenschaftlich untersucht, physiologische Auswirkungen und werden deshalb in den USA und verstärkt nun auch in Europa als medizinische Therapie eingesetzt: Sie senken den Blutdruck, bremsen die Ausschüttung von Stresshormonen, beruhigen die Nerven und verändern sogar das Muster der Genexpression, beeinflussen also, welche Gene aktiv werden.
Bewusstes Essen kann eine Achtsamkeitsübung sein – zum Beispiel den Apfel in einer Hand bewusst spüren, riechen, schmecken und dabei genießen. Gesunde Ernährung ist also nicht nur die Summe positiver Inhaltsstoffe: Wer sich Gutes tun will, kauft keine Fertignahrung mit ver-

änderten Eiweißstoffen und schädlichen Fettsäuren, modifizierter Stärke und vielen Stabilisatoren und Aromastoffen, sondern kocht selbst. Das bedeutet auch mehr Zuwendung und eine bewusste Haltung gegenüber dem Essen: Regionale und saisonale Produkte sind frischer als importierte Lebensmittel, Nahrung aus biologischem Anbau enthält weniger Gifte, ein weitgehender Verzicht auf Fleischprodukte ist nicht nur gesund, sondern schützt Tier und Umwelt. Der Gedanke der Achtsamkeit gilt auch, wenn es um ausreichend Bewegung geht: Ein Spaziergang, Radfahren oder Walken in der Natur regt Körper und Sinne ganz anders an, als das Joggen auf einem Laufband in einem Sportstudio.

Das Entscheidende bei all diesen Punkten ist, dass Frauen in der Vielfalt der Möglichkeiten einen Ansatz finden, der für sie individuell richtig ist. Auch das charakterisiert die Naturheilverfahren – dass es immer viele Wege zum Ziel gibt. Mal sind das Kneipp'sche Wickel und Güsse, mal Tees und Kräutertinkturen, häufig sind es Ruhe und Wärme, manchmal aber bringt auch nur der Verzicht auf etwas einen entscheidenden Fortschritt, wie etwa beim Heilfasten.

Ausprobieren, nachspüren, sich beobachten, Geduld haben – das sind die Voraussetzungen dafür, Naturheilkunde richtig und verantwortungsvoll anzuwenden.

### Körper, Geist und Seele – gemeinsame Basis der Medizinsysteme

Der Blick in die Geschichte zeigt: Alle großen medizinischen Systeme wie die Traditionelle Chinesische Medizin oder die indische Ayurveda-Heilkunde und auch die »Traditionelle Abendländische Medizin« gingen von einer engen Verbindung von Körper, Seele und Geist aus. Sie betrachteten das Leben als einen dynamischen Prozess. Im Fokus war eine achtsame Lebensführung, die seelische und körperliche Ungleichgewichte und damit Krankheit verhindern sollte. Diese »Diaita«, der Göttin Hygieia zugeordnet, stand an erster Stelle: »Erst das Wort, dann die Pflanze, dann das Messer« soll Hippokrates gelehrt haben. Für ihn war die Aufklärung der Kranken, die Veränderung ihres Lebensstils und ihrer Gewohnheiten der erste Schritt.

Auch Hildegard von Bingen, die visionäre Äbtissin vom Rhein, betonte: »Leib und Seele sollen eine gute Ehe miteinander führen.« So riet sie, durch einen maßvollen Lebenswandel charakterlichen Exzessen vorzubeugen. Die Läuterung des Charakters sollte auch körperliche Leiden heilen.

# Die Heilkraft der Pflanzen

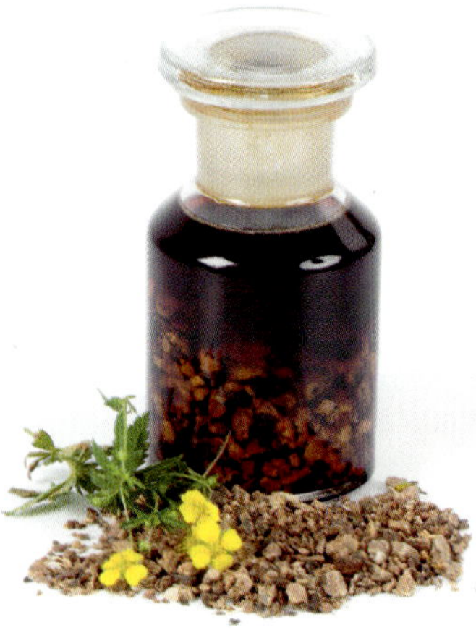

*Manche Inhaltsstoffe lösen sich besser in Alkohol als in Wasser. Dann ist eine Tinktur eine wirksame Alternative zum Kräutertee.*

Der Einsatz von Kräutern ist eine Urform der Heilkunst, die sich bis in unsere Tage erhalten hat. 80 Prozent der Weltbevölkerung, schätzt die Weltgesundheitsorganisation (WHO), verwenden heute noch Heilkräuter. Doch erwähnt waren sie schon in den altbabylonischen Keilschriften, den ägyptischen Papyri oder den historischen Werken der chinesischen Medizin und des indischen Ayurveda. Sie waren die Vorläufer moderner Medikamente und dienen noch heute als Vorbild für die Pharmaindustrie. Ärzte der Antike, wie Hippokrates und Claudius Galenus von Pergamon, auch Galen genannt (129 bis etwa 200), setzten Heilkräuter ein. Galen erklärte Gesundheit und Krankheit im Rahmen der Humoralpathologie (lat. *humor* = Saft). Den vier zentralen Säften – Blut, gelbe Galle, schwarze Galle und Schleim – wurden je unterschiedliche Heilpflanzen zugeordnet und als wärmend oder kühlend, befeuchtend oder trocknend klassifiziert.

## Die Rolle der Klöster

Mit dem Zusammenbruch des Römischen Reiches verlagerte sich die Heilkunde nach Byzanz (heute Istanbul), wo die antiken Schriften durch persische Einflüsse angereichert wurden. Von arabischen Gelehrten übersetzt, kehrte das Wissen im 9. Jahrhundert mit den Mauren nach Europa zurück. Wie wichtig Heilpflanzen waren, zeigt eine Anordnung Karls des Großen (747–814) über den Anbau von Pflanzen zum Wohle des Volkes in seinen Krongütern. Sein *Capitulare de villis* nennt rund 70 Heil- und Nutzpflanzen. Zentren der Heilkunde waren damals die Klöster: Sie pflegten nicht nur den Kräuteranbau, sondern hüteten und kopierten auch die antiken Schriften. Häufig studierten Mönche und Nonnen auch die regionale Volksmedizin. Vom detailreichen Wissen über Arzneipflanzen zeugen mittelalterliche Kräuterbücher, etwa das *Lorscher Arzneibuch* (Ende 8. Jh.), der *Hortulus* des Walahfrid Strabo (808/809–849), der *Macer floridus* (2. Hälfte 11. Jh.) des Benediktiners Odo Magdunensis oder die Schriften der Hildegard von Bingen (1098–1179).
Die erste Medizinschule der Neuzeit entstand im 10. Jahrhundert in der italienischen Hafenstadt Salerno.

## Medizin als Wissenschaft

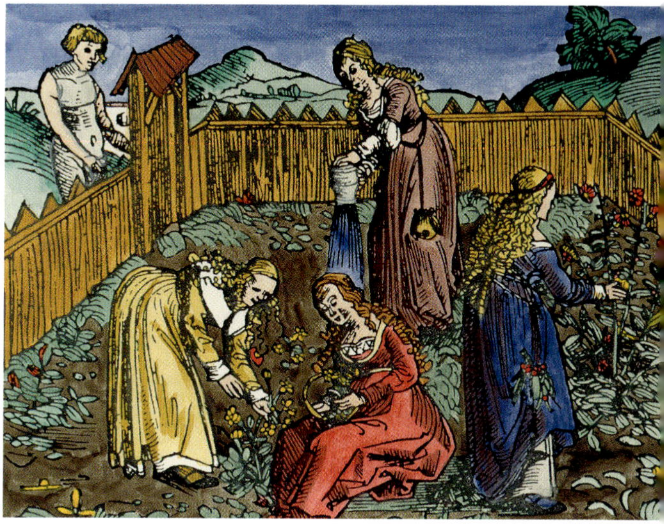

*Mittelalterliche Kräuterbücher wie hier der »Hortulus« des Walahfrid Strabo zeugen von den damaligen profunden Kenntnissen über Anbau und Verwendung von Heilpflanzen.*

Als Begründer der modernen Pharmakologie gilt Theophrast Bombastus von Hohenheim, genannt Paracelsus (1493–1541). Er entwickelte eine Signaturenlehre (lat. *signum* = Zeichen), nach der Form und Farbe einer Pflanze Hinweise auf ihr Einsatzgebiet liefern. Paracelsus interessierte sich auch für die damals sehr beliebte Alchemie: Er suchte nicht nach Gold, sondern nach Herstellungsverfahren für Arzneimittel und nannte diese Technik »Spagyrik« (siehe Seite 18).

Die Laborchemie begann im 18. und 19. Jahrhundert. Den ersten pharmakologischen Reinstoff isolierte 1805 der Apotheker Friedrich Sertürner (1783–1841). Sein Morphin aus dem Schlafmohn öffnete die Türen für die systematische Erforschung anderer Pflanzenwirkstoffe, die gezielte Herstellung von Arzneimitteln. Ein Ergebnis dieser wissenschaftlichen Herangehensweise ist die »rationale Phytotherapie« (griech. *phytos* = Pflanze), eine auf naturwissenschaftlichem Vorgehen basierende Pflanzenheilkunde. Sie ist der Gegenpol zur erfahrungsbetonten traditionellen Kräutermedizin.

## Phytotherapie als Teil der Arzneikunde

Die rationale Phytotherapie bezieht sich auf standardisierte Zusammensetzungen pflanzlicher Stoffe, die zur Heilung, Linderung und Vorbeugung von Krankheiten und leichteren Beschwerden eingesetzt werden. Das können ganze Pflanzen sein, aber auch Teile wie Blätter, Blüten, Rinden oder Wurzeln in naturbelassenem Zustand oder verarbeitet zu Tinktur, Saft, Sirup und Öl, Kapseln, Tabletten, Pastillen oder Salbe. Diese Zubereitungen werden als Phytopharmaka oder -therapeutika bezeichnet. Wichtig ist: Sie enthalten nur Heilpflanzen oder deren Zubereitungen als wirksame Bestandteile.

Im Vergleich zu synthetisch hergestellten Arzneimitteln wirken Arzneipflanzen weniger stark (und brauchen häufig eine längere Anlaufzeit), haben aber auch deutlich weniger Nebenwirkungen (wenn man sie richtig dosiert). Pflanzen sind nämlich Vielstoffgemische: Sie enthalten viele Begleitstoffe, die einseitige Wirkungen abfedern oder andere sanft

verstärken. Dieses Zusammenspiel verschiedener Inhaltsstoffe unterscheidet die Phytotherapie von im Labor hergestellten Arzneimitteln mit isolierten oder chemisch »nachgebauten« Wirkstoffen.
Ein berühmtes Beispiel des Wegs von der Pflanze zum modernen Medikament ist die Weidenrinde: Schon von Hippokrates als schmerzlinderndes Mittel beschrieben und in der traditionellen Medizin als Tee oder Tinktur angewendet, wurde im 19. Jahrhundert einer der entscheidenden Wirkstoffe isoliert: Salicin. 1897 als Acetylsalicylsäure synthetisiert, wurde das erfolgreichste Arzneimittel aller Zeiten geboren: das Aspirin. Der im Labor rekonstruierte und nachgebaute Pflanzenwirkstoff ist jedoch kein Phytopharmakon mehr.

### Pflanzen in Heilmitteln, aber keine Phytotherapie

Nicht jede Therapie, die mit pflanzlichen Substanzen durchgeführt wird, ist eine Phytotherapie. In diesem Sinne eigenständige Heilsysteme sind die Homöopathie und die anthroposophische Medizin. Es gibt viele Studien zu ihrer Wirksamkeit, jedoch ohne einheitliche Tendenz. Die **klassische Homöopathie,** begründet von Samuel Hahnemann (1755–1843), ruht auf drei Säulen: dem Ähnlichkeitsgesetz (im Gegensatz zur Schulmedizin, die entgegengesetzte Wirkungen anstrebt), der Arzneimittelprüfung an Gesunden als Basis einer eigenen Arzneimittellehre und dem Potenzieren (stufenweises Verdünnen und Verschütteln der Ausgangssubstanz). Bei sehr hohen »Potenzen« ist der Wirkstoff chemisch nicht mehr nachzuweisen. Die **anthroposophische Medizin** nach Rudolf Steiner (1861–1925) erweitert die Medizin mit ihren Therapien für den »physischen Leib« um weitere Ebenen: den »ätherischen Leib« (u. a. Stoffwechsel, Wachstum, Regeneration), den »Astralleib« (seelische und persönliche Seiten des Patienten) und das »Ich« (das Selbstbewusstsein). Potenziert sind auch die Essenzen der **Bach-Blüten-Therapie** nach dem englischen Arzt Edward Bach. Er postulierte Verbindungen zwischen bestimmten Blüten und Gemütszuständen. Erfolge der Bach-Blüten-Therapie konnten wissenschaftlich nicht nachgewiesen werden. Die **Aromatherapie** kann als Teilbereich der Phytotherapie bezeichnet werden, denn die verwendeten ätherischen Öle sind Bestandteil einer Pflanze. Ihre Wirkungsvielfalt und ihr Einfluss auf die Psyche haben aus der Aromatherapie eine Art eigenständige Therapieform gemacht. Immer mehr Studien bestätigen ihren Nutzen. Die **Spagyrik** basiert auf der alchemistischen Lehre, in der es darum geht, »das Wesentliche« von seiner stofflichen Erscheinung zu trennen und zu konzentrieren. Dazu dienen chemische Prozesse, vor allem mehrfache Destillation. Ihre Wirksamkeit ist wissenschaftlich nicht belegt.

## Rational oder traditionell?

Die rationale Phytotherapie hat den Vorteil, dass sie sich auf klinische Studien beruft und kontrolliert ist. Fertigpräparate gehören in der Regel der rationalen Phytotherapie an und sollten nur in der Apotheke und nicht aus dem Internet oder anderen unsicheren Quellen bezogen werden. Nach der neuen EU-Richtlinie können auch »traditionelle«, also in ihrer Wirkung nicht genau untersuchte pflanzliche Heilmittel auf dem Binnenmarkt zugelassen werden, wenn sie mehr als 30 Jahre ohne Schaden verwendet wurden, davon 15 Jahre in der EU. In Deutschland gelten etwa 500 der 2100 zugelassenen Phytopharmaka als traditionelle Arzneimittel. Ein rationales Phytopharmakon aus der Apotheke entspricht in seinem Status einer chemisch-synthetischen Arznei und muss alle Anforderungen an Qualität, Wirksamkeit und Unbedenklichkeit erfüllen.
Auch pflanzliche Arzneimittel aus Supermarkt oder Drogerie zählen zu den rationalen Phytopharmaka, sofern sie aus ganzen Pflanzen oder Pflanzenteilen und nicht aus Einzelsubstanzen hergestellt wurden. Da sie häufig in niedrigerer Dosierung angeboten werden und hier keine ausführliche Information wie durch den Apotheker erfolgt, empfehlen wir immer Produkte aus der Apotheke oder einem gut geführten Kräuterladen (siehe Seite 25 und 236).
In der traditionellen Pflanzenheilkunde stehen weniger einzelne Wirkstoffe im Fokus. Man setzt auf das Zusammenspiel vieler Faktoren. In der modernen rationalen Phytotherapie verändert sich dieser Blickwinkel jedoch. Nun steht der einzelne Inhaltsstoff im Zentrum – seine Wirkung auf ein bestimmtes Organ, Gewebe oder eine Körperfunktion. So hat die rationale Phytotherapie etwa viel darüber in Erfahrung gebracht, welchen Bitterwert einzelne Pflanzen haben, wie sie bereits auf der Zunge wirken, wie sie die Magensaftproduktion ankurbeln. Aber dass Bittermittel früher als Stärkungsmittel galten und Blutarmen, zur Ohnmacht Neigenden und nervösen Naturen mit wenig Bodenhaftung verabreicht wurden, fällt bei dieser Art der Betrachtung nicht mehr ins Gewicht. Genau deshalb aber ist es wichtig, den präzisen Blick der rationalen Phytotherapie mit dem Erfahrungsschatz der traditionellen Pflanzenheilkunde zu verbinden. Ohne Hildegard von Bingen, Paracelsus oder Kneipp wäre die moderne Phytotherapie nur ein Stückwerk von Einzelerkenntnissen, deren Einordnung in ein Ganzes fehlen würde. Umgekehrt würde die traditionelle Kräuterheilkunde ohne die moderne Forschung in vielen Fragen heute noch im Dunkeln tappen und vielleicht sogar Gefahren bergen.

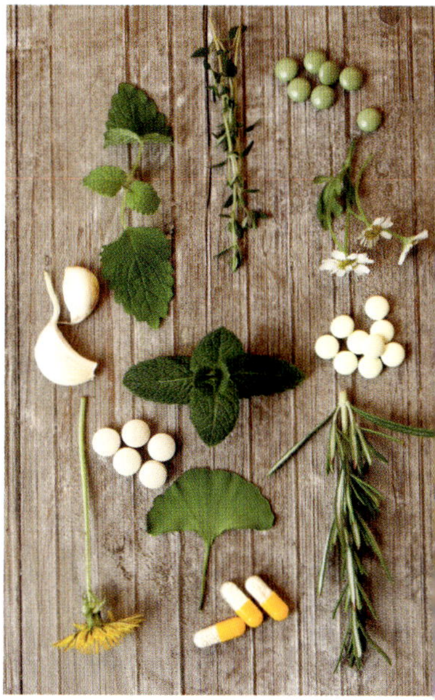

*Heilpflanzen kommen als ganze Pflanze oder als Blätter, Blüten, Rinden oder Wurzeln zum Einsatz – frisch, getrocknet oder verarbeitet zu Tabletten, Kapseln, Tinkturen, Sirup oder Saft.*

# Kräuterfrauen und Heilerinnen

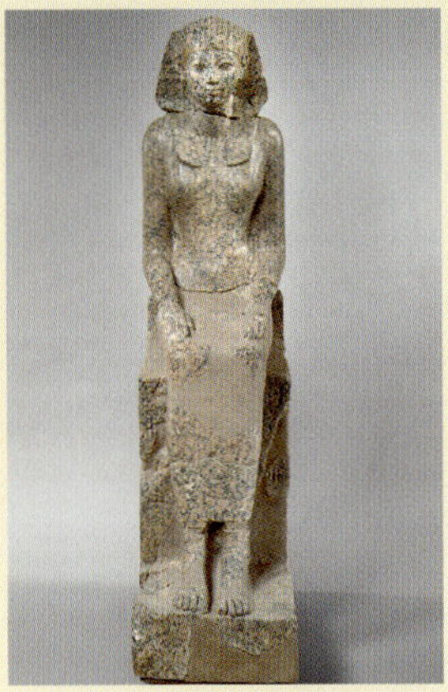

*Eine frühe Kennerin der Heilpflanzenkräfte, die ägyptische Königin Hatschepsut.*

Die Geschichte der Pflanzenheilkunde ist immer auch eine Geschichte heilender Frauen. Denn immer wieder waren sie es, die pflegten und verarzteten, Tees kochten und Kräuteressenzen zubereiteten. Die meisten wirkten jedoch im Stillen, empfingen ihr Wissen von anderen Frauen und gaben es mündlich weiter, sodass von ihnen – im Vergleich zu männlichen Pflanzenkennern – nur wenige schriftliche Dokumente existieren. Dennoch wissen wir durch Überlieferungen, dass die heilkundigen Frauen bei den Germanen hohes Ansehen genossen. Sie setzten Pflanzen nicht nur zur Unterstützung der Geburt und bei Schmerzen ein, sondern nutzten sie auch gegen Fieber und Husten, etwa Holunder oder Efeu.
Einige Frauen sind durch ihren Einsatz für Heilpflanzen berühmt geworden, wie die ägyptische Königin Hatschepsut (um 1460 v. Chr.). Sie unternahm die erste bekannte botanische Expedition in eine bis heute unbekannte Region, um Bäume mitsamt ihren Wurzelballen einzuführen. Zedern- und Ebenholz gehörten dazu, auch Weihrauch- und Myrrhensträucher. Mit wohlriechenden Balsamen aus ihren Harzen ließ Hatschepsut ihre Gäste als Willkommensgruß einreiben und parfümieren.

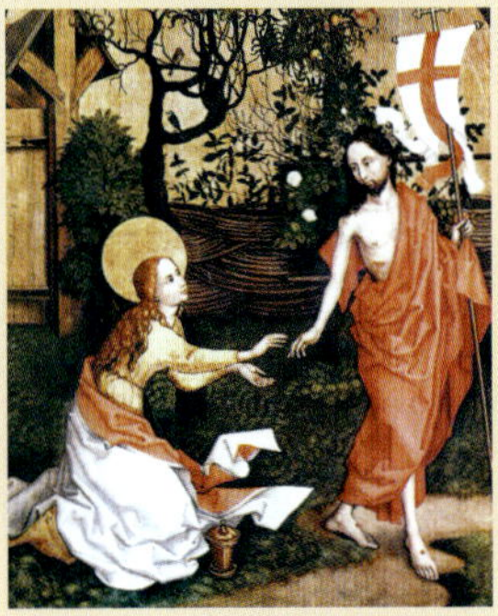

*Maria Magdalena nutzte ätherische Öle aus Pflanzen, um Jesus die Füße zu salben.*

## Göttinnen und Klosterfrauen

In der griechischen Antike gab es nicht nur eine eigene Göttin der gesunden Lebensführung, Hygieia, sondern auch zahlreiche Frauenfiguren, die Heilpflanzen ihren Namen gaben. Von der Göttin der Jagd, Artemis, stammt der Name des bei vielen Symptomen hilfreichen Beifuß. Die Minze ist nach der Nymphe Minthe benannt, die weiße Taubnessel *Lamium album* nach der Frauenfigur Lamia.
In der Bibel wird beschrieben, wie Maria Magdalena für Jesus ein kostbares Salbölgefäß zerbrach und verschwenderisch seine Füße mit einem Öl massierte, das mit Narde und Speik – einer Lavendelart –, Zimt, Salbei, Gewürznelken und Myrrhe aromatisiert war.
Bis heute berühmt ist die Mystikerin und Klosterfrau Hildegard von Bingen (1098–1179), deren Werke – *Causae et curae* und *Physica* – sich unter anderem mit der Heilkunde und dem Einsatz von Pflanzen befassten.

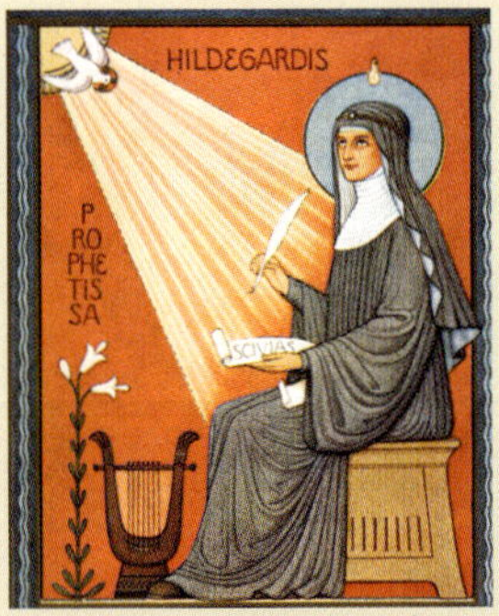


*Hildegard von Bingen stellt mit ihren Werken erstmals Menschen-, Tier- und Pflanzenwelt in einen Gesamtkontext.*

## Hebammen und Hexenverfolgung

Gynäkologie und Geburtshilfe waren von jeher die Domäne der Frauen. Eine der Frauen, die im 11. Jahrhundert an der Medizinschule in Salerno wirkten, war Trota. Sie schrieb mehrere Lehrbücher.
Die Macht über die Geburt war einer der Gründe, warum Frauen mit Misstrauen begegnet wurde. Ihr Wissen von den Kräften der Natur ließen Millionen von ihnen der Hexenverfolgung zum Opfer fallen. Eine von ihnen war die Mutter des Astronomen Johannes Kepler, Katharina Kepler (1547–1622), die den Folgen ihrer Haft erlag, auch wenn es ihrem Sohn gelungen war, ihre Freilassung zu erreichen. Frauen von gesellschaftlichem Rang blieben unangetastet: Kurfürstin Anna von Sachsen (1532–1585) baute ein eigenes Laboratorium auf.
Die Klosterapothekerinnen, so der Medizinhistoriker Johannes G. Mayer, waren der »erste professionelle, staatlich anerkannte Berufsstand für Frauen«. Diese Form der weiblichen Emanzipation stieß immer wieder auf Widerstand: Weil die Apotheke der Hospitalschwestern der heiligen Elisabeth in München Heilmittel vergünstigt oder kostenlos an Bedürftige abgab, kam es zur Beschwerde durch die städtischen Apotheker. 1809 wurde das Stadtkloster der barmherzigen Schwestern geschlossen.
Die Zulassung zum Medizinstudium blieb Frauen für Jahrhunderte verwehrt. Erst im 19. Jahrhundert kämpften mutige Frauen erfolgreich für ihre Studienerlaubnis. Zu diesen Pionierinnen gehörten auch natur- und pflanzenheilkundlich interessierte Ärztinnen wie Anna Fischer-Dückelmann (1856–1917), die den in Millionenauflage verlegten Gesundheitsratgeber *Die Frau als Hausärztin* schrieb, oder die Mitbegründerin der anthroposophischen Medizin und Misteltherapie Ita Wegman (1876–1943). Später sollte die Apothekerin Johanna Budwig (1908–2003) bahnbrechende Forschungen zum Leinöl durchführen.
Doch auch im 19. und 20. Jahrhundert gab es, neben den Ärztinnen, prominente Kräuterfrauen, die das Verständnis der Pflanzenheilkunde prägten. Zu ihnen gehörte die Österreicherin Maria Treben (1907–1991), die mit ihrem Ratgeber *Gesundheit aus der Apotheke Gottes* einen wichtigen Beitrag zur Dokumentation des Erfahrungswissens leistete.
Mittlerweile hat sich das Blatt gewendet: Pflanzenheilkundlich interessierten Frauen stehen zahlreiche Berufswege offen: als Ärztin, Apothekerin oder Heilpraktikerin, Biologin, Gärtnerin oder Naturkosmetikerin, als Köchin, in der Arbeit in Tee- oder Kräuterläden.

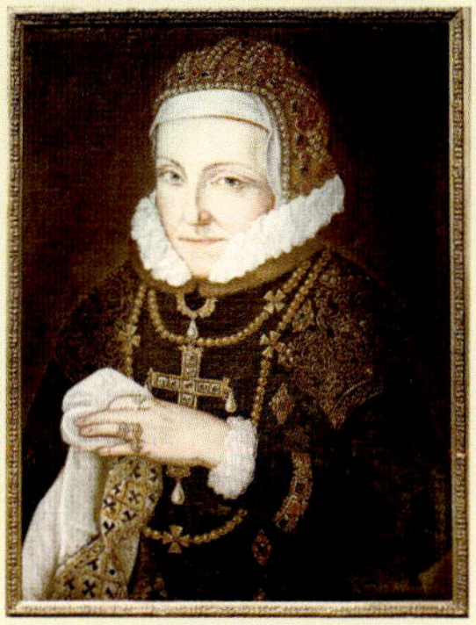

*Kurfürstin Anna von Sachsen stellte in ihrem eigenen Laboratorium Arzneien her.*

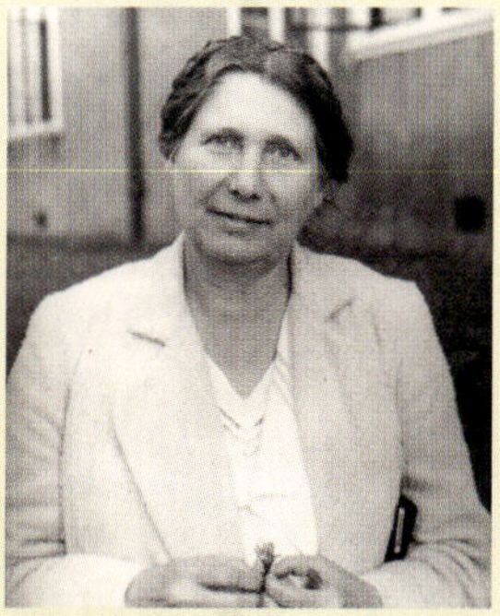

*Ita Wegmann gilt als Mitbegründerin der anthroposophischen Medizin.*

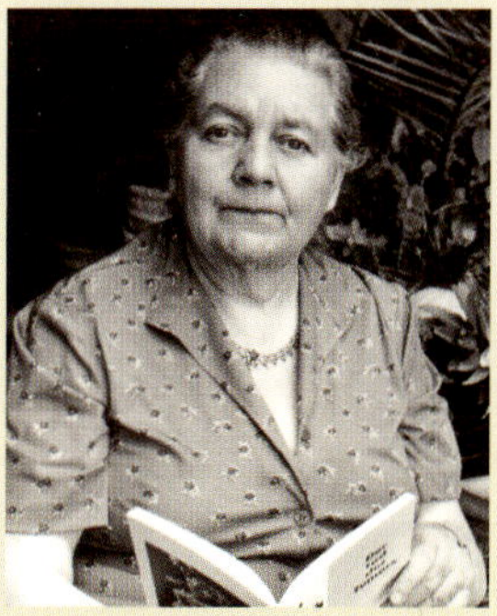

*Johanna Budwig, Apothekerin, Chemikerin und Physikerin, prägte die Forschung über Fette in der Ernährung.*

## Individuell kombiniert

In Europa werden rund 400 Arzneipflanzen verwendet, die Hälfte davon aus Wildsammlungen. Ihr Wirkstoffgehalt kann stark variieren, ein Teil der Ernte kann durch Schadstoffe belastet sein oder falsch getrocknet werden. Insbesondere aus China importierte Heilpflanzen sind stark mit Schwermetallen und anderen Verunreinigungen belastet. Zu bevorzugen sind Arzneipflanzen aus kontrolliertem Anbau. Sie werden in Apotheken oder Spezialgeschäften verkauft und haben Herkunftsgarantien.

Jenseits der Verwendung von Pflanzen als standardisierten Heilmitteln liegt ein besonderes Potenzial der Pflanzenheilkunde darin, dass jeder Mensch sich seine individuellen Pflanzen aussuchen und seine eigenen Zubereitungsformen ausprobieren kann. Vielleicht ist es ein Badezusatz, ein Fußbad oder ein Körperöl, in dem sich für ihn die Kraft der Heilpflanzen offenbart.Tees und ihre Kombinationen sind ein guter Einstieg, um die Vielfalt des natürlichen Arzneimittelschatzes zu erproben.

Je nach Pflanze und Zubereitungsart kommen die unterschiedlichen Heilkräfte zur Geltung. Zum Beispiel die ätherischen Öle: Dabei handelt es sich um leicht flüchtige, stark riechende, fettlösliche Substanz-

### Die Kommission

Die Grundlagen für die Vorgaben an rationale Phytopharmaka waren Teil einer Reform des Arzneimittelgesetzes: 1978 erhielt eine spezielle »Kommission E« (mit Pharmazeuten, Biologen, Ärzten und Heilpraktikern) den Auftrag, wissenschaftliches und erfahrungsheilkundliches Material zu pflanzlichen Arzneien auszuwerten und zu dokumentieren. Bis 1995 verfasste sie Monografien zu 378 Drogen und Drogenzubereitungen. Galt die Wirksamkeit als belegt, wurde die Anwendung befürwortet (Positiv-Monografie). Rund ein Drittel der untersuchten Pflanzen wurde negativ bewertet, weil die Datenlage nicht für eine Empfehlung ausreichte oder das Risiko zu hoch schien. Eine Null-Monografie enthielten Heilpflanzen, für die keine genauen Wirkungen nachgewiesen wurden, die aber als unbedenklich galten. Ergänzt werden sie durch neuere Monografien internationaler Gremien wie der ESCOP (European Scientific Cooperative on Phytotherapy), einer Dachorganisation nationaler Fachgesellschaften. Seit 1998 ist auch die Weltgesundheitsorganisation auf diesem Gebiet aktiv und seit 2008 das Herbal Medicinal Products Committee (HMPC), eine Expertengruppe der zentralen europäischen Zulassungsbehörde EMEA (European Medicines Agency).

gemische aus vielen Einzelbestandteilen, etwa Monoterpenen, Sesquiterpenen oder Phenylpropanen. Ätherische Öle können schnell von Haut und Schleimhaut resorbiert werden und sich über das Blut im Körper verteilen. Als Balsam oder Badezusatz haben ätherische Öle daher besonders vielfältige Wirkungen.

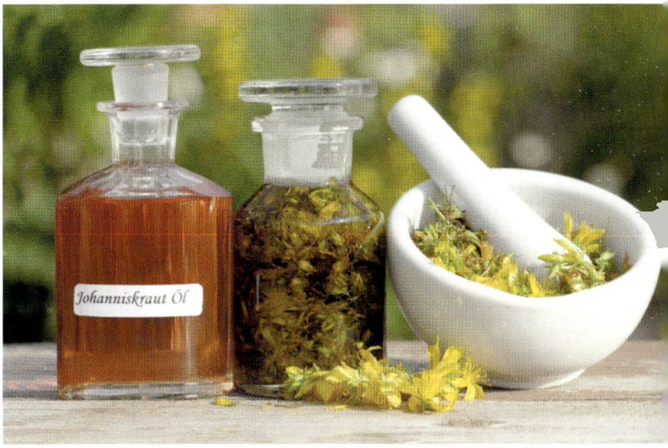


*Je nach Zubereitungsart kommen unterschiedliche Wirkstoffe zum Einsatz. Der Tee des Johanniskrauts hilft gegen leichte bis mittelschwere Depressionen, das Öl bei der Wundheilung.*

## Gerbstoffe ziehen zusammen

Gerbstoffe verbinden sich mit den Eiweißstoffen der obersten Haut- oder Schleimhautschicht, verdichten diese und verfestigen sie, bilden damit also eine Schutzschicht. Sie wirken so zusammenziehend (adstringierend) und halten Flüssigkeit zurück. Es kommt zu einer leichten lokalen Betäubung und Schmerzlinderung, Blutungen werden gestillt. Anders als ätherische Öle wirken Gerbstoffe direkt lokal, also am Anwendungsort. Gerbstoffdrogen sind etwa Bestandteil von Eichenrinde, Blutwurz und schwarzem Tee, die daher bei Durchfall und nässenden Hautproblemen eingesetzt werden.

## Schleim- und Quellstoffe lösen

Schleime bestehen häufig aus Mehrfachzuckern (Polysacchariden). Diese Moleküle nehmen viel Wasser auf und bilden so eine Art Film. Das kann Zellen beruhigen und schützen. Schleime können auch andere Substanzen als Wasser aufnehmen und wirken dadurch entgiftend. Die wichtigsten Schleimdrogen sind Flohsamen und Leinsamen für den Verdauungstrakt, Isländisch Moos und Eibischwurzel für die Atemwege. Im Verdauungstrakt wirken sie als Quellmittel: Das vergrößert den Darminhalt, die Muskulatur wird angeregt, den Stuhl weiter zu transportieren. Dabei ist unbedingt auf eine ausreichende Trinkmenge zu achten, sonst kann es zum Darmverschluss kommen.

## Bitterstoffe regen an

Die sprichwörtliche »bittere Arznei« zeigt, wie eng ein bitterer Geschmack mit der Arznei verbunden ist. Bitterstoffe regen über die Zungenpapillen und Nervenreize die Ausschüttung von Verdauungssäften an, auch die

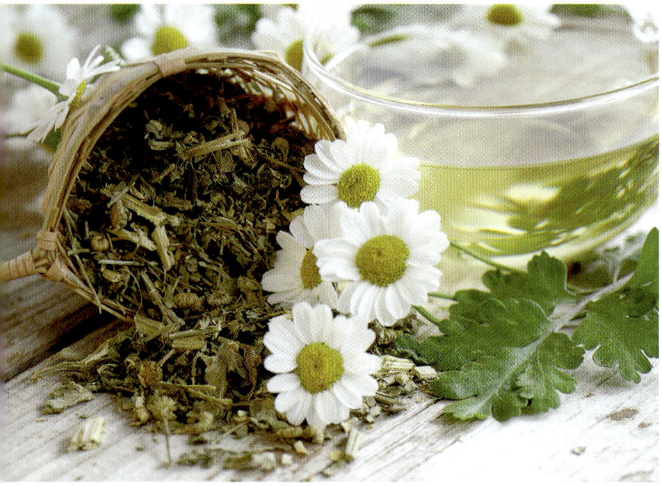

*Die Kamille zählt zu den Alleskönnern in der Pflanzenheilkunde: Sie lindert Entzündungen und krampfartige Beschwerden, sie hilft bei der Wundheilung und gegen Infektionen.*

Darmtätigkeit. Da jedoch früher die Verdauung als die Basis der gesamten Gesundheit angesehen wurde, wurden Bittermittel nicht nur bei Appetitlosigkeit, sondern auch zur allgemeinen Stärkung wie auch zur Verbesserung des Stoffwechsels gegeben. Gegenanzeigen sind eine erhöhte Säureproduktion des Magens, Magen- und Darmgeschwüre oder auch Gallensteine. Sie werden fast nur in flüssiger Form verordnet, damit der bittere Geschmack in ausreichenden Kontakt mit der Zunge kommt. Tees mit Bitterstoffen sollten nicht gesüßt werden.

## Seifenstoffe verflüssigen

Seifenstoffe (Saponine) stecken in Süßholz, aber auch in Primelwurzel oder Efeublättern. Sie haben die Eigenschaft – wie man das von der Seife kennt –, die Oberflächenspannung herabzusetzen. Im Körper verflüssigen sie daher Sekrete und fördern das Abhusten von Bronchialschleim. Der genaue Wirkmechanismus ist bis heute nicht eindeutig geklärt. Gleichzeitig erhöhen Seifenstoffe die Wirksamkeit anderer Wirkstoffe (»Lösungsvermittler«), da diese durch sie leichter vom Gewebe aufgenommen werden. Das erklärt zum Beispiel den Nutzen synergistischer Effekte in Teemischungen. In zu hoher Menge reizen sie jedoch Magen und Darm.

## Farbstoffe sind Gesundmacher

Bunt sollte nicht nur die Ernährung sein, auch ein Tee darf farbig zusammengestellt werden. Die wichtigsten Farbstoffe sind Carotinoide (orange, dunkelgelb), die dunkelroten Anthozyane – sie finden sich in Holunderbeeren, Trauben, schwarzer Johannisbeere oder roter Bete – sowie Chlorophyll (grün) und Flavonoide (gelb).

Gemeinsam ist den Flavonoiden eine unspezifische günstige Wirkung auf die Kapillaren, also die feinen Haargefäße im Gewebe, die für die Durchblutung sorgen. Sie bleiben elastisch. Flavonoide schützen vor Ödemen, treiben Harn, wirken antioxidativ und entzündungshemmend. Sie finden sich zum Beispiel in Arnika-, Holunder-, Kamillen- und Lindenblüten, Goldruten- und Buchweizenkraut sowie Weißdorn.

## »Falsche« Östrogene

Der Begriff »Phytoöstrogene« ist nicht ganz korrekt: Es handelt sich dabei um pflanzliche Substanzen, die im chemischen Sinn keine Östrogene sind, aber strukturelle Ähnlichkeiten mit ihnen haben. Deshalb sind sie in der Lage, selektiv an Bindungsstellen (Rezeptoren) für das Hormon Östrogen im Körper anzudocken. Dadurch können sie östrogenartige Wirkungen im Körper auslösen. Korrekt wäre der Begriff SERMs (*selective estrogen receptor modulators* – selektive Östrogen-Rezeptor-Modulatoren). SERMs binden sich nicht an alle Östrogen-Rezeptoren (siehe Seite 105).

## Grenzen der Selbstbehandlung

Die Pflanzenheilkunde hat sich seit Jahrhunderten bewährt und hat vor allem in der Selbsthilfe einen hohen Stellenwert. Wer Phytopharmaka in der Apotheke kauft, kann auch sicher sein, geprüfte Ware zu erhalten (siehe Seite 236). Doch gilt es auch hier, wie bei jeder Selbstbehandlung, Risiken und Grenzen zu beachten: Die Tatsache, dass die meisten Phytopharmaka heute frei verkäuflich sind, bedeutet nicht, dass sie harmlos sind, auch wenn die Produktwerbung das unterschwellig vermitteln will. Vor allem sind Wechselwirkungen mit anderen Medikamenten zu beachten – Johanniskraut etwa, ein wirksames Phytopharmakon gegen leichte und mittelschwere Depressionen, stört bei einem Drittel synthetischer Medikamente deren Wirkung. Auf der anderen Seite werden dem Verbraucher im Bereich der Wellness-Produkte, Tees aus Supermarkt oder Drogerie nicht selten minderwertige Qualität angeboten oder Präparate mit zu geringer Dosierung. Wildpflanzen auf eigene Faust pflücken und verarbeiten sollte nur, wer die erforderlichen Kenntnisse besitzt.

Wir haben bei den Empfehlungen in diesem Buch die Grenzen der Selbstbehandlung sorgfältig abgesteckt. Bitte richten Sie sich nach diesen Angaben und lesen Sie die Warnhinweise und Gegenanzeigen besonders aufmerksam durch. Lassen Sie sich von einem Apotheker beraten, wenn Sie Fragen zur Anwendung haben. Bitte suchen Sie eine Ärztin oder Heilpraktikerin auf, wenn sich Ihr Zustand nicht bessert oder sogar verschlechtert. Was Sie noch beachten sollten: Heilpflanzen müssen bei Kindern niedriger dosiert werden, da ihr Körper leicht überlastet wird. Generell gilt: Kleinkinder zwischen einem und vier Jahren erhalten etwa ein Viertel der Erwachsenendosis (je nach Wirkpotenzial), Kinder bis zehn Jahre die Hälfte bis zu drei Viertel der vollen Dosis.

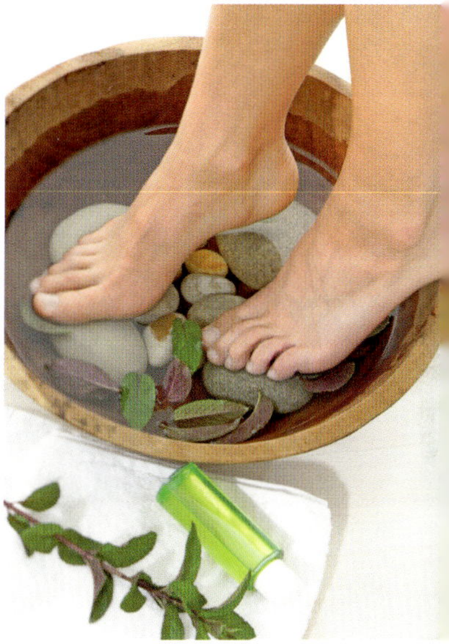

*Aromaöle wie das ätherische Pfefferminzöl sind potente Heilmittel für Körper und Seele, die leicht unterschätzt werden. Umso wichtiger ist es hier, die Dosierungsempfehlung genau zu beachten.*

KAPITEL 2

# Die Heilpflanzen-porträts

**Der Arzneipflanzenschatz, den die Natur für uns parat hält, ist nahezu unerschöpflich: ob Holunder als Schwitzkur bei Erkältung, Baldrian zur Beruhigung oder Traubensilberkerze gegen Wechseljahres-beschwerden. Lernen Sie hier die besten Heilpflanzen für Frauen von A wie Ackerschachtelhalm bis W wie Wermut kennen: wo sie herkommen, wie sie wirken und was es bei der Anwendung zu beachten gilt.**

# Ackerschachtelhalm *Equisetum arvense L.*

*Schon allein daran, wie getrocknetes Ackerschachtelhalmkraut zwischen den Fingern knistert, merkt man, dass es viel Kieselsäure enthält. Sie sorgt für Struktur und Festigkeit.*

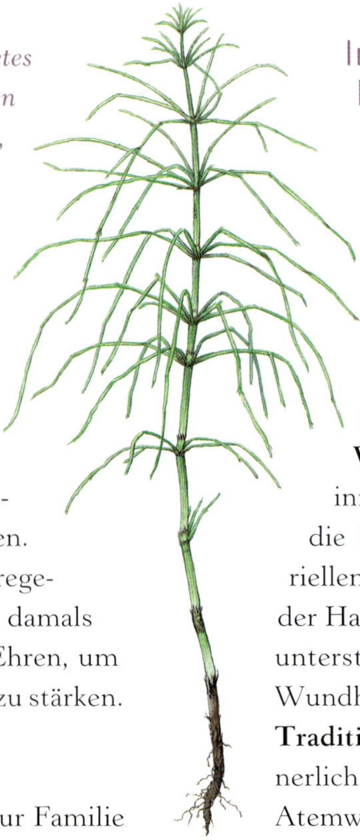

Wundheilung und Blutstillung zählten in der Antike und im Mittelalter zu den bevorzugten Anwendungsgebieten des Schachtelhalms, im 18. Jahrhundert dann verstärkt die Behandlung von Nieren- und Blasenleiden. Aufgrund des hohen Kieselsäuregehalts kam er um 1900 gegen die damals häufige Tuberkulose zu neuen Ehren, um das angegriffene Lungengewebe zu stärken.

## Herkunft und Botanik

Der Ackerschachtelhalm zählt zur Familie der Schachtelhalmgewächse und ist in ganz Europa, Asien und Nordamerika verbreitet. Für den arzneilichen Gebrauch wird er meist aus China importiert.

### Steckbrief der Heilpflanze

- **Volkstümliche Namen:** *Zinnkraut, Katzenwedel, Scheuerkraut*
- **Hauptanwendungsgebiete:** *innerlich als Durchspülungstherapie; äußerlich bei schlecht heilenden Wunden*
- **Häufigste Zubereitungsform:** *Tee*

## Inhaltsstoffe und Heilwirkung

Kieselsäure und Flavonoide sind mit rund 10 Prozent die wesentlichen Bestandteile des Ackerschachtelhalms. Er wirkt bindegewebsfestigend, hautstoffwechselanregend und schwach harntreibend.

## Anwendungsgebiete

**Wissenschaftlich anerkannt** ist die innerliche Anwendung bei Ödemen, die Durchspülungstherapie bei bakteriellen und entzündlichen Erkrankungen der Harnwege und Nierengrieß. Äußerlich unterstützt der Ackerschachtelhalm den Wundheilungsprozess.

**Traditionell** wird Ackerschachtelhalm innerlich bei leichten Katarrhen der oberen Atemwege eingesetzt.

**Speziell bei Frauen** wurden gute Erfahrungen mit der Pflanze bei Bindegewebsschwäche und beim Fasten gemacht. Sie eignet sich als Mittel zur Blutreinigung und als Hauttonikum.

**Gegenanzeigen:** Keine innerliche Anwendung bei Ödemen infolge eingeschränkter Herz- oder Nierentätigkeit.

**Wechsel- und Nebenwirkungen:** Keine bekannt. Wichtig ist es, ausreichend zu trinken, um den Flüssigkeitsverlust auszugleichen.

## Verwendete Pflanzenteile und Zubereitungsform

Verwendet wird in der Regel das Kraut als Tee, mitunter auch als Fertigpräparat.

# Aloe *Aloe capensis Mill., Aloe barbadensis Mill.*

*Ob in Kosmetik oder frisch aufgeschnittenen Blättern – der Saft der Aloe kühlt und befeuchtet die Haut. Auch innerlich eingesetzt als Extrakt, hat die Pflanze viel zu bieten.*

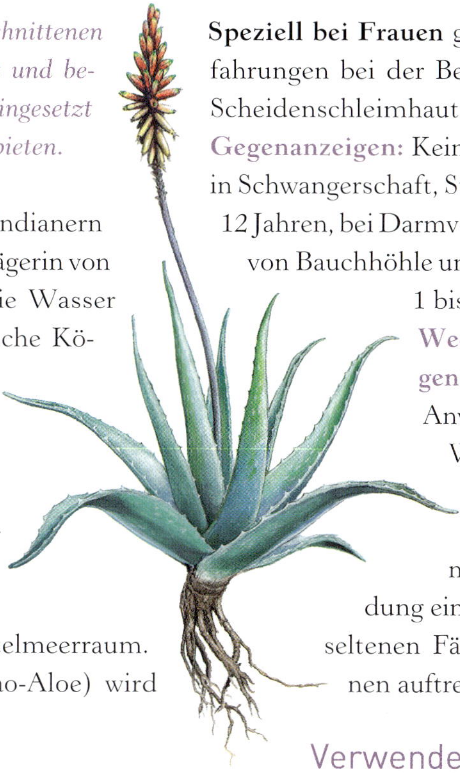

In vielen Kulturen, etwa bei den Indianern Nordamerikas, galt die Aloe als Trägerin von Lebenskraft – wohl auch, weil sie Wasser speichert. Und schon die ägyptische Königin Kleopatra (69–30 v. Chr.) nutzte den Saft zur Hautpflege.

## Herkunft und Botanik

Die zu den Liliengewächsen zählende Aloe stammt aus Ost- und Südafrika, verbreitete sich dann jedoch auch in Indien und im Mittelmeerraum. Die bekannte Aloe vera (Curaçao-Aloe) wird vorrangig in Venezuela angebaut.

## Inhaltsstoffe und Heilwirkung

Man unterscheidet zwischen Aloe-Extrakt und -Gel, bei denen jeweils andere Inhaltsstoffe im Vordergrund stehen. Vor allem der Extrakt enthält Anthranoide, die stark abführend wirken. Das Gel wirkt durch seinen Gehalt an Mehrfachzuckern feuchtigkeitsspendend, kühlt und fördert die Hauterneuerung.

## Anwendungsgebiete

**Wissenschaftlich anerkannt** ist die innerliche Anwendung des Extrakts bei Darmträgheit.

**Traditionell** wird das Gel äußerlich zur Behandlung von Wunden und entzündlichen Hauterkrankungen verwendet.

**Speziell bei Frauen** gibt es mit Aloe gute Erfahrungen bei der Behandlung von trockener Scheidenschleimhaut.

**Gegenanzeigen:** Keine innerliche Anwendung in Schwangerschaft, Stillzeit, bei Kindern unter 12 Jahren, bei Darmverschluss, Entzündungen von Bauchhöhle und Darm. Nicht länger als 1 bis 2 Wochen verwenden.

**Wechsel- und Nebenwirkungen:** Da es bei der innerlichen Anwendung zu zahlreichen Wechsel- und Nebenwirkungen kommen kann, spielt in diesem Buch nur die äußerliche Anwendung eine Rolle. Dabei können in seltenen Fällen allergische Reaktionen auftreten.

## Verwendete Pflanzenteile und Zubereitungsform

Basis für alle Aloe-Zubereitungen sind die Blätter. Aus den geschälten Blättern wird der Extrakt gewonnen, aus dem Blattinneren der Saft. Für das Gel wird der Saft eingedickt.

### Steckbrief der Heilpflanze

- **Volkstümliche Namen:** *Kap-Aloe, Aloe vera*
- **Hauptanwendungsgebiete:** *innerlich zur Kurzzeitbehandlung von Darmträgheit; äußerlich zur Förderung der Wundheilung*
- **Häufigste Zubereitungsformen:** *innerlich als Extrakt; äußerlich als Gel*

# Angelika *Angelica archangelica L.*

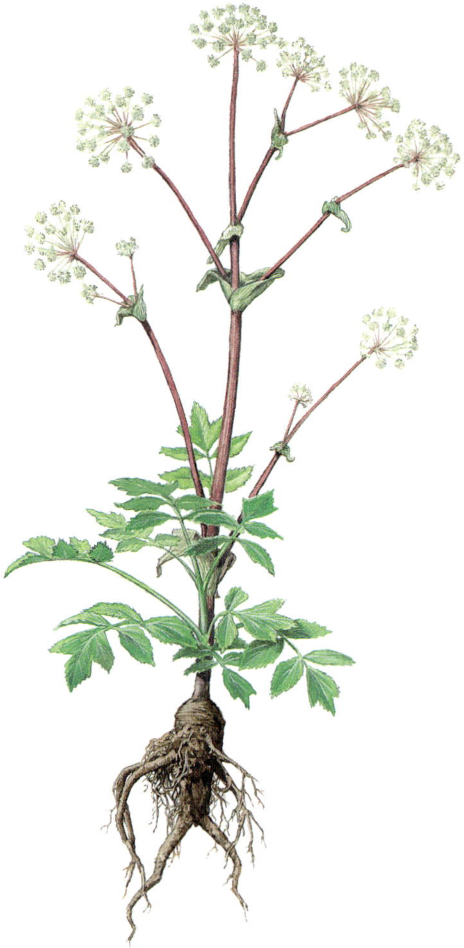

## Steckbrief der Heilpflanze

- **Volkstümliche Namen:** *Heiliggeistwurz, Brustwurz, Theriakwurz, Pestwurz*
- **Hauptanwendungsgebiete:** *bei Appetitlosigkeit und Verdauungsbeschwerden, zur Stärkung und Harmonisierung*
- **Häufigste Zubereitungsformen:** *Tee, Tinktur*

*Wenig bekannt ist die Angelika, insbesondere als Teedroge. Zu Unrecht führt sie dieses Schattendasein, ergibt sie doch für sich allein oder in Mischungen einen aromatischen Tee, der Magen und Darm beruhigt, Krämpfe lindert und die Nerven stärkt.*

In Mitteleuropa wurde die Angelika erst im Zuge der ersten großen Pestwelle 1348/49 bekannt und fand weite Verbreitung: Der Legende nach soll damals der Erzengel Raphael persönlich den Menschen die Heilpflanze als Schutz vor dem Schwarzen Tod gebracht haben. Und so leitet sich auch der botanische Name »*archangelica*« von der griechischen Bezeichnung für »Erzengel« ab – hier findet sich der Engel (lat. *angelus*) also gleich zweimal! Dass die Angelika in der Volksmedizin seitdem außerordentlich geschätzt wurde, darauf weisen auch die vielen volkstümlichen Namen hin, etwa Heiliggeistwurz oder Pestwurz. Der Gelehrte Paracelsus (1493–1541) beschrieb den Angelikasaft als »höchste Arznei gegen innere Infektionen«, der Arzt und Botaniker Adam Lonitzer (1528–1586) setzte die Angelika ein, um »Gift auszutreiben, zu zerteilen und zu erwärmen«. Er empfahl sie bei Pest, Fieber, Leibschmerzen, Erkältungen, innerlichen Geschwülsten, Lungenleiden mit Husten, aber auch als menstruations- und fötustreibendes Mittel. Auch in der Volksmedizin gibt es zahlreiche Anwendungsformen. So wurden die Stängel als Gemüse genossen oder kandiert als Süßigkeit, oder die Wurzel wurde in Wein und Honig gekocht oder auch ein Bronchialbalsam aus ihr hergestellt.

## Herkunft und Botanik

Die Angelika stammt ursprünglich aus Norwegen und Island, sie kann sogar in Grönland gedeihen. Für Arzneizwecke wird sie heute angebaut, kommt jedoch auch verwildert an feuchten Standorten vor. Die Angelika ist botanisch eine besonders imposante Pflanze, wächst sie doch bis zu 3 Meter hoch und hat kugelrunde Blütenstände, wie man sie ansonsten von Lauchgewächsen kennt. Sie gehört zur Familie der Doldengewächse und ist mit Baldrian, Fenchel, Anis, Kümmel und Sellerie verwandt, an deren Aroma der Tee auch leicht erinnert. Die ganze Pflanze riecht stark würzig.

## Inhaltsstoffe und Heilwirkung

Die Angelika enthält vor allem Bitterstoffe, ätherisches Öl und Furanocumarine. Die Inhaltsstoffe wirken anregend auf die Ausschüttung von Verdauungssäften, insbesondere auf die Produktion von Magen- und Gallensaft. Zudem wirkt die Angelika krampflösend auf die glatte Muskulatur und leicht schmerzlindernd.

## Anwendungsgebiete

**Wissenschaftlich anerkannt** ist die Anwendung von Angelika bei Appetitlosigkeit und Verdauungsbeschwerden wie leichten Magen-Darm-Krämpfen, Völlegefühl und Blähungen.

**Traditionell** wird die Angelikawurzel innerlich zur Behandlung von Erkältungskrankheiten, insbesondere bei Husten eingesetzt.

**Speziell bei Frauen** wurden gute Erfahrungen mit milden Bitterstoffpflanzen wie der Angelika bei Zyklusstörungen, etwa einer ausbleibenden Regelblutung, gemacht. Dies lässt sich vermutlich durch eine anregende Wirkung auf die Hypophyse, einen hormonregulierenden Bereich des Gehirns, erklären.

**Gegenanzeigen:** Nicht bei Magenschleimhautentzündung, Magen- oder Darmgeschwüren sowie in der Schwangerschaft verwenden.

**Wechsel- und Nebenwirkungen:** Die in der Angelika enthaltenen Furanocumarine haben die Eigenschaft, die Haut vor allem von hellhäutigen Menschen lichtempfindlicher zu machen. Dadurch kann es bei Einnahme konzentrierter Zubereitungen bei UV-Bestrahlungen zu Hautreizungen kommen. Deshalb sollte in dieser Zeit auf Sonnenbäder und intensive UV-Bestrahlung verzichtet werden. Die Furanocumarine sind insbesondere in den oberirdischen Teilen enthalten, daher ist es beim Selbstpflücken der Pflanze ratsam, Handschuhe zu tragen.

## Verwendete Pflanzenteile und Zubereitungsform

Verwendet wird vorrangig die Wurzel als Tee oder Tinktur sowie Zubereitungen in Form von Kräuterlikören und -schnäpsen.

### Die besten KOMBINATIONEN

Aromatisch und leicht bitter schmeckt die Angelikawurzel, sie lässt sich gut in Magen-Darm-Tees einsetzen. Von der Kommission E wurde eine Kombination aus Angelikawurzel, Enzianwurzel und Wermutkraut – also ein wirklich bitteres Dreiergespann – zur Appetitanregung und Förderung der Magensaftsekretion empfohlen, bevorzugt als Tinktur. Eine etwas mildere, aber dennoch wirksame Mischung ergibt sich, wenn der Enzian durch die beruhigenden Kamillenblüten ersetzt wird.

# Baldrian *Valeriana officinalis L.*

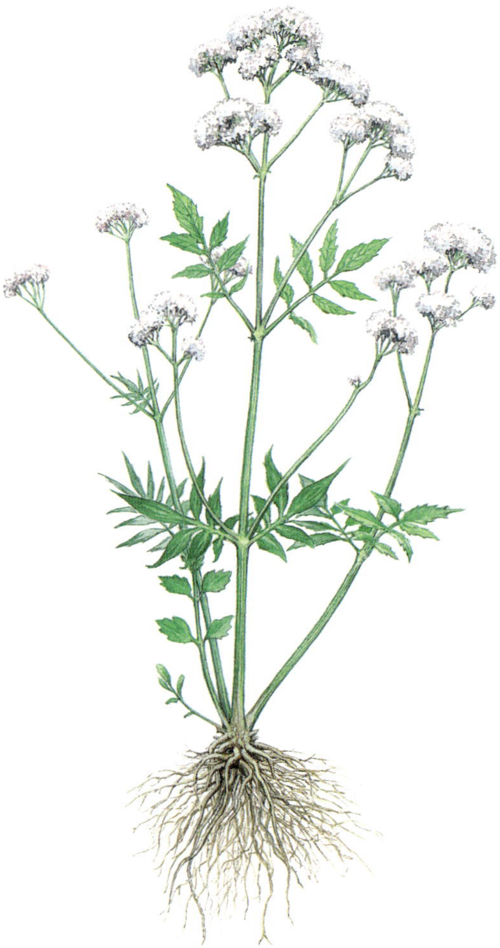

*Seine Wurzeln riechen streng und durchdringend – ein Geruch, den nur Katzen anziehend finden, der dem Baldrian dafür den volkstümlichen Namen Stinkwurz einbrachte. Und doch: Diese Wurzel fördert in der Nacht den Schlaf und am Tag die Konzentration wie keine andere Heilpflanze.*

Die ganz besondere Wirkung der Baldrianwurzel, in der Nacht zwar für einen guten Schlaf zu sorgen, ohne jedoch am Tag müde zu machen, war bereits den Autoren des *Lorscher Arzneibuchs* aus dem Jahr 795 aufgefallen, schreiben sie doch: »Allzu viel Schlaf gleicht das Mittel mit Wachen aus, bei übermäßiger Schlaflosigkeit sorgt es für den entsprechenden Schlaf, es befreit von Erschöpfung, nimmt die Trägheit (...).« Die Anwendungsgebiete umfassten jedoch nicht nur Schlafstörungen, sondern auch zahlreiche nervöse Beschwerden und Krampfzustände: Blähungen, Kopfschmerzen und Menstruationsschmerzen sollte der Baldrian heilen, er galt im Mittelalter als regelrechtes Allheilmittel, was die englische Bezeichnung *»all-heal«*, aber auch der lateinische Begriff *»valeriana«* (*valere* = gesund sein) eindrucksvoll vermitteln. Sein Gestank schließlich machte ihn zu einer Pflanze, die sogar böse Geister und selbst den Schwarzen Tod, die Pest, vertreiben sollte.

## Herkunft und Botanik

Baldrian gehört zu einer eigenen Pflanzenfamilie, den Baldriangewächsen. Er ist in Asien und Europa heimisch, wird heute jedoch umfangreich für Arzneizwecke in England, Bel-

### Steckbrief der Heilpflanze

- **Volkstümliche Namen:** *Katzenkraut, Stinkwurz, Mondwurzel*
- **Hauptanwendungsgebiete:** *innerlich gegen Unruhezustände und nervös bedingte Einschlafstörungen*
- **Häufigste Zubereitungsformen:** *Fertigarzneimittel, Tee, Tinktur*

gien, Deutschland und Osteuropa angebaut. Wild findet man den Baldrian in Wäldern, an Flussufern und auf feuchten Wiesen. Die eindrucksvolle, bis zu 1,5 Meter hohe Staude mit kantigen Stängeln und kleinen, rötlich-weißen Blüten verströmt einen durchaus angenehmen Duft, der in keiner Weise den penetranten Gestank der getrockneten Wurzel erahnen lässt.

## Inhaltsstoffe und Heilwirkung

Noch immer ist nicht gesichert, welche Inhaltsstoffe des Baldrians hauptsächlich für die Wirkung verantwortlich sind. Vermutlich ist es das Zusammenwirken der verschiedenen Substanzen, die seine besondere Heilwirkung ausmachen: Neben den im ätherischen Öl enthaltenen Valerensäuren, die krampflösend und muskelentspannend wirken, scheinen vor allem auch die sogenannten Lignane schlaffördernd und beruhigend zu sein. Die in Spuren enthaltenen Valepotriate und deren Abbauprodukte tragen ebenfalls zum nervenberuhigenden und ausgleichenden Effekt bei.

## Anwendungsgebiete

**Wissenschaftlich anerkannt** ist die Anwendung bei Unruhezuständen und nervös bedingten Einschlafstörungen: Die Einschlafzeit verkürzt sich, und der Schlaf verbessert sich. Ist der Schlaf erst einmal tiefer und ruhiger, dann steigert sich nach 2 bis 4 Wochen auch die Tagesbefindlichkeit, man ist wacher und konzentrierter. Damit hat Baldrian einen entscheidenden Vorteil gegenüber chemischen Schlafmitteln, die zwar den Schlaf fördern, dafür aber auch am Tag benommen machen – er eignet sich deshalb auch gut für die Anwendung in Prüfungssituationen. Im Gegensatz zu chemischen Schlafmitteln besteht bei Baldrian zudem keine Suchtgefahr.

**Traditionell** wird die Baldrianwurzel auch bei Beschwerden eingesetzt, die aus innerer Anspannung und Nervosität heraus mit verursacht werden. Dazu zählen Beschwerden des Magens, etwa ein Reizmagen, Magenkrämpfe oder Gastritis. Aber auch zur Behandlung einer Reizblase oder bei nächtlichem Einnässen wird Baldrian eingesetzt.

**Speziell bei Frauen** wurden gute Erfahrungen bei Menstruationskrämpfen und beim prämenstruellen Syndrom (PMS) gemacht.

**Gegenanzeigen:** Keine bekannt.

**Wechsel- und Nebenwirkungen:** Da sich die Wirkung von Baldrian in Kombination mit verschreibungspflichtigen Schlaf- und Beruhigungsmitteln verstärken kann, sollten sie nicht zusammen eingenommen werden. Nebenwirkungen sind nicht bekannt.

## Verwendete Pflanzenteile und Zubereitungsform

Verwendet werden die getrockneten Wurzeln vorwiegend als Fertigarzneimittel. Der Tee wird wegen des Geruchs meist in Mischungen verwendet, von der Tinktur wären zum Erreichen des Wirkstoffgehalts größere Mengen nötig.

### Die besten KOMBINATIONEN

Auch wenn die Baldrianwurzel eigentümlich riecht, wird sie in vielen Teemischungen für besseren Schlaf mit anderen beruhigenden Pflanzen kombiniert. So verstärkt sich etwa die Wirkung von Baldrian, wenn sie mit Melisse, Passionsblume und dem leicht bitteren Hopfen gemischt wird.

# Bärentraube *Arctostaphylos uva ursi L. Sprengel*

*Ihren Namen verdankt die Bärentraube vermutlich der Tatsache, dass Bären ihre Früchte lieben. Für uns sind die Blätter zur Behandlung von Harnwegsentzündungen wichtig.*

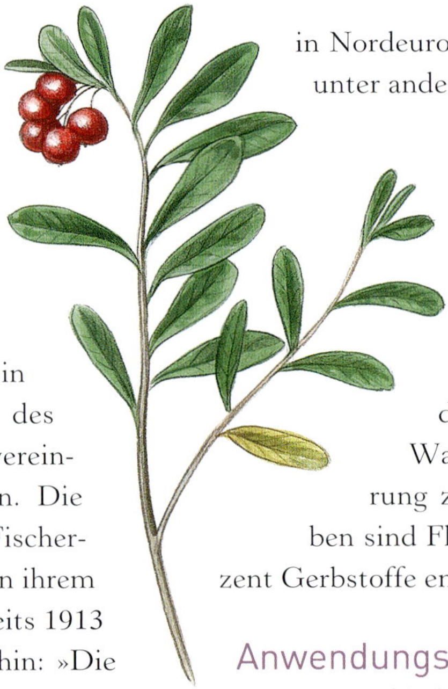

Als Pflanze aus dem hohen Norden wurde sie erstmalig erwähnt in einem walisischen Arzneibuch des 13. Jahrhunderts, später dann vereinzelt in anderen Kräuterbüchern. Die naturheilkundige Ärztin Anna Fischer-Dückelmann (1856–1917) wies in ihrem Buch *Die Frau als Hausärztin* bereits 1913 auf den hohen Gerbstoffgehalt hin: »Die Blätter und grünen Triebe enthalten so viel Gerbstoff, dass man sie in Russland bei der Lederbereitung verwendet. Sie wirkt daher besonders auf die Harnwerkzeuge ein (...).«

## Herkunft und Botanik

Die Bärentraube ist ein Heidekrautgewächs, das in Moorgebieten, Nadelwäldern und auf Heiden in Nordeuropa gedeiht. Verwandt ist sie unter anderem mit der Preiselbeere.

## Inhaltsstoffe und Heilwirkung

Einer der wichtigsten Inhaltsstoffe der Pflanze ist das Arbutin, das im Körper zu Hydrochinon umgewandelt wird. Dieses hemmt das Wachstum sowie die Vermehrung zahlreicher Bakterien. Daneben sind Flavonoide und bis zu 20 Prozent Gerbstoffe enthalten.

## Anwendungsgebiete

**Wissenschaftlich anerkannt** ist die Anwendung bei entzündlichen Harnwegserkrankungen.
**Gegenanzeigen:** Nicht anwenden in Schwangerschaft, Stillzeit und bei Kindern unter 12 Jahren.
**Wechsel- und Nebenwirkungen:** Bei Magenempfindlichen kann es zu Magenbeschwerden und Übelkeit kommen.
**Wichtig:** Es besteht Verdacht, dass Bärentraube bei Überdosierung Leber und Erbgut schädigen und Krebs erregen kann. Daher nicht länger als 1 Woche und maximal 5-mal jährlich nehmen.

## Verwendete Pflanzenteile und Zubereitungsform

Verwendet werden die Blätter in Teemischungen oder Fertigarzneimitteln. Da diskutiert wird, dass die Pflanze vor allem bei alkalischem Harn wirkt, empfiehlt sich parallel die Einnahme eines Basenpulvers (z. B. ½ TL Natron in Wasser gelöst).

### Steckbrief der Heilpflanze

- **Volkstümliche Namen:** *Harnkraut, Moosbeere, Wilder Buchs*
- **Hauptanwendungsgebiete:** *entzündliche Harnwegserkrankungen*
- **Häufigste Zubereitungsformen:** *Tee, Fertigarzneimittel*

# Blutwurz *Potentilla erecta L.*

*Ihre Wurzel ist weiß, färbt sich beim Anschneiden jedoch bräunlich-rot. Dieser Farbwechsel wurde früher als Hinweis auf den Einsatz bei Blutungen oder blutigen Durchfällen gesehen. Inzwischen weiß man: Blutwurz enthält reichlich Gerbstoffe, welche tatsächlich bei Durchfall gut helfen.*

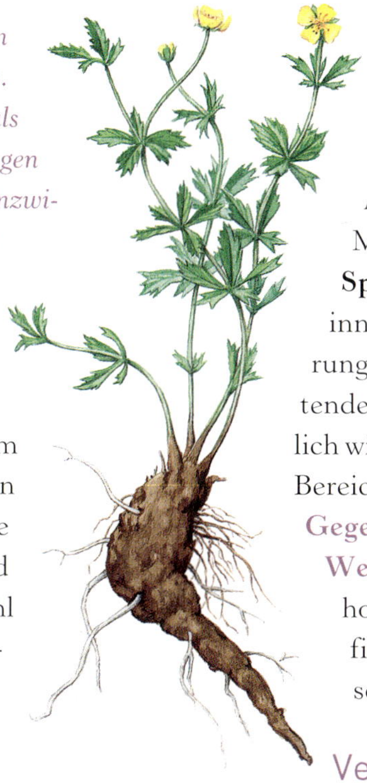

Der Blutwurz wurden in der Volksmedizin lange Zeit vor allem blutungsstillende Eigenschaften zugesprochen. Doch schon die heilkundige Äbtissin Hildegard von Bingen (1098–1179) empfahl die Pflanze wegen ihrer stopfenden Wirkung und gegen Durchfall – ein Anwendungsgebiet, das sich bis heute erhalten hat.

## Herkunft und Botanik

Die Blutwurz, die zu den Rosengewächsen zählt, ist in ganz Europa verbreitet und wächst bevorzugt auf Heiden, Lichtungen und Böschungen. Ihr auffälliges botanisches Merkmal: Während die meisten anderen Rosengewächse fünf Blütenblätter haben, hat sie nur vier.

## Inhaltsstoffe und Heilwirkung

Der Wurzelstock der Blutwurz ist mit einem Gehalt von 15 bis 20 Prozent Gerbstoffen das mit Abstand stärkste Gerbstoffmittel der Pflanzenheilkunde. Die Gerbstoffe wirken besonders zusammenziehend (adstringierend) und bakterienhemmend.

## Anwendungsgebiete

**Wissenschaftlich anerkannt** ist die innerliche Anwendung bei akutem Durchfall sowie die äußerliche Anwendung bei Entzündungen der Mund- und Rachenschleimhaut.

**Speziell bei Frauen** wurden mit der innerlichen Anwendung gute Erfahrungen gemacht bei starken, lang anhaltenden Menstruationsblutungen. Äußerlich wird sie bei Juckreiz im Genital-Anal-Bereich eingesetzt.

**Gegenanzeigen:** Keine bekannt.

**Wechsel- und Nebenwirkungen:** Der hohe Gerbstoffgehalt kann bei empfindlichen Personen zu Magenbeschwerden führen.

## Verwendete Pflanzenteile und Zubereitungsform

Verwendet wird der Wurzelstock für Tinkturen und Fertigarzneimittel. Für Personen mit empfindlichem Magen gibt es magensaftresistente Kapseln mit der pulverisierten Wurzel.

### Steckbrief der Heilpflanze

- **Volkstümliche Namen:** *Tormentillwurz, Rotwurz, Ruhrwurz*
- **Hauptanwendungsgebiete:** *innerlich bei Durchfall; äußerlich bei Schleimhautentzündungen im Mund- und Rachenraum*
- **Häufigste Zubereitungsformen:** *Tinktur, Fertigarzneimittel*

# Brennnessel *Urtica dioica L., Urtica urens L.*

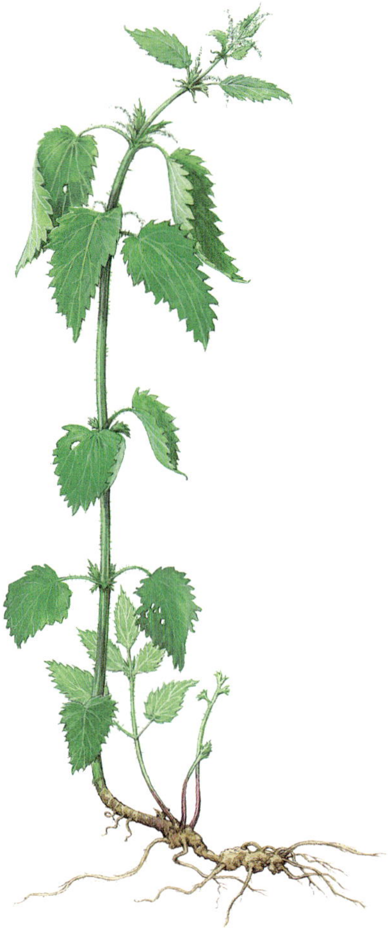

*Die Brennnessel wächst sehr gern auf ausgelaugten, nitratreichen Böden und leistet besonders gute Dienste, wenn wir erschöpft, ausgelaugt, übersäuert und mineralarm sind. Sie führt Mineralstoffe zu, regt die Blutbildung ebenso wie die Ausscheidung an und bringt damit neue Energie.*

Die oft als Unkraut verunglimpfte Brennnessel hat als Heilpflanze eine lange Tradition. In der Antike ging der Schriftsteller Plinius der Ältere (ca. 23–79) in seiner *Naturalis historia* auf ihre Eigenschaften ein und empfahl die jungen Pflanzen als Gemüse. Etwa zeitgleich lobte sie der Arzt Dioskurides (1. Jh.) gegen Drüsenschwellungen, Lungenentzündung, Geschwüre und Furunkel. Später dann riet Hildegard von Bingen (1098–1179) zu Brennnesselgemüse, um den Magen zu reinigen und weil die Brennnessel »den Schleim aus ihm wegnimmt«. An anderer Stelle schreibt sie, dass die Brennnessel die schlechten Säfte zerstöre. Nach der Signaturenlehre, wonach Pflanzen bei im Aussehen ähnlichen Beschwerden helfen sollten, wurde sie wegen ihrer Härchen gar als Haarwuchsmittel verwendet. Schließlich äußerte sich auch Pfarrer Kneipp (1821–1897) positiv über die oft verkannte Pflanze: »Die Brennnessel ist die verachtetste unter den Pflanzen. (...) Die Brennnessel hat in der Tat für den Kenner den größten Wert.« Wer »unreines« Blut habe, solle oft Brennnessel gekocht essen, die Pflanze räume mit »faulen Säften im Inneren« gründlich auf. In der Volksmedizin wurde ihre Brennkraft gegen Rheuma eingesetzt: Man peitschte schmerzende Glieder mit den Nesseln.

## Steckbrief der Heilpflanze

- **Volkstümliche Namen:** *Hanfnessel, Saunessel, Donnernessel*
- **Hauptanwendungsgebiete:** *rheumatische Beschwerden, Durchspülungstherapie bei entzündlichen Erkrankungen der Harnwege, Vorbeugung und Behandlung von Nierengrieß*
- **Häufigste Zubereitungsformen:** *Tee, Fertigarzneimittel, Frischpflanzenpresssaft*

## Herkunft und Botanik

Unterschieden wird zwischen der Großen *(Urtica dioica L.)* und der Kleinen Brennnessel *(Urtica urens L.)*. Die Große Brennnessel kann bis zu 1,45 Meter hoch werden, die Kleine nur etwa 45 Zentimeter. Die Kleine Brennnessel ist es, die sehr viel stärker brennt, wie auch ihr Name verrät: *Urere* bedeutet »brennen«, in *Urtica urens* kommt das »Brennen« gleich zweimal vor. In der Pflanzenheilkunde wird meist die Große Brennnessel verwendet, auch wenn sie sich von den Inhaltsstoffen nicht von der Kleinen Brennnessel unterscheidet. Die Pflanzen für den Arzneimittelgebrauch stammen vorwiegend aus Wildvorkommen in Mittel- und Osteuropa.

## Inhaltsstoffe und Heilwirkung

Das Kraut der Brennnessel enthält ungesättigte Fettsäuren und Caffeoylchinasäuren, die vor allem für die entzündungshemmenden Eigenschaften der Pflanze verantwortlich sind. Außerdem wirkt die Brennnessel aufgrund ihres hohen Gehalts an Mineralsalzen, hier vor allem Kalium- und Kalziumsalze, harntreibend. Daneben weist sie einen für Pflanzen relativ hohen Eisengehalt auf und unterstützt damit die Blutbildung. In den Brennhaaren ist zum einen Kieselsäure enthalten – gut für Haare, Nägel und Haut –, zum anderen befinden sich in ihnen biogene Amine (z. B. Histamin), die als Reizüberträger für den Brenneffekt und die Bildung von Quaddeln verantwortlich sind. Die Brennnesselwurzel enhält darüber hinaus noch weitere Inhaltsstoffe, die bislang noch nicht umfassend erforscht sind.

## Anwendungsgebiete

**Wissenschaftlich anerkannt** ist die innerliche und äußerliche Anwendung von Brennnesselkraut und -blättern unterstützend bei rheumatischen Beschwerden. Innerlich zum Einsatz kommt die Pflanze auch als Durchspülungstherapie bei entzündlichen Erkrankungen der Harnwege wie auch zur Vorbeugung und zur Behandlung von Nierengrieß.

**Traditionell** wird die Pflanze zur »Blutreinigung« und als Frühjahrskur eingesetzt.

**Speziell bei Frauen** wurden gute Erfahrungen bei der Behandlung von Blutarmut in Folge von verlängerten Blutungen oder Myomen gemacht. Nach einer Geburt soll die Brennnessel kräftigend wirken und die Milchbildung fördern.

**Gegenanzeigen:** Brennnessel nicht anwenden bei Ödemen infolge eingeschränkter Herz- und Nierentätigkeit.

**Wechsel- und Nebenwirkungen:** Keine bekannt.

## Verwendete Pflanzenteile und Zubereitungsform

Verwendet wird üblicherweise das Kraut der Pflanze als Tee, Frischpflanzenpresssaft oder Fertigarzneimittel. Die Wurzel wird als Tee vorrangig gegen Prostatabeschwerden eingesetzt.

### Die besten KOMBINATIONEN

Die Brennnessel eignet sich gut für Teemischungen. Günstig zur Erhöhung der Harnmenge bei Blasenentzündungen ist etwa die Kombination mit Goldrute, Schachtelhalm und eventuell Erdrauch. Goldrute wirkt hierbei gleichzeitig noch antibakteriell, Erdrauch mild entkrampfend und Schachtelhalm sowie Brennnessel haben einen antientzündlichen Effekt.

# Eibisch *Althaea officinalis L.*

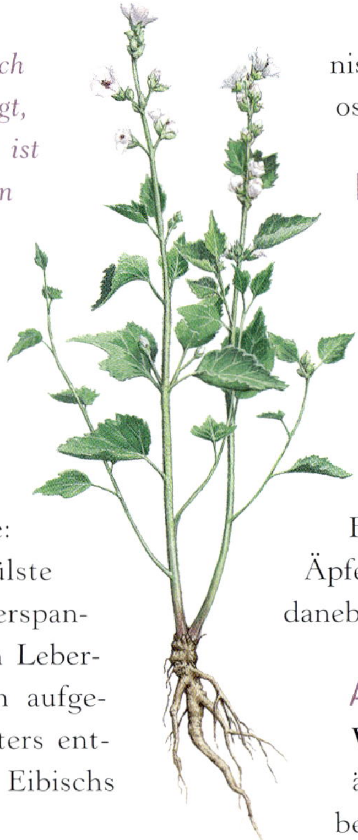

*Einen sanften Schleim legt der Eibisch über gereizte Schleimhaut, er beruhigt, schützt und dämpft. Eine Wohltat ist das bei Reizhusten, wenn bereits ein Luftzug den Hustenreiz auslöst.*

In der Antike galt der Eibisch fast als Allheilmittel, dann verschwand er lange nahezu ganz von der Bildfläche. Erst im Mittelalter erlebte er eine Renaissance als geschätzte Heilpflanze: Äußere Verletzungen, Geschwülste und Stiche, aber auch Muskelverspannungen und die Beseitigung von Leberflecken werden als Indikationen aufgeführt. Gegen Ende des Mittelalters entdeckte man dann den Nutzen des Eibischs als Hustenmittel.

## Herkunft und Botanik

Die bis zu 1,5 Meter hohe Eibischstaude gehört zur Familie der Malvengewächse und steht als Wildpflanze unter Naturschutz. Für medizinische Zwecke wird sie überwiegend in osteuropäischen Kulturen angebaut.

### Steckbrief der Heilpflanze

- **Volkstümliche Namen:** *Schleimwurzel, Weißwurzel, Weiße Malve*
- **Hauptanwendungsgebiete:** *äußerlich bei Schleimhautentzündungen im Mund- und Rachenraum; innerlich bei Reizhusten und leichten Entzündungen der Magenschleimhaut*
- **Häufigste Zubereitungsformen:** *Tee, Sirup*

## Inhaltsstoffe und Heilwirkung

Die Schleimstoffe des Eibischs wirken reizlindernd, sie schützen und beruhigen die Schleimhaut. Vor allem die Wurzeln enthalten bis zu 15 Prozent Schleimstoffe, daneben Stärke und Pektine – Ballaststoffe, wie man sie auch aus Äpfeln kennt. In den Blättern finden sich daneben ätherisches Öl und Flavonoide.

## Anwendungsgebiete

**Wissenschaftlich anerkannt** ist die äußerliche Anwendung des Eibischs bei Schleimhautentzündungen im Mund- und Rachenraum. Innerlich hilft er bei trockenem Reizhusten und leichten Entzündungen der Magenschleimhaut.

**Traditionell** wird Eibisch eingesetzt, um das Immunsystem zu schützen.

**Speziell bei Frauen** wurden gute Erfahrungen mit der äußerlichen Anwendung bei wunder, trockener Vaginalschleimhaut gemacht.

**Gegenanzeigen:** Keine bekannt.

**Wechsel- und Nebenwirkungen:** Keine bekannt.

## Verwendete Pflanzenteile und Zubereitungsform

Verwendet werden die Wurzeln und Blätter als Tee (Kaltauszug, siehe Seite 236), daneben in Hustensäften und -sirupen.

# Erdrauch *Fumaria officinalis L.*

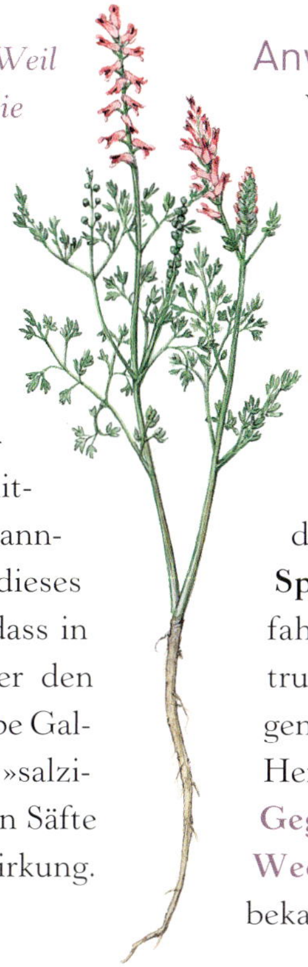

*Was dem Erdrauch seinen Namen gab? Weil die Pflanze, so erklärt es zumindest die Leipziger Drogenkunde aus der 1. Hälfte des 15. Jahrhunderts, dastünde »wie Rauch, der sich aus der Erde löst«.*

Die griechischen Ärzte der Antike wussten nur wenig über den Erdrauch, ihre arabischen Kollegen dagegen schätzten ihn als Blutreinigungsmittel. Über die im Mittelalter weithin bekannte Medizinschule von Salerno fand dieses Wissen seinen Weg nach Europa, sodass in mittelalterlichen Kräuterbüchern über den Erdrauch zu lesen ist, er reinige die gelbe Galle, die »Melancholica« ebenso wie den »salzigen Rotz« und die übrigen cholerischen Säfte und habe eine »räumende, lösende« Wirkung.

## Herkunft und Botanik

Erdrauch zählt zu den Mohngewächsen. Die bis zu 40 Zentimeter hohe Pflanze ist in Europa und Asien heimisch und wächst einjährig als Ackerunkraut, an Wegrändern und auf Ödland.

## Inhaltsstoffe und Heilwirkung

Erdrauch enthält als wirksamkeitsbestimmende Inhaltsstoffe Alkaloide, unter anderem das Protopin (= Fumarin), und Fumarsäure. Daneben spielen Flavonoide (Farbstoffe) und Kaffeesäure eine Rolle. Vor allem das Protopin hat eine leicht krampflösende Wirkung auf die Gallenwege sowie den oberen Verdauungstrakt und reguliert die Sekretion des Gallensafts. Die Fumarsäure wirkt sich positiv bei Schuppenflechte aus.

## Anwendungsgebiete

**Wissenschaftlich anerkannt** ist die innerliche Anwendung bei krampfartigen Beschwerden der Gallenblase und -wege sowie des Magen-Darm-Trakts. **Traditionell** wird Erdrauch zur Blutreinigung und bei Hautleiden (z. B. Schuppenflechte) eingesetzt. Als Alkaloiddroge kann er Schwermetalle (z. B. Quecksilber) binden, die über den Urin ausgeschieden werden können. **Speziell bei Frauen** gibt es gute Erfahrungen bei krampfartigen Menstruationsbeschwerden, Blasenentzündungen, funktionellen Herzbeschwerden und Herzrhythmusstörungen.

**Gegenanzeigen:** Keine bekannt.

**Wechsel- und Nebenwirkungen:** Keine bekannt.

## Verwendete Pflanzenteile und Zubereitungsform

Verwendet wird das Kraut der Pflanze als Tee oder Fertigarzneimittel.

### Steckbrief der Heilpflanze

- **Volkstümlicher Name:** *Grindkraut*
- **Hauptanwendungsgebiete:** *innerlich bei krampfartigen Beschwerden von Gallenblase, Gallenwegen und Verdauungstrakt*
- **Häufigste Zubereitungsformen:** *Tee, Fertigarzneimittel*

# Fenchel *Foeniculum vulgare Mill.*

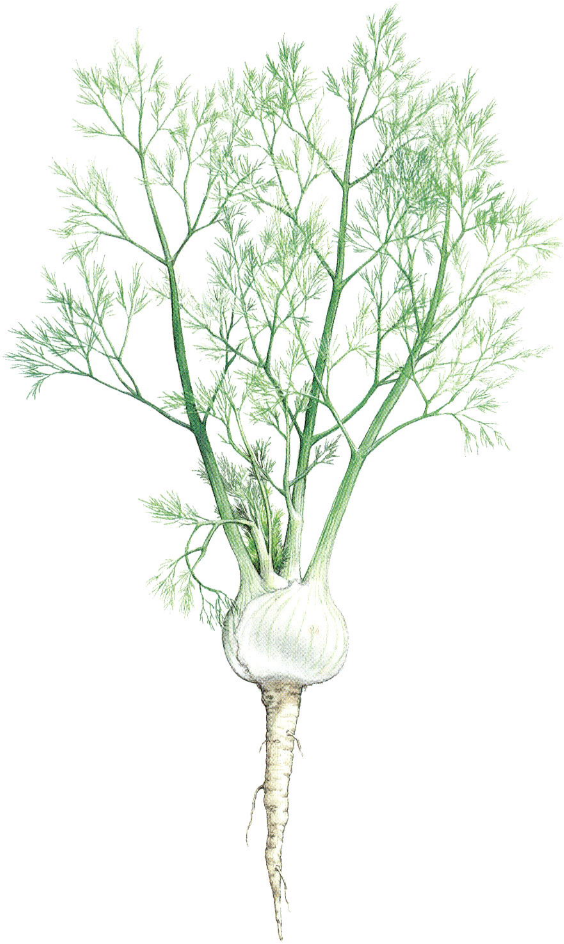

*Der allererste Tee im Leben der meisten Menschen ist Fencheltee. Er stillt den Durst von Säuglingen und sorgt bei jungen Müttern dafür, dass die Milch besser fließt. Später löst er Schleim in den Atemwegen, fördert die Verdauung – und wird immer dann eingesetzt, wenn eine besonders verträgliche, wärmende und wohlschmeckende Heilpflanze gefragt ist, die auch ein wenig an die Kindheit erinnern darf.*

Bereits in den Hochkulturen Ägyptens, Chinas und Arabiens wurde der Fenchel als Gewürz- und Heilpflanze genutzt. Besonders aber schätzte ihn später Hildegard von Bingen (1098–1179). Sie schrieb, er vermindere den Schleim und die »Fäulnis« im Körper und mache dadurch den Menschen fröhlich, wärme ihn, fördere die Verdauung insbesondere nach dem Verzehr von gebratenem Fleisch oder gebratenem Fisch, unterdrücke üblen Mundgeruch und mache die Augen klar. Entsprechend empfahl sie Fenchel für den täglichen Gebrauch, die Knolle als Gemüse, die Früchte als Tee oder auf dem Herd geräuchert. Gegen Magenbeschwerden solle man die Früchte, mit Brennnesselsamen und Liebstöckelfrüchten gemischt, mit Brot essen. Ihr Rat, Fenchel für die Verbesserung der Sehkraft einzusetzen, folgte dabei der aus einer Naturbeobachtung abgeleiteten Empfehlung des römischen Arztes Plinius des Älteren (ca. 23–79). Diesem war aufgefallen, dass Schlangen nach der Häutung viel Fenchel fraßen – und er schlussfolgerte, dass sie so die Sicht ihrer vor der Häutung getrübten Augen verbesserten. Bis heute ist diese Anwendung des Fenchels nicht in Vergessenheit geraten.

## Steckbrief der Heilpflanze

- **Volkstümliche Namen:** *Brotanis, Langer Anis, Brotsamen*
- **Hauptanwendungsgebiete:** *innerlich bei Verdauungsbeschwerden und Blähungen sowie Atemwegsinfekten mit Husten*
- **Häufigste Zubereitungsformen:** *Tee, Fenchelhonig*

## Herkunft und Botanik

Der Fenchel liebt das warme Klima und ist ursprünglich im Mittelmeerraum heimisch, heute wird er jedoch in allen gemäßigten Zonen angebaut. Wie Kümmel, Anis und Dill gehört er zu den Doldenblütlern, einer Pflanzenfamilie mit unterschiedlichsten Blattformen – bei Dill und Fenchel sind die Blätter zum Beispiel eindrucksvoll filigran und stark gefiedert. Vom Gemeinen Fenchel, dem Gartenfenchel, gibt es drei sogenannte »Varietäten«: den Gemüsefenchel, den Bitteren Fenchel mit dunklen Früchten und den Süßen Fenchel mit hellen Früchten.

## Inhaltsstoffe und Heilwirkung

Die Fenchelfrüchte enthalten vor allem ätherisches Öl, dessen Hauptbestandteil zu über 90 Prozent aus dem nach dem Fenchel benannten Fenchon besteht. Daneben enthalten sie fettes Öl, Farbstoffe (Flavonoide) und die vom Waldmeister bekannten Cumarine. Das ätherische Öl wirkt vor allem krampflösend und regt die Verdauungstätigkeit an. Daneben wirkt es keimtötend und schleimlösend.

## Anwendungsgebiete

**Wissenschaftlich anerkannt** ist die innerliche Anwendung von Fenchelfrüchten bei leichten krampfartigen Magen-Darm-Beschwerden sowie bei Blähungen und Völlegefühl. Außerdem hat sich Fenchel bei Katarrhen der oberen Atemwege bewährt.

**Traditionell** wird Fenchel innerlich eingesetzt bei Appetitlosigkeit und Verdauungsstörungen von Säuglingen sowie äußerlich zur Behandlung einer Bindehautentzündung.

**Speziell bei Frauen** wurden gute Erfahrungen mit der Pflanze bei der unterstützenden Behandlung von leichten Menstruationskrämpfen gemacht. Überliefert ist auch die Empfehlung für stillende Frauen, die Fenchelfrüchte zur Anregung der Milchbildung zu nutzen.

**Gegenanzeigen:** Für den Tee keine bekannt. Keine Anwendung des ätherischen Fenchelöls in der Schwangerschaft.

**Wechsel- und Nebenwirkungen:** In seltenen Fällen allergische Reaktionen.

## Verwendete Pflanzenteile und Zubereitungsform

Verwendet werden für arzneiliche Zubereitungen die Früchte des Bitteren Fenchels vor allem als Tee, Fenchelhonig oder -sirup. Für den Tee gilt: Da das ätherische Öl aus ganzen Samen nicht freigesetzt wird, ist es erforderlich, diese vor der Zubereitung des Tees leicht zu mörsern oder sie in der Apotheke »anstoßen« zu lassen. Das ätherische Öl ist auch Bestandteil von Körperölen gegen Säuglingskoliken, die äußerlich, gering dosiert, für Einreibungen verwendet werden.

Als Brotgewürz oder pur gekaut – nach dem Essen dient der Fenchel der Bekömmlichkeit und sorgt für reinen Atem.

### Die besten KOMBINATIONEN

Fenchelfrüchte sind eine optimale Teedroge zum Kombinieren, auch um den Geschmack anderer Tees zu verbessern. Klassisch etwa ist die Kombination in Hustenteemischungen, Magen-Darm-Tees und im Milchbildungstee für stillende Mütter. Die Samen sollten vor dem Mischen angestoßen werden, die Packung gut verschlossen aufbewahrt werden.

# Flohkraut *Plantago psyllium L.*

*Weil die Samen wie Flöhe aussehen, ist diese Wegerichart nicht nur als Sandwegerich, sondern auch als Flohkraut bekannt.*

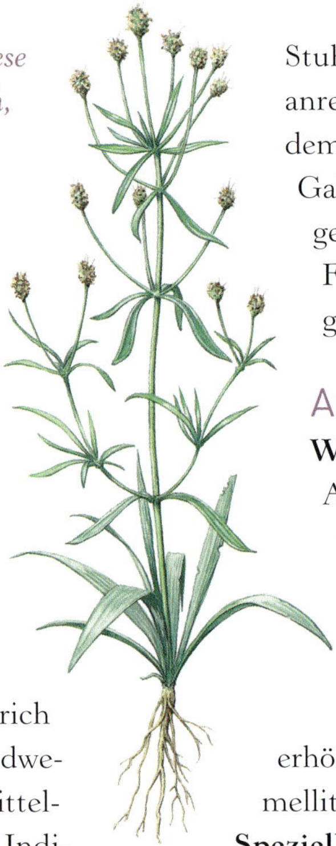

In der Antike waren Flohsamen für kühlende Umschläge gebräuchlich. Von der innerlichen Anwendung wurde erst im 12. Jahrhundert berichtet, wobei der Samen auch hier als kühlend und befeuchtend galt. Hildegard von Bingen (1098–1179) schrieb dem Flohkraut zudem eine positive Wirkung auf die Psyche zu.

## Herkunft und Botanik

Das Flohkraut ist mit dem Spitzwegerich verwandt. Der früher verwendete Sandwegerich *Plantago psyllium* wächst in Mitteleuropa, heute werden die Samen des Indischen Sandwegerichs *Plantago ovata* importiert.

## Inhaltsstoffe und Heilwirkung

Die in den Schalen enthaltenen Schleimstoffe können die 10- bis 15-fache Menge Wasser aufnehmen. Durch das Quellen vergrößert sich das Stuhlvolumen, was die Darmtätigkeit anregt. Die Schleimstoffe binden zudem Giftstoffe sowie Cholesterin und Gallensäuren, die mit dem Stuhl ausgeschieden werden. Daneben wirken Flohsamen schützend auf die Magen- und Darmschleimhaut.

### Steckbrief der Heilpflanze

- **Volkstümliche Namen:** *Flohsamen, Sandwegerich*
- **Hauptanwendungsgebiete:** *innerlich bei Verstopfung und Durchfall und zum Schutz der Darmschleimhaut*
- **Häufigste Zubereitungsformen:** *die ganzen Samen oder nur die Schalen*

## Anwendungsgebiete

**Wissenschaftlich anerkannt** ist die Anwendung bei anhaltender Darmträgheit und Reizdarm.

**Traditionell** erleichtern Flohsamen den Stuhlgang, etwa bei Hämorrhoiden. Auch bei Durchfall, der unterstützenden Behandlung erhöhter Blutfettwerte und bei Diabetes mellitus werden die Samen verwendet.

**Speziell bei Frauen** gibt es gute Erfahrungen bei Verstopfung in Schwangerschaften und zur Stuhlerleichterung nach Geburten.

**Gegenanzeigen:** Nicht bei drohendem oder bestehendem Darmverschluss und Speiseröhrenverengung. Die Samen können verklumpen.

**Wechsel- und Nebenwirkungen:** Keine zeitnahe Anwendung (mindestens 2 Stunden Abstand!) zu Medikamenten, da diese im Schleim gebunden werden können.

## Verwendete Pflanzenteile und Zubereitungsform

Die ganzen oder zerkleinerten Samen oder die Schalen werden mit mindestens der 10-fachen Flüssigkeitsmenge aufgenommen. **Wichtig:** In Milch quellen die Schleimstoffe nicht!

# Frauenmantel *Alchemilla vulgaris L.*

*Verdient hat der Frauenmantel seinen Namen durch die besondere Form der Blätter, auf denen früh am Morgen die Tautropfen wie Perlen im Sonnenlicht glitzern. Diese faszinierten besonders die Alchemisten – darauf deutet auch der lateinische Name hin.*

Die ersten Dokumente über den Frauenmantel als Heilpflanze stammen aus dem frühen Mittelalter. Die heilkundige Äbtissin Hildegard von Bingen (1098–1179) nannte ihn gegen Kehlgeschwüre, später dann wurde er zur Behandlung von Wunden und Magen-Darm-Beschwerden eingesetzt. Seine Blattform, die an den Mantel Marias erinnerte, wurde als Hinweis für die Verwendung besonders bei Frauenleiden gedeutet.

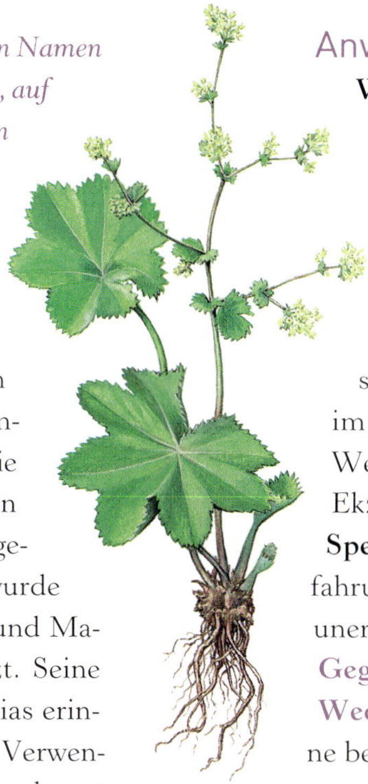

## Herkunft und Botanik

Der Frauenmantel zählt zu den Rosengewächsen und ist auf der nördlichen Erdhalbkugel überall verbreitet. Die Pflanzen für den arzneilichen Gebrauch werden vorrangig in osteuropäischen Kulturen angebaut.

## Inhaltsstoffe und Heilwirkung

Das Frauenmantelkraut enthält 6 bis 8 Prozent Gerbstoffe, daneben etwas ätherisches Öl, Bitterstoffe und Farbstoffe (Flavonoide). Der Gehalt an hormonartig wirkenden Substanzen wird in Fachkreisen diskutiert. Wirksam sind vor allem die Gerbstoffe mit ihrem zusammenziehenden (adstringierenden) Effekt.

## Anwendungsgebiete

**Wissenschaftlich anerkannt** ist die innerliche Anwendung von Frauenmantel bei leichtem Durchfall.

**Traditionell** wird die Pflanze innerlich bei Menstruationsbeschwerden und in den Wechseljahren eingesetzt. Äußerlich wird sie bei Schleimhautentzündungen im Mund- und Rachenraum, bei Weißfluss, Wunden und nässenden Ekzemen angewendet.

**Speziell bei Frauen** wurden gute Erfahrungen auch bei der Behandlung von unerfülltem Kinderwunsch gemacht.

**Gegenanzeigen:** Keine bekannt.

**Wechsel- und Nebenwirkungen:** Keine bekannt.

## Verwendete Pflanzenteile und Zubereitungsform

Verwendet wird das Kraut vorrangig für Tee, der sowohl als Kalt- als auch als Heißwasserauszug zubereitet werden kann. Daneben wird Frauenmantel noch als Tinktur verwendet.

### Steckbrief der Heilpflanze

- **Volkstümliche Namen:** *Frauenhilf, Hasenmänteli, Marienmantel, Taublatt*
- **Hauptanwendungsgebiete:** *innerlich bei leichten Durchfallerkrankungen*
- **Häufigste Zubereitungsform:** *Tee*

# Galgant *Alpinia officinarum (L.) HANCE*

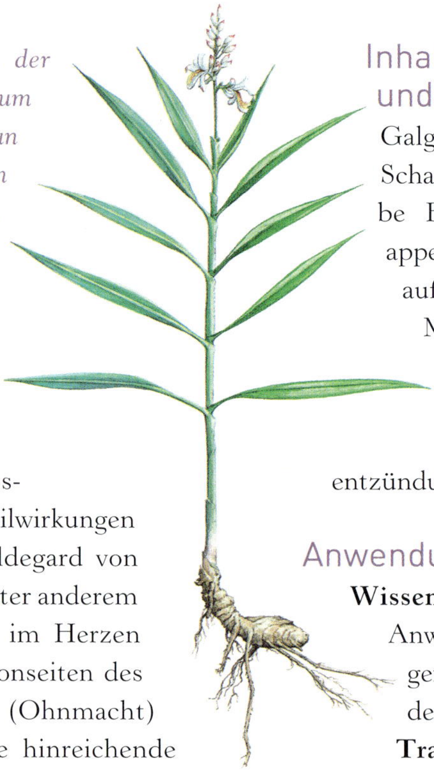

*Anders als sein Verwandter, der Ingwer, ist Galgant bei uns kaum bekannt. Dabei hat er sowohl an Aroma und Schärfe als auch an Heilwirkung Ähnliches zu bieten.*

Vermutlich lernten europäische Mönche und Nonnen den Galgant im 9. Jahrhundert von arabischen Kaufleuten und Ärzten kennen und nahmen die Pflanze in die Klostermedizin auf. Besondere Heilwirkungen schrieb ihm die Äbtissin Hildegard von Bingen (1098–1179) zu, so unter anderem bei Herzbeschwerden: »Wer im Herzen Schmerzen leidet und wem vonseiten des Herzens ein Schwächeanfall (Ohnmacht) droht, der esse sogleich eine hinreichende Menge Galgant, und es wird ihm besser gehen.«

## Herkunft und Botanik

Galgant zählt – wie Ingwer und Gelbwurz (Kurkuma) – zu den Ingwergewächsen und stammt ursprünglich aus dem südostasiatischen Raum.

### Steckbrief der Heilpflanze

- **Volkstümlicher Name:** *Fieberwurzel*
- **Hauptanwendungsgebiete:** *innerlich bei Verdauungsbeschwerden und Appetitlosigkeit*
- **Häufigste Zubereitungsformen:** *Fertigarzneimittel, Pulver*

## Inhaltsstoffe und Heilwirkung

Galgant enthält ätherisches Öl, Scharfstoffe und Flavonoide (gelbe Farbstoffe). Damit wirkt er appetitanregend und krampflösend auf die glatte Muskulatur von Magen-Darm-Trakt, Gallenblase, Gebärmutter sowie die Herzkranzgefäße. Zudem hat Galgant antibakterielle und entzündungshemmende Eigenschaften.

## Anwendungsgebiete

**Wissenschaftlich anerkannt** ist die Anwendung bei Blähungen, Völlegefühl, krampfartigen Beschwerden und Appetitlosigkeit.

**Traditionell** wird Galgant bei leichten Gallenkoliken eingesetzt. In der »Hildegard-Medizin« (anerkanntes Arzneimittel) wird er etwa in Kombination mit Fenchel eingesetzt bei Magen-Darm-Beschwerden, die zu Herzbeschwerden führen (Roemheld-Syndrom).

**Speziell bei Frauen** wurden gute Erfahrungen gemacht bei der Linderung von Menstruationskrämpfen und Migräne.

**Gegenanzeigen:** Keine bekannt.

**Wechsel- und Nebenwirkungen:** Keine bekannt.

## Verwendete Pflanzenteile und Zubereitungsform

Verwendet wird ausschließlich der Wurzelstock des Galgants als Pulver (Gewürz), Tinktur, Fertigarzneimittel und Tee.

# Gänsefingerkraut *Potentilla anserina L.*

*Viele Frauen mit Menstruationsbeschwerden schätzen den Tee der Pflanze, deren Name daher rührt, dass Gänse sie gern fressen – nicht umsonst wird das Gänsefingerkraut auch »Krampfkraut« genannt.*

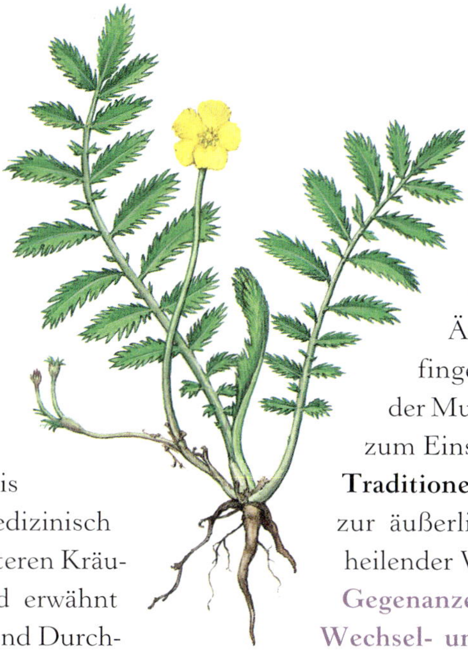

Noch im frühen Mittelalter führte das Gänsefingerkraut ein Schattendasein, und sogar Hildegard von Bingen (1098 bis 1179) sprach der Pflanze medizinisch keinen Nutzen zu. Erst in späteren Kräuterbüchern wurde sie lobend erwähnt und innerlich bei Blutungen und Durchfall, äußerlich gegen Entzündungen und Zahnschmerzen empfohlen. Der pflanzenkundige Pfarrer Kneipp (1821–1897) rühmte das Kraut zur Behandlung von Krämpfen jeder Art – den Namen »Krampfkraut« verdiene es vollkommen!

## Herkunft und Botanik

Das fast weltweit verbreitete Gänsefingerkraut gehört zu den Rosengewächsen und hat die für diese Familie typischen fünf Blütenblätter. Die Unterseite der Blätter ist silberweiß behaart.

## Inhaltsstoffe und Heilwirkung

Mit 5 bis 10 Prozent Gerbstoffanteil wirkt das Gänsefingerkraut vor allem zusammenziehend (adstringierend). Außerdem enthält es Phytosterole (hormonartige Substanzen) und Flavonoide (gelbe Farbstoffe). Die Pflanze wirkt schmerzlindernd, krampflösend und wundheilend.

## Anwendungsgebiete

**Wissenschaftlich anerkannt** ist die innerliche Anwendung der Pflanze bei leichten Menstruationsbeschwerden sowie leichten akuten Durchfällen. Äußerlich kommt das Gänsefingerkraut bei Entzündungen der Mund- und Rachenschleimhaut zum Einsatz.

**Traditionell** wird das Gänsefingerkraut zur äußerlichen Behandlung schlecht heilender Wunden eingesetzt.

**Gegenanzeigen:** Keine bekannt.

**Wechsel- und Nebenwirkungen:** Keine bekannt.

## Verwendete Pflanzenteile und Zubereitungsform

Verwendet wird das Kraut innerlich als Tee. Aber auch äußerlich kommt das Gänsefingerkraut zum Einsatz: Hier wird es zum Gurgeln und Spülen sowie für Sitzbäder genutzt.

### Steckbrief der Heilpflanze

- **Volkstümliche Namen:** *Silberchrut, Anserine, Gänserich, Krampfkraut*
- **Hauptanwendungsgebiete:** *innerlich bei leichten Menstruationsbeschwerden und leichtem Durchfall; äußerlich bei leichten Entzündungen der Mund- und Rachenschleimhaut*
- **Häufigste Zubereitungsform:** *Tee*

# Gelbwurz *Curcuma longa L., Curcuma xanthorrhiza*

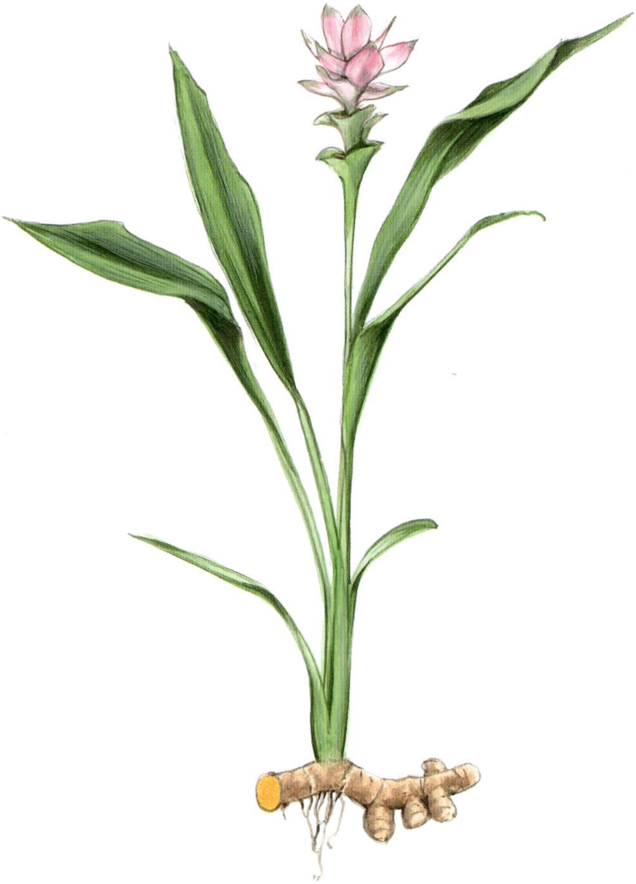

*In Indien gehört die Gelbwurz zum festen Gewürzrepertoire. Inzwischen weiß man: Die gelbe Wurzel, dessen Pulver auch hierzulande von Spitzenköchen heimlich dem Nudelwasser beigefügt wird, damit die Pasta etwas mehr leuchtet, ist eine der wirksamsten Heilpflanzen schlechthin. Sie beugt nicht nur Dickdarmkrebs und Demenz vor, sondern hält auch die Gelenke beweglich – vielleicht einer der Gründe, warum Yogis so gerne zur Gelbwurz greifen.*

Die Geschichte der Gelbwurz führt von Europa nach Südostasien, wo der Wurzelstock der Pflanze seit über dreitausend Jahren als Gewürz, Arzneimittel wie auch als Färbemittel für Speisen, Kosmetik und Textilien sowie für religöse Zeremonien Anwendung findet. Durch die Araber gelangte die Pflanze Ende des 1. Jahrhunderts nach Griechenland, dann sehr viel später im Mittelalter mit Verbreitung der Klostermedizin auch nach Nord- und Mitteleuropa. Hier bekam sie dann auch erst den bei uns noch heute gebräuchlichen Namen »Gelbwurz«, den sie ihrer intensiven Farbe zu verdanken hat. Weil sie so sonnig leuchtet, heißt es etwa in einem Arzneibuch aus dem 15. Jahrhundert, Kurkuma wachse »in den Ländern gegen Sonnenaufgang«. Großen Anklang fand die Gelbwurz nicht nur als Heilmittel, sondern das Gewürz färbte auch Speisen intensiv gelb, ersetzte damit den sehr viel teureren Safran und wurde entsprechend als »Indischer Safran« bezeichnet. So findet sich Gelbwurz auch in allen Currymischungen, denen die gemahlene Wurzel eine leuchtend gelbe Farbe verleiht.

## Steckbrief der Heilpflanze

- **Volkstümliche Namen:** *Curcuma longa L.: Indischer Safran, Safranwurzel, Tumerik, Gelber Ingwer, Kurkuma; Curcuma xanthorrhiza: Javanische Kurkuma*
- **Hauptanwendungsgebiet:** *innerlich zur Förderung des Gallenflusses*
- **Häufigste Zubereitungsformen:** *Fertigarzneimittel, Pulver (Gewürz)*

## Herkunft und Botanik

Von der Gelbwurz werden zwei Arten arzneilich eingesetzt: Die Echte Gelbwurz *(Curcuma longa)* und die Javanische Gelbwurz *(Curcuma xanthorrhiza)*. Beide Arten gehören zu den Ingwergewächsen, sind also mit dem Ingwer, aber auch dem Galgant verwandt. Wild wachsend kommen die Stauden vor allem in Südostasien vor, kultiviert wird die Gelbwurz vorrangig im tropischen Asien und in Afrika.

Nicht verwechselt werden dürfen diese Pflanzen mit ihrem Namensvetter, der Kanadischen Gelbwurz *(Hydrastis canadensis)*, einem Hahnenfußgewächs.

## Inhaltsstoffe und Heilwirkung

Eine Mischung aus gelben Farbstoffen (Flavonoide, Curcumin), ätherischem Öl und Pflanzensäuren bestimmt im Wesentlichen die medizinische Wirkung beider Gelbwurzarten: Zum einen werden die Produktion und der Fluss der Galle angeregt, und es wird die Entgiftung der Leber unterstützt. Zum anderen hemmt Gelbwurz Entzündungen und wirkt gegen Bakterien und Viren. Schließlich gibt es in jüngeren Studien auch noch Hinweise auf eine tumorhemmende und antioxidative Wirkung. Aufgrund dieser vielfältigen Einsatzmöglichkeiten ist die Gelbwurz nicht nur zur Therapie, sondern auch zur Vorbeugung und Gesundheitspflege prädestiniert.

## Anwendungsgebiete

**Wissenschaftlich anerkannt** ist die innerliche Anwendung von Gelbwurz bei Verdauungsbeschwerden, insbesondere bei Völlegefühl nach Mahlzeiten. Neuere Studien haben zudem gezeigt, dass Gelbwurz zur Vorbeugung von Dickdarmkrebs geeignet ist.

**Traditionell** wird die Gelbwurz eingesetzt bei entzündlichen Erkrankungen der Gallenblase und der Gallenwege sowie bei entzündlichen rheumatischen Erkrankungen.

**Gegenanzeigen:** Keine Anwendung von Gelbwurz bei Verschluss der Gallenwege. Bei Gallensteinleiden sollte die Anwendung nur nach Rücksprache mit der Ärztin erfolgen, um keine Gallenkolik auszulösen.

**Wechsel- und Nebenwirkungen:** Wechselwirkungen sind nicht bekannt. Gelbwurz hat eine Reizwirkung auf den Magen, daher kann es bei längerer Anwendung oder Überdosierung zu Magenschmerzen kommen.

## Verwendete Pflanzenteile und Zubereitungsform

Sowohl von der *Curcuma longa L.* als auch von der *Curcuma xanthorrhiza* wird in der Pflanzenheilkunde der Wurzelstock verwendet. Während die *Curcuma longa L.* hauptsächlich als Pulver (Gewürz) zum Einsatz kommt, dient die *Curcuma xanthorrhiza* vorwiegend als Basis für Fertigarzneimittel oder Tee.

### Die besten KOMBINATIONEN

Vor allem als Gewürzmischung (Currypulver!) wird die Gelbwurz traditionell kombiniert, hier oft mit Korianderfrüchten, Kardamom und Fenchelfrüchten.

Die Kombination von Gelbwurz- und Mariendistelextrakt in Form eines Fertigpräparats ist sinnvoll, wenn eine leberschützende und vorbeugende Wirkung gegen Gallensteine im Vordergrund steht.

# Ginkgo *Ginkgo biloba L.*

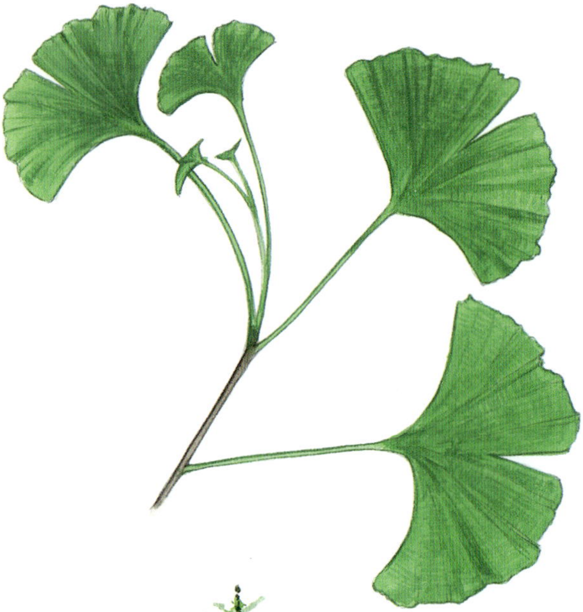

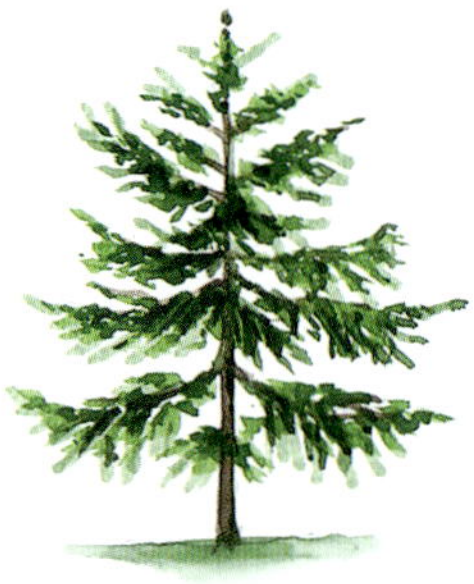

### Steckbrief der Heilpflanze

- **Volkstümliche Namen:** *Japanischer Tempelbaum, Silberaprikose, Weltenbaum, Fächerblattbaum, Elefantenohrbaum, Entenfußbaum, Großvater-Enkel-Baum*
- **Hauptanwendungsgebiete:** *innerlich bei Durchblutungsstörungen des Gehirns und Demenz*
- **Häufigste Zubereitungsform:** *Fertigarzneimittel*

*»Ist es Ein lebendig Wesen, das sich in sich selbst getrennt; sind es zwei, die sich erlesen, dass man sie als Eines kennt«, schrieb Johann Wolfgang von Goethe über den Ginkgo und meinte damit vermutlich die einzigartige Blattform, die ihm am Ende des Gedichts als Sinnbild auch für die Zweiheit in der Einheit im Menschen schien: »Fühlst du nicht an meinen Liedern, dass ich Eins und doppelt bin.«*

Der Ginkgo ist etwas ganz Besonderes: So alt ist seine Familie wie kein anderer Baum, über 250 Millionen Jahre – der bedeutende Naturforscher Charles Darwin (1809–1882) nannte ihn ein »lebendes Fossil«. Mit keiner anderen Pflanzenart ist er verwandt. Er steht für sich, mit einem Holz, das an das von Nadelbäumen erinnert, und einer Fortpflanzung durch Sporen, wie man sie von den Farnen kennt. In seinen Heimatländern China und Japan spielte der Baum schon immer auch in der Heilkunde eine Rolle. Im 18. Jahrhundert wurde der Ginkgo erstmalig von dem deutschen Arzt und Botaniker Engelbert Kaempfer (1651–1716) beschrieben, der jedoch anstelle »gin-kyo«, dem chinesisch-japanischen (sinojapanischen) Wort für »Silberaprikose«, versehentlich »gin-kgo« schrieb – womit der Name des Baumes geboren war.
Von jeher war der Ginkgo das Symbol für ein langes Leben, vor allem da er besonders robust gegen Kälte, Hitze und Schädlinge ist. Zu einem besonderen Symbol der Hoffnung wurde der Baum, als aus einem verkohlten Ginkgostamm nach dem Atombombenabwurf in Hiroshima im Jahr 1945 im Folgejahr ein Ginkgotrieb spross.

## Herkunft und Botanik

Der Ginkgobaum kann bis zu 40 Meter hoch und über 1000 Jahre alt werden. Bevorzugt wächst er wild in China und Japan, wo er als Tempelbaum Verbreitung fand. Seit dem 18. Jahrhundert wird er auch in unseren Breiten angepflanzt. Auffällig ist die fächerartige Form der Blätter – deshalb auch der Name »Fächerblattbaum« –, die häufig in der Mitte eine Einkerbung haben. Man spricht hier von einer »zweilappigen« Form.

## Inhaltsstoffe und Heilwirkung

Die wichtigsten Inhaltsstoffe des Ginkgos sind Terpenverbindungen, unter anderem die Ginkgolide, außerdem Flavone. Diese Zusammensetzung hat einen positiven Effekt auf den Gehirnstoffwechsel und die Gefäße: Der Ginkgo wirkt durchblutungsfördernd, verbessert die Fließeigenschaften des Blutes und schützt die Blutgefäße aufgrund seiner antioxidativen Wirkung vor Schädigungen. Dadurch lassen sich degenerative Prozesse verzögern, die Gedächtnisleistung und das Lernvermögen verbessern sich. Daneben enthalten die Blätter noch die eher unerwünschten Ginkgolsäuren, die Kontaktallergien und bei der Einnahme Magen-Darm-Beschwerden hervorrufen können.

## Anwendungsgebiete

**Wissenschaftlich anerkannt** ist die Behandlung der Symptome von Demenzerkrankungen, wenn diese durch den Abbau von Nervenzellen im Gehirn oder Durchblutungsstörungen des Gehirns verursacht werden. Auch bei Durchblutungsstörungen in den Beinen, der »Schaufensterkrankheit«, hilft der Ginkgo, ebenso bei Schwindel und Tinnitus (Ohrgeräuschen). Klinische Studien weisen auf den positiven Effekt auch zur Verbesserung der Durchblutung der Arme und Beine bei funktionellen Herzbeschwerden hin. Interessant sind zudem positive Effekte auf die Leistungsfähigkeit gesunder Studienteilnehmer, die am Bildschirm arbeiten wie auch die Verbesserung der Belastbarkeit in Stresssituationen.

**Gegenanzeigen:** Nicht bei Überempfindlichkeit gegenüber Ginkgo-biloba-Zubereitungen.

**Wechsel- und Nebenwirkungen:** Vermutete Wechselwirkungen mit blutgerinnungshemmenden Arzneimitteln ließen sich nicht bestätigen. Als Nebenwirkungen sind sehr selten leichte Magen-Darm-Beschwerden, Kopfschmerzen und allergische Hautreaktionen beobachtet worden.

## Verwendete Pflanzenteile und Zubereitungsform

Geprüft und positiv monografiert von der Kommission E ist nur der Ginkgo-Spezialextrakt mit einem Mindestgehalt an wirksamkeitsmitbestimmenden Inhaltsstoffen bei gleichzeitig definiertem Höchstgehalt an Ginkgolsäuren. Daher sollte auch nur der Extrakt als Fertigarzneimittel eingenommen und gerade beim Ginkgo auf Apothekenqualität geachtet werden. Eine Heilwirkung von Tee aus Ginkgoblättern ist nicht zu erwarten, da die Wirkstoffe bei der Teezubereitung nicht gelöst werden.

### Die besten KOMBINATIONEN

Ginkgoblätter werden nur als standardisiertes Monopräparat empfohlen. Daher gibt es keine speziellen Empfehlungen zur Kombination mit anderen Heilpflanzen.

# Goldrute *Solidago virgaurea L.*

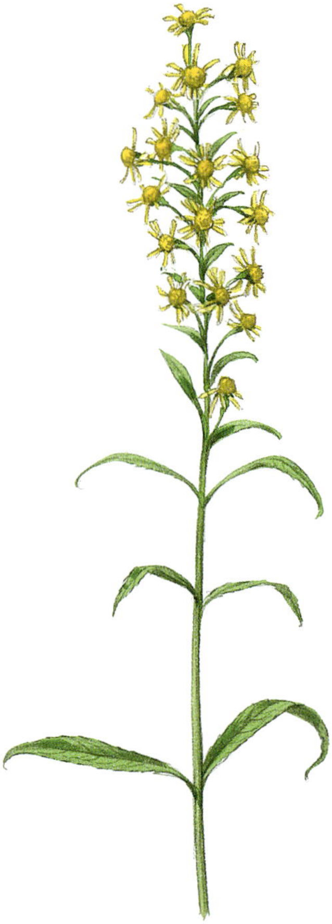

*Edelwundkraut heißt die Goldrute unter anderem mit volkstümlichen Namen – und verweist damit auf ihre besondere wundheilende Kraft, die bei dieser Pflanze vor allem einem Organsystem zugutekommt: Nieren, Blase und Harnwegen.*

In den Schriften der antiken Ärzte sucht man die Goldrute, die auch als »Echte Goldrute« bezeichnet wird, vergeblich. Erstmalig wird sie im 16. Jahrhundert von in der Botanik kundigen Ärzten genannt. Vor allem als Wundpflanze wurde sie eingesetzt, bei inneren und äußeren Verletzungen, und habe bei den Germanen, so Hieronymus Bock (1498–1554), als Wundkraut mit an erster Stelle gestanden. Auch der italienische Arzt Matthiolus (1501–1577) nennt die günstige Wirkung auf die Harnwege und schreibt, die Pflanze treibe den Harn und breche den Stein. Die besondere Eigenschaft der Goldrute, beim Zusammenwachsen von Wundrändern zu helfen, schlug sich auch in ihrem Namen wieder: *solidare* (lat.) bedeutet so viel wie »befestigen«, und *solidum agere* »zusammenfügen, befestigen, gesund machen«. Die Heilpflanzenexpertin Maria Treben (1907–1991) erzählt in *Gesundheit aus der Apotheke Gottes* von einem Patienten des Schweizer naturheilkundigen Pfarrers Künzle (1857–1945), der trotz einer Nierenentfernung und schwerem Nierenleiden durch Goldrutentee in Kombination mit anderen Pflanzen wieder gesund wurde. Sie selbst betont die Wirkung der Pflanze bei seelischen Erschütterungen, die sich in Nierenbeschwerden niederschlagen: »Der Heilkräuterengel steht

## Steckbrief der Heilpflanze

- **Volkstümliche Namen:** *Heidnisch Wundkraut, Edelwundkraut, Goldwundkraut, Schoßkraut*
- **Hauptanwendungsgebiet:** *innerlich zur Durchspülungstherapie bei entzündlichen Harnwegserkrankungen*
- **Häufigste Zubereitungsformen:** *Tee, Fertigarzneimittel*

unmittelbar neben der Goldrute. Wir spüren die ausgleichende Wirkung dieser Pflanze bei schweren Gefühlsbewegungen gleichsam wie eine Hand, die streichelt und glättet.«

## Herkunft und Botanik

Die Goldrute gehört zu den Korbblütlern und ist mit Ringelblume und Arnika verwandt. Sie wächst auf steinigen Böden in Europa, Asien, Nordafrika und Nordamerika. Nicht verwechselt werden darf sie mit der Kanadischen Goldrute *(Soldiago canadensis)* oder Riesengoldrute *(Solidago gigantea)*, die aber ähnlich wirken und ebenfalls arzneilich verwendet werden. Aus ökonomischen Gründen wurde die Riesengoldrute ab Mitte der 60er-Jahre immer intensiver genutzt. Da jedoch seit 1995 die Echte Goldrute, die pharmakologisch besser untersucht ist, angebaut wird, ist wieder eher diese Art in Teemischungen und Arzneimitteln enthalten. Kulturen finden sich in Deutschland, Polen und den Balkanländern.

## Inhaltsstoffe und Heilwirkung

Die Goldrute enthält Flavonoide, Saponine, Phenylglykoside, Gerbstoffe und ätherisches Öl – als Leitsubstanzen bestimmen vor allem die Phenylglykoside Leiocarposid und Virgaureosid die Wirksamkeit. Aufgrund der Inhaltsstoffe ist die Pflanze einerseits harntreibend, entzündungshemmend und antibakteriell, andererseits schwach krampflösend.

## Anwendungsgebiete

**Wissenschaftlich anerkannt** ist die innerliche Anwendung von Goldrutenkraut zur Durchspülung bei entzündlichen Harnwegserkrankungen. Auch der Einsatz zur Vorbeugung von Harnsteinen und Nierengrieß ist belegt.

**Traditionell** wird Goldrutenkraut auch bei Reizblase, außerdem unterstützend bei rheumatischen Beschwerden eingesetzt.

**Speziell bei Frauen** wurden gute Erfahrungen gemacht bei einer Blasenentzündung sowie bei chronischen oder wiederkehrenden Harnwegserkrankungen in den Wechseljahren. In dieser Zeit ist die Schleimhaut der Scheide ebenso wie die Schleimhaut der Blase trockener und dünner. Aus diesem Grund bietet sie dann weniger Schutz vor Krankheitserregern.

**Gegenanzeigen:** Goldrutenkraut sollte nicht eingenommen werden bei Ödemen infolge eingeschränkter Herz- oder Nierentätigkeit.

**Wechsel- und Nebenwirkungen:** Keine bekannt.

## Verwendete Pflanzenteile und Zubereitungsform

Verwendet wird das Kraut als Tee, Tinktur oder Fertigarzneimittel. Beim Tee ist auf hochwertige Qualität zu achten, da bei einem zu hohen Stängelanteil der Wirkstoffgehalt zu gering ist. Bei einer Durchspülungstherapie ist auf eine ausreichende Trinkmenge von mindestens 2 Litern pro Tag zu achten.

### Die besten KOMBINATIONEN

Geradezu ideal ist die Mischung des Goldrutenkrauts in einem Blasen-Nieren-Tee mit anderen durchspülenden und desinfizierenden Pflanzen wie zum Beispiel Brennnesselblättern und Schachtelhalm.

# Hafer *Avena sativa L.*

*Seine Flocken sind eine wichtige Speise für Kinder und Kranke, sie sorgen für Kraft. Doch auch Haferkraut und -stroh dienen als Arzneidroge – und helfen als Tee innerlich und äußerlich.*

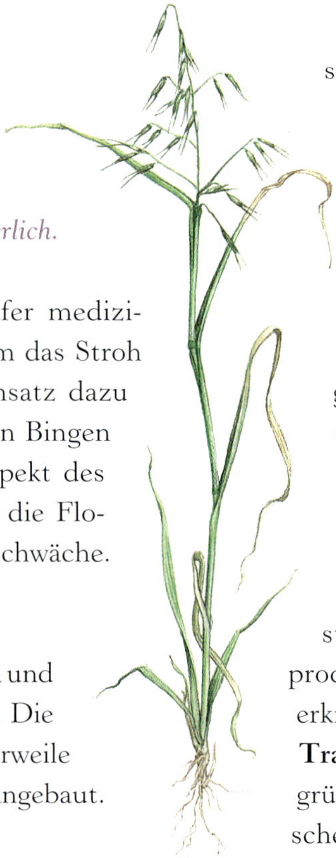

Erst im Mittelalter fand der Hafer medizinisch größere Beachtung, vor allem das Stroh bei Hauterkrankungen. Im Gegensatz dazu betonte die Äbtissin Hildegard von Bingen (1098–1179) den wärmenden Aspekt des Hafers als Nahrung und empfahl die Flocken zur Nervenstärkung und bei Schwäche.

## Herkunft und Botanik

Der Hafer gehört zu den Süßgräsern und stammt vermutlich aus Kleinasien. Die anspruchslose Pflanze wird mittlerweile weltweit in den gemäßigten Zonen angebaut.

## Inhaltsstoffe und Heilwirkung

Unterschieden wird hauptsächlich zwischen dem Getreide und dem Stroh. Während das Getreide vor allem nervenstärkende B-Vitamine und Mineralstoffe wie Zink, Eisen und Kalzium enthält, sind im Stroh vorrangig Kieselsäure, Flavonoide und Saponine maßgeblich. Die Kombination wirkt wundheilungsfördernd, entzündungshemmend und bindegewebskräftigend. Darüber hinaus gibt es noch den »grünen Hafer« (Haferkraut), das sind die kurz vor der Vollblüte geernteten und schnell getrockneten oberirdischen Pflanzenteile.

### Steckbrief der Heilpflanze

- **Volkstümlicher Name:** *Haber*
- **Hauptanwendungsgebiete:** *Stroh äußerlich bei entzündlichen Hauterkrankungen; Getreide innerlich zur Nervenstärkung*
- **Häufigste Zubereitungsformen:** *grüner Hafer als Tee, Getreideflocken*

## Anwendungsgebiete

**Wissenschaftlich anerkannt** ist die äußerliche Anwendung von Haferstroh bei gesteigerter Talgdrüsenproduktion und entzündlichen Hauterkrankungen, vor allem mit Juckreiz.

**Traditionell** wird außerdem der Tee aus grünem Hafer bei Gicht und rheumatischen Beschwerden, als Beruhigungsmittel und bei Erschöpfung getrunken.

**Speziell bei Frauen** wurden gute Erfahrungen gemacht mit Tee aus grünem Hafer als Nerventonikum, beim prämenstruellen Syndrom (PMS) und bei einer Reizblase.

**Gegenanzeigen:** Keine bekannt.

**Wechsel- und Nebenwirkungen:** Keine bekannt.

## Verwendete Pflanzenteile und Zubereitungsform

Das Haferstroh wird als Aufguss für einen Badezusatz eingesetzt. Innerlich wird der grüne Hafer als Tee, manchmal auch als Tinktur, verwendet. Die Getreideflocken werden als Haferschleim gegessen.

# Himbeere *Rubus idaeus L.*

*Die Früchte schmecken köstlich, doch vor allem die Blätter des Himbeerstrauchs werden gerne in der Volksmedizin verwendet – als milde Gerbstoffdroge und um werdende Mütter auf die Geburt vorzubereiten.*

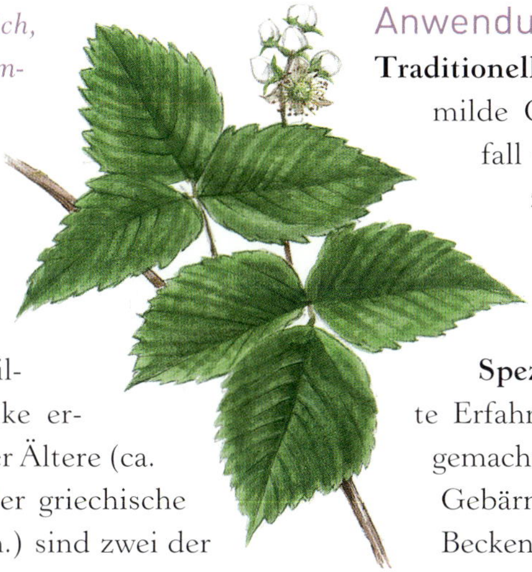

Die Himbeere wurde als Heilpflanze erst in der Spätantike erwähnt, der Gelehrte Plinius der Ältere (ca. 23–79) und fast zeitgleich der griechische Militärarzt Dioskurides (1. Jh.) sind zwei der Ersten, die von ihr berichteten. In der mittelalterlichen Klosterheilkunde galt die Pflanze als kühlend, befeuchtend und zusammenziehend. Und auch der Botaniker Adam Lonitzer (1528–1586) schrieb: »Das Laub, die Blüten, die jungen Sprosse und die Frucht, alles kann (...) äußerlich und innerlich verwendet werden, in Wasser gekocht zum Getränk, und mit Tüchern als Umschlag, es löscht jede Hitze ganz wunderbar.«

## Herkunft und Botanik

Die Himbeere ist als Rosengewächs verwandt mit Aprikose und Brombeere, aber auch mit der Blutwurz. Sie wächst überall auf der Nordhalbkugel in halbschattigen Lagen.

## Inhaltsstoffe und Heilwirkung

Die Himbeerblätter enthalten Gerbstoffe, Flavonoide und etwas Vitamin C. Vor allem aufgrund ihres Gerbstoffgehalts wirken sie zusammenziehend und entzündungshemmend.

## Anwendungsgebiete

**Traditionell** werden Himbeerblätter als milde Gerbstoffdroge bei Durchfall und zum Gurgeln bei Entzündungen des Mund- und Rachenraums eingesetzt. Sie eignen sich auch gut für Kinder.

**Speziell bei Frauen** wurden gute Erfahrungen in der Geburtshilfe gemacht. Himbeerblätter sollen die Gebärmutter kräftigen sowie die Beckenmuskulatur lockern und so die Geburt erleichtern. Des Weiteren werden ihnen zyklusregulierende Eigenschaften zugeschrieben. Äußerlich angewendet sind sie hilfreich bei Scheidenentzündungen.

**Gegenanzeigen:** Keine bekannt.

**Wechsel- und Nebenwirkungen:** Keine bekannt.

## Verwendete Pflanzenteile und Zubereitungsform

Die Blätter werden als Tee getrunken. Äußerlich kommt der Aufguss in Sitzbädern zum Einsatz.

### Steckbrief der Heilpflanze

- **Volkstümliche Namen:** *Himmelbeere, Mutterbeere*
- **Hauptanwendungsgebiete:** *innerlich bei Durchfall und zur Geburtsvorbereitung; äußerlich bei Entzündungen des Mund- und Rachenraums*
- **Häufigste Zubereitungsform:** *Tee*

# Holunder *Sambucus nigra L.*

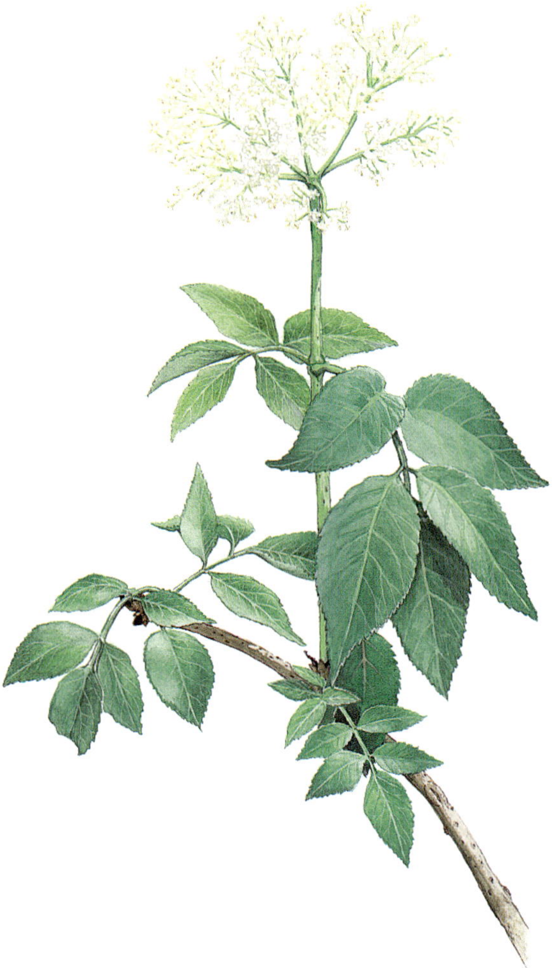

## Steckbrief der Heilpflanze

- **Volkstümliche Namen:** *Holder, Holler, Schwitztee, Deutscher Flieder*
- **Hauptanwendungsgebiete:** *innerlich als schweißtreibendes Mittel bei Erkältungen und zur Steigerung des Bronchialsekrets*
- **Häufigste Zubereitungsformen:** *Tee, Saft*

*Die »lebendige Apotheke des Einödbauern« wurde der Holunder früher genannt – doch auch der moderne Großstädter kann ganzjährig von der Heilkraft der Pflanze profitieren. Denn sowohl die Blüten als auch die Beeren helfen dabei, Erkältungserkrankungen rasch zu überstehen.*

In früheren Zeiten wurden nicht, wie heute, nur Blüten und Beeren des Holunders verwendet, sondern auch Wurzeln, Rinde und Blätter – als kräftig abführendes, entwässerndes, brechreizförderndes, schleim- und galleabführendes Mittel, kurz, um die Körpersäfte zu bewegen und auszuleiten. Später lobten dann die kräuterkundlichen Schriften der mittelalterlichen Klosterheilkunde den Holunder fast als »Universalmedizin«, er wurde als wärmend und trocknend beschrieben und galt als abführend, entwässernd, fiebersenkend, schmerzlindernd und magenstärkend. Und auch die Äbtissin Hildegard von Bingen (1098–1179) wusste die verschiedenen Pflanzenteile in ihrer Heilkunde zu nutzen. So beschrieb sie zum Beispiel eine interessante Schwitzkur bei Gelbsucht: In einem Dampfbad solle man Holunderblätter auf die erhitzten Steine legen und das Ganze mit Wasser begießen. »Dann lege man Holundersprossen in reinen Wein, damit dieser den Geschmack annimmt, und davon trinke man während dem Bade mäßig. Und wenn man aus dem Bad herauskommt, lege man sich ins Bett, um zu schwitzen. Und dies tue man oft, so wird man geheilt werden.« Beliebt und allgegenwärtig war der Holunder immer auch beim einfachen Volk.

Hier wurde er längst nicht nur zu Heilzwecken verwendet, sondern sollte auch vor allem Bösen schützen – und so fand sich fast in jedem Garten oder vor dem Haus schon aus diesem Grund ein Holunderbusch.

## Herkunft und Botanik

Der bis zu 7 Meter hohe, breit ausladende Schwarze Holunderstrauch gehört zur Familie der Geißblattgewächse und ist in fast ganz Europa, Asien und Nordafrika heimisch. Die Pflanze wächst gern auf stickstoffreichen Böden an Wald- und Wegrändern sowie als Heckenpflanze. Aus den gelblich-weißen Blütenständen mit ihrem intensiven Geruch entwickeln sich im Herbst die kugeligen, glänzend schwarzen Holunderbeeren.

## Inhaltsstoffe und Heilwirkung

Wirksamkeitsbestimmende Inhaltsstoffe in den Holunderblüten sind neben bis zu 3,5 Prozent Flavonoiden (darunter Rutin) vor allem noch ätherisches Öl, Phytosterine und Schleimstoffe. Die Inhaltsstoffe wirken schweißtreibend und sind schleimlösend, daneben fangen sie noch freie Radikale ab, die die Zellen zerstören können, und haben einen immunstimulierenden Effekt auf den Körper.

Die Holunderbeeren enthalten außerdem Anthozyane (dunkelrote Farbstoffe), Zucker, Fruchtsäure sowie zahlreiche Vitamine und Mineralstoffe. Sie sollen die Blutbildung unterstützen und die Körperabwehr stärken.

## Anwendungsgebiete

**Wissenschaftlich anerkannt** ist die Anwendung der Holunderblüten bei Erkältungen als schweißtreibendes Mittel und zur Steigerung der Bronchialsekretion.

**Traditionell** werden sowohl die Blüten als auch die Beeren des Holunders außerdem noch zur Stärkung der Widerstandskraft eingesetzt.

**Gegenanzeigen:** Keine bekannt.

**Wechsel- und Nebenwirkungen:** Keine bekannt.

## Verwendete Pflanzenteile und Zubereitungsform

Arzneilich verwendet werden die Holunderblüten als Tee. Die Beeren werden gekocht als Saft genutzt, wobei hier ein arzneilicher Effekt nicht zu erwarten ist.

**Wichtig:** Rohe Holunderbeeren oder aus rohen Holunderbeeren hergestellter Saft können zu Übelkeit, Erbrechen und Durchfall führen. Die Beeren sollten deshalb immer nur erhitzt verwendet werden.

### Die besten KOMBINATIONEN

Die Kombination aus Holunderblüten mit Lindenblüten und Mädesüß ist als Teemischung bei Erkältungskrankheiten sowie zur Stärkung der Widerstandskräfte geeignet. Das leicht schmerzstillende Mädesüß ergänzt die beiden klassischen Erkältungspflanzen Holunder- und Lindenblüten hier optimal. Eine Mischung von Holunderblüten, Thymiankraut, Süßholzwurzel und Lindenblüten ist ebenfalls sehr gut bei Erkältungskrankheiten geeignet: Neben dem schweißtreibenden Effekt hilft sie beim Lösen von Schleim und hemmt Keime.

# Hopfen *Humulus lupulus L.*

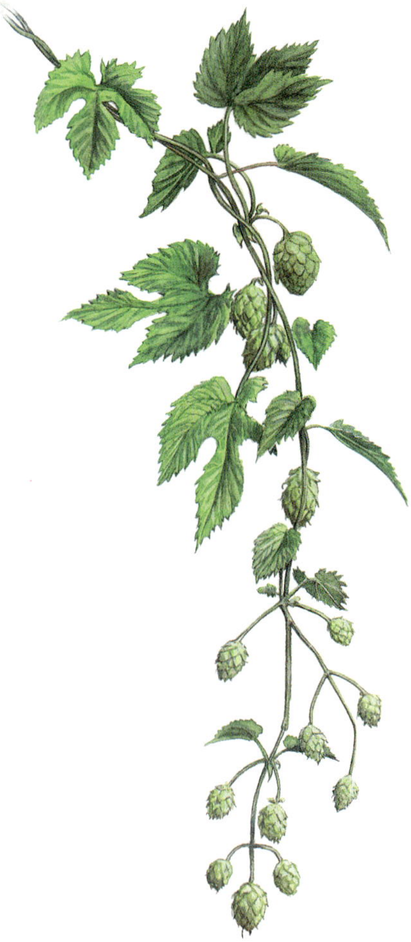

*Viele schwören vor dem Zubettgehen auf ein Glas Bier, durch das sie so schön müde und schläfrig werden. Grund dafür ist der enthaltene Hopfen, der die gleiche Wirkung auch in einem Tee entfaltet. Oder er wird, weil die Hopfenzapfen ihre Wirkstoffe leicht verströmen, traditionell besonders gerne in Schlafkissen eingenäht, um abendliche Unruhe zu vertreiben und den Schlaf zu fördern.*

Der Hopfen gehört zu den jüngeren Kulturpflanzen: Da die Römer große Weinliebhaber waren, kamen erst Mönche im 8. Jahrhundert in Frankreich auf den Gedanken, Hopfen für die Bierzubereitung zu nutzen, nachdem sie beobachtet hatten, dass Hopfen außergewöhnlich resistent gegen Fäulnis war – eine gute Eigenschaft für die Konservierung! Im 12. Jahrhundert war es dann die heilkundige Äbtissin Hildegard von Bingen (1098–1179), die sich erstmals auch für die medizinischen Verwendungszwecke des Hopfens interessierte. Sie betonte den beruhigenden Effekt des Hopfens, hob aber gleichzeitig hervor, dass er die Eingeweide beschwere und den Menschen traurig mache. Ähnlich rät sie in ihren Schriften Frauen mit zu starkem Monatsfluss, Bier und Wein zu trinken, um »durch diese so gestärkt zu werden, dass sie das Blut zurückhalten« könnten, warnt jedoch gleichzeitig vor Maßlosigkeit, da bei größerer Menge das Blut des Menschen »in seinen Adern ohne Ordnung hierhin und dahin fließt, sodass auch der gesamte Sinn und Verstand eines solchen Menschen in Unordnung gebracht« werde.

## Steckbrief der Heilpflanze

- **Volkstümliche Namen:** *Bierhopfen, Hoppen*
- **Hauptanwendungsgebiete:** *zur Beruhigung der Nerven, zur Schlafförderung*
- **Häufigste Zubereitungsformen:** *Tee, Fertigarzneimittel, Schlafkissen*

## Herkunft und Botanik

Die bis zu 6 Meter hoch wachsende Hopfen gehört zur Familie der Hanfgewächse und ist damit, was man kaum vermutet, ein Verwandter der Cannabispflanze, aus der Haschisch gewonnen wird. Hopfen wächst wild, wird aber für das Brauwesen und die Arzneimittelherstellung in fast ganz Europa, Westasien und Nordamerika angebaut. Geerntet wird der Hopfen kurz vor der vollen Reife im Spätsommer, damit die Schuppen nicht abfallen.

## Inhaltsstoffe und Heilwirkung

Die Hopfenzapfen enthalten in ihren Schuppen Hopfendrüsen, die die entscheidenden Wirkstoffe produzieren: 15 bis 30 Prozent Harz mit den leicht flüchtigen Bitterstoffen Humulon und Lupulon. Daneben zählen Phenolsäuren, Flavonoide und ätherisches Öl zu den wichtigsten Inhaltsstoffen. Diese spezielle Kombination bewirkt, dass Hopfen einerseits beruhigt, dämpft und den Schlaf fördert, andererseits jedoch auch – durch die Bitterstoffe – den Appetit anregt. Außergewöhnlich beim Hopfen ist zudem die leicht östrogenartige Wirkung, die bei Frauen insbesondere kurz vor der Menstruation aufmunternd wirken kann.

## Anwendungsgebiete

**Wissenschaftlich anerkannt** ist die Anwendung von Hopfenzapfen bei Schlafstörungen sowie bei Unruhe- und Angstzuständen.

**Traditionell** wird Hopfen bei nervösen Beschwerden beispielsweise der Blase oder des Magens eingesetzt. Daneben gilt Hopfen als appetitanregendes und stärkendes Mittel.

**Speziell bei Frauen** wurden zudem gute Erfahrungen gemacht, wenn sowohl die beruhigende als auch die östrogenartige Wirkung erwünscht ist, etwa bei Menstruationsbeschwerden (PMS) und Wechseljahresbeschwerden. Frauen mit Kinderwunsch können nach Absetzen der Pille von der zyklusregulierenden Wirkung profitieren. Daneben sollte immer auch an den Hopfen gedacht werden, wenn eine Reizblase plagt.

**Gegenanzeigen:** Keine bekannt.

**Wechsel- und Nebenwirkungen:** Bei Überdosierung kann es zu Brustspannen und verstärkten Blutungen kommen. Beim Pflücken der frischen Pflanze können vereinzelt allergische Reaktionen auftreten.

## Verwendete Pflanzenteile und Zubereitungsform

Verwendet werden die Hopfenzapfen als Tee, Fertigarzneimittel oder in Kräutermischungen im Schlafkissen – Letzteres eignet sich auch für die Anwendung bei unruhigen Säuglingen und Kleinkindern. Bei der Zubereitung von Tee bietet sich aufgrund des bitteren Geschmacks die Mischung mit anderen Pflanzen an (siehe Kasten unten). In Fertigarzneimitteln ist die Kombination mit Baldrian besonders wirkungsvoll.

### Die besten KOMBINATIONEN

Hopfenzapfen lassen sich hervorragend in Schlaf- und Beruhigungstees kombinieren, hier typischerweise mit Melissenblättern und Passionsblumenkraut, je nach Geschmack mit Baldrianwurzel und Lavendelblüten. Mit ihren leicht flüchtigen Inhaltsstoffen eignen sich die Hopfenzapfen gut als Füllung für Schlafkissen, hier gerne in Kombination mit Lavendel.

# Johanniskraut *Hypericum perforatum L.*

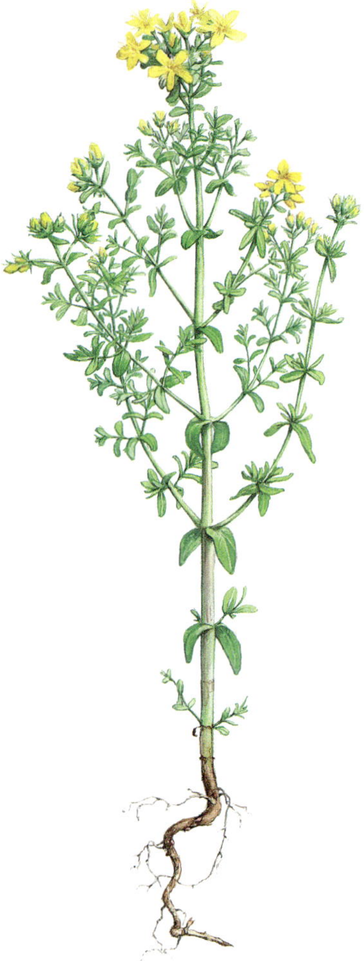

*Geerntet wird das Johanniskraut um den Johannitag am 24. Juni, kurz nach der Sommersonnenwende. Durch die winzigen Löcher in den Blättern, so glaubte man lange Zeit, würde das Johanniskraut das Sonnenlicht des Sommers sammeln, um es dann an langen dunklen Wintertagen wieder abzugeben und die Mächte der Finsternis zu vertreiben.*

Keine andere Heilpflanze vollzieht einen derartigen Farbwechsel: Erst sind die Blüten strahlend gelb, in der Hand zerrieben wird ein dunkelroter Farbstoff freigesetzt, der auch das Öl, in dem sie traditionell ausgezogen werden, intensiv rot färbt. Im Christentum hatte das Johanniskraut daher stets eine ganz besondere Bedeutung und einen engen Bezug zu Blut und Leid.

Bereits die Ärzte der Antike kannten die Pflanze: Der griechische Arzt Dioskurides (1. Jh.) berichtete von der Anwendung bei Brandwunden und Ischias. Jahrhunderte später empfahl das *Lorscher Arzneibuch*, erstes Dokument der Klostermedizin, das Johanniskraut gegen die Melancholie. Doch auch zur Wundbehandlung wurde die Pflanze vom späten Mittelalter bis heute eingesetzt. Pfarrer Kneipp (1821–1897) empfahl das Öl als Brandöl und »Einreibungsmittel bei Quetschungen und gichtisch-rheumatischen Veränderungen«. Speziell Mädchen und Müttern empfahl er auch die innerliche Anwendung des Tees: Er kräftige die Unterleibsorgane – »daher rührt die Verwendung bei zu geringer und zu seltener Periode bei jungen Mädchen« – und helfe Müttern, »denen kleine Bettnässer viel Arbeit und Sorge bereiten«.

## Steckbrief der Heilpflanze

- **Volkstümliche Namen:** *Herrgottsblut, Johannisblut, Hexenkraut*
- **Hauptanwendungsgebiete:** *innerlich zur Stimmungsaufhellung bei leichten depressiven Verstimmungen; äußerlich bei Wunden und leichten Verbrennungen*
- **Häufigste Zubereitungsformen:** *Fertigarzneimittel, Öl und Tee*

## Herkunft und Botanik

Das in ganz Europa heimische Johanniskraut gehört zu den Hartheugewächsen. Es bevorzugt trockene Böden und ist häufig an Wegrändern und Böschungen zu finden. Erkennbar ist es an den perforiert scheinenden Blättern und dem zweikantigen, mit Mark gefüllten Stängel sowie den gelben Blütenblättern, die sich beim Zerreiben blutrot verfärben. Als Arzneipflanze wird es in zahlreichen Ländern in Kulturen angebaut.

## Inhaltsstoffe und Heilwirkung

Die wichtigsten Wirkstoffe sind Hypericin, ein Farbstoff, der sich bei Lichteinwirkung rot färbt, und Hyperforin, ein sekundärer Pflanzenstoff. Des Weiteren enthält die Pflanze Flavonoide, Gerbstoffe und ätherisches Öl. Trotz umfangreicher Forschung ist der genaue Wirkmechanismus der Pflanze bis heute unklar. Diskutiert werden ein Einfluss auf die Botenstoffe der Nervenzellen, eine Verbesserung der Lichtausbeute, ein Einfluss auf den Serotonin-Melatonin-Stoffwechsel (siehe Seite 12), aber auch ein hemmender Effekt auf die Ausschüttung der Stresshormone Kortisol und Adrenalin. All dies trägt dazu bei, dass der Begriff »stimmungsaufhellend« die Pflanzenwirkung gut trifft. Als ölige Zubereitung wirkt die Pflanze zudem entzündungshemmend, durchblutungs- sowie wundheilungsfördernd.

## Anwendungsgebiete

**Wissenschaftlich anerkannt** ist die innerliche Anwendung bei leichten bis mittelschweren depressiven Verstimmungen, Angstzuständen und nervöser Unruhe. Daneben hilft Johanniskrautöl bei Verdauungsbeschwerden. Äußerlich wird Johanniskraut bei Schürfwunden und leichten Verbrennungen sowie zur Nachbehandlung von Muskelschmerzen aufgetragen.

**Traditionell** wird Johanniskraut zur Behandlung einer Reizblase und von nächtlichem Einnässen verwendet.

**Gegenanzeigen:** Bei schweren Depressionen keine Einnahme von Johanniskraut in Eigenregie.

**Wechsel- und Nebenwirkungen:** Bei Gaben von Präparaten mit einer Tagesdosis von 900 Milligramm Hyperforin wurden Interaktionen mit zahlreichen Medikamenten beobachtet, darunter Gerinnungshemmer, Herz- und Krebsmedikamente, Schmerzmittel, Antidepressiva und die Antibabypille. Wer Medikamente einnehmen muss, sollte deshalb vor der Verwendung von Johanniskrautzubereitungen immer zunächst die Ärztin befragen! Obwohl eine erhöhte Lichtempfindlichkeit der Haut bei der Anwendung von Johanniskraut nicht erwiesen ist, sollte danach eine intensive Sonnenbestrahlung vermieden werden.

## Verwendete Pflanzenteile und Zubereitungsform

Verwendet wird das Kraut, vor allem die Blüten und Blätter. Für die innerliche Anwendung kommen vor allem Fertigarzneimittel und Teezubereitungen infrage. Äußerlich, seltener auch innerlich, kommt ein Ölauszug zum Einsatz.

### Die besten KOMBINATIONEN

Sofern bei Ihnen keine Wechselwirkungen mit Medikamenten zu befürchten sind (siehe oben), bietet sich das Johanniskraut in besonderem Maße für Tees zur Beruhigung und zur Nervenstärkung an, so zum Beispiel in einer Teemischung mit Baldrianwurzel und Passionsblumenkraut.

# Kamille *Matricaria recutita L.*

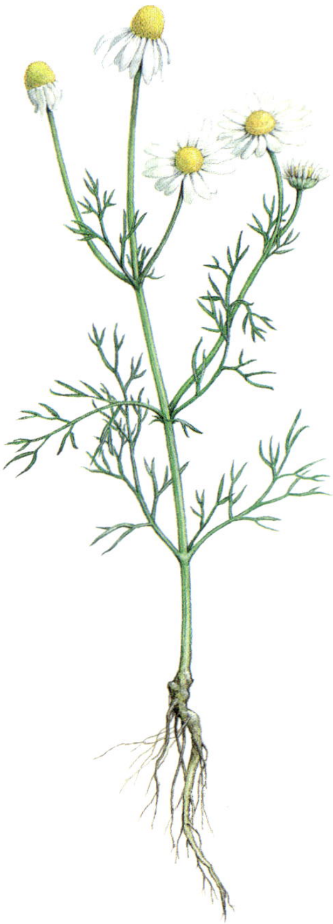

*Ein echter Allrounder ist die Kamille, die Heilpflanze Nummer eins der Hausapotheke. Zu Recht, enthält sie doch einen Wirkstoffmix, der Wunden heilt, Infektionen eindämmt, Entzündungen lindert und Krämpfe beseitigt. Sie ist der besondere Helfer für jede Mutter – und heißt deshalb nicht umsonst »Matricaria«, von lateinisch* mater, *die Mutter.*

Im alten Ägypten war das Ansehen der Kamille so hoch, dass man sie – wohl wegen ihres gelben Blütenbodens – als Blume des Sonnengottes verehrte. Dioskurides (1. Jh.), der als Militärarzt das bedeutendste pharmazeutische Werk der Antike verfasste, nennt sie als unterstützendes Mittel bei der Geburt, bei Blasenentzündung, Blähungen und Leberleiden. In vielen Rezeptsammlungen und Herbarien des Mittelalters wurde Kamille zum »Pflanzendoktor« schlechthin erkoren. Bereits zur Zeit Karls des Großen (742–814) bereiteten die Mönchsärzte ein Kamillenöl für Mundspülungen gegen entzündetes Zahnfleisch zu. Auch später wurden die heilenden Eigenschaften der Kamille gepriesen, wobei die Anwendungsgebiete immer umfangreicher gerieten. So kann man bei Konrad von Megenberg (1309–1374), Autor zahlreicher Schriften, lesen, dass die Kamille kräftigend wirke, das Hirn stärke und aus dem Haupt die schlechten Säfte entferne. Die österreichische Laienheilerin Maria Treben (1907–1991) empfahl die Kamille auch zur Schönheitspflege: »Wöchentlich einmal ein Gesichtsbad mit Kamillenabsud und Sie werden sehen, wie Ihre Haut aufblüht und Sie eine frische Gesichtsfarbe erhalten.«

## Steckbrief der Heilpflanze

- **Volkstümliche Namen:** *Kummerblume, Mueterchrut*
- **Hauptanwendungsgebiete:** *innerlich bei Krämpfen und entzündlichen Erkrankungen des Magen-Darm-Trakts sowie der Atemwege; äußerlich bei Haut- und Schleimhautentzündungen*
- **Häufigste Zubereitungsformen:** *Tee, Tinktur*

## Herkunft und Botanik

Die Kamille gehört wie Gänseblümchen, Sonnenblume, Ringelblume oder Arnika zur Familie der Korbblütler. Wild wachsend kommt sie in ganz Europa, West- und Mittelasien vor, wird aber für den arzneilichen Gebrauch in vielen Ländern in Kulturen angebaut.

## Inhaltsstoffe und Heilwirkung

Kamillenblüten enthalten zahlreiche Inhaltsstoffe, die sich hervorragend ergänzen: Ätherisches Öl – es hat eine wunderschöne blaue Farbe –, außerdem Flavonoide, Schleimstoffe und sogar Cumarine, wie man sie vom Waldmeister kennt. Dadurch wirkt die Pflanze in hohem Maße entzündungshemmend, krampflösend und wundheilungsfördernd. Darüber hinaus haben die Inhaltsstoffe antibakterielle Eigenschaften und hemmen sogar das Wachstum von Viren (antiviral) und Pilzen (antimykotisch).

## Anwendungsgebiete

**Wissenschaftlich anerkannt** ist die äußerliche Anwendung der Kamille bei Haut- und Schleimhautentzündungen sowie bakteriellen Hauterkrankungen (auch der Mundhöhle). Belegt ist auch ihre äußerliche Wirkung bei entzündlichen oder durch Reizungen ausgelösten Atemwegserkrankungen sowie bei Erkrankungen der Geschlechtsorgane und des Analbereichs. Innerlich wird Kamille bei Magen-Darm-Erkrankungen eingesetzt.

**Traditionell** wird Kamille äußerlich zur Wundbehandlung eingesetzt. Von der traditionellen Anwendung, gerötete Augen mit Kamillentee zu spülen, ist wegen der Infektionsgefahr abzuraten. Hierfür sollte eine keimfreie Einmal-Zubereitung aus der Apotheke verwendet werden.

**Speziell bei Frauen** wurden gute Erfahrungen mit der Pflanze in Teemischungen bei der Linderung von Menstruationskrämpfen gemacht.

**Gegenanzeigen:** Keine bekannt.

**Wechsel- und Nebenwirkungen:** Wechselwirkungen sind nicht bekannt. In sehr seltenen Fällen allergische Reaktionen.

## Verwendete Pflanzenteile und Zubereitungsform

Verwendet werden die Kamillenblüten als Tee, Tinktur, Fluidextrakt oder ätherisches Öl. Den Tee macht man sich auch für Spülungen im Mund oder für Bäder zunutze. Bei Atemwegserkrankungen haben sich besonders Inhalationen (siehe Seite 243) mit dem Tee bewährt. In der Tinktur und im Fluidextrakt ist der Gehalt an ätherischem Öl und damit die entzündungshemmende Wirkung sehr viel höher als im Tee, da sich das ätherische Öl besser in Alkohol als in Wasser löst. Steht die Entzündungshemmung im Vordergrund, sind die Tinktur und der Fluidextrakt vorzuziehen.

Gerade Kamillenblüten sollten ausschließlich in der Apotheke gekauft werden, um Verunreinigungen mit anderen Arten wie der Hundskamille, die eher Allergien auslöst, zu vermeiden.

### Die besten KOMBINATIONEN

Die Kamille bereichert zahlreiche Teemischungen: Für einen Magen-Darm-Tee zum Beispiel eignet sich die Kombination aus Kamille, Anis, Fenchel und Kümmel. Zur Linderung von Menstruationskrämpfen hat sich die Mischung aus Kamille, Schafgarbe, Fenchel und Majoran bewährt.

# Knoblauch *Allium sativum L.*

*Er zählt von jeher zu den beliebtesten Arzneien der einfachen Leute: Schon beim Bau der Pyramiden aßen die Arbeiter viel Knoblauch, um ihre Kräfte und Abwehr zu stärken. Er sollte zudem Unheil abwenden, vor Hexerei und Vampiren schützen.*

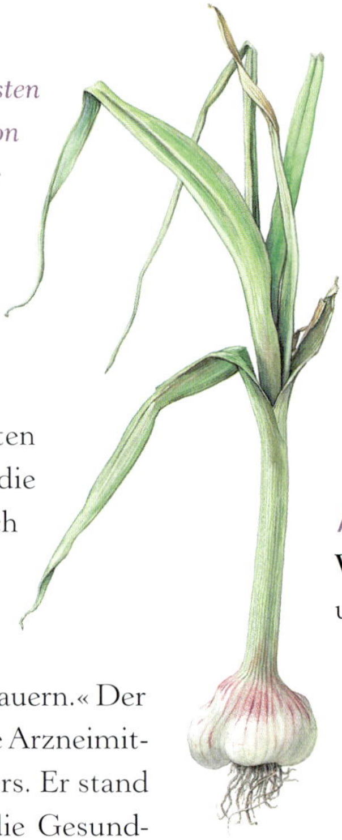

Knoblauch gehört zu den ältesten Heilpflanzen, über die schon die Gelehrten der Antike ausführlich berichteten. Konrad von Megenberg (1309–1374) schrieb in seinem medizinischen Handbuch: »Knoblauch ist der Theriak der Bauern.« Der Theriak aber war das berühmteste Arzneimittel der Antike und des Mittelalters. Er stand als Universaltonikum im Ruf, die Gesundheit zu stärken und Krankheiten zu vertreiben.

## Herkunft und Botanik

Der bis zu 1 Meter hohe Knoblauch zählt zu den winterharten Lauchgewächsen. Vermutlich stammt die Pflanze aus Zentral- und Ostasien, wird aber heute weltweit angebaut.

### Steckbrief der Heilpflanze

- **Volkstümliche Namen:** *Gruserich, Stinkerzwiebel, Knofel, Magenwurzel*
- **Hauptanwendungsgebiete:** *zur Vorbeugung und Behandlung altersbedingter Gefäßveränderungen und erhöhter Blutfettwerte*
- **Häufigste Zubereitungsformen:** *Fertigarzneimittel*

## Inhaltsstoffe und Heilwirkung

Hauptwirkstoff im Knoblauch ist das Alliin, dessen Abbauprodukte gegen Bakterien (antibakteriell) und Pilze (antimykotisch) helfen, die Blutfettwerte senken und die Blutgerinnung hemmen. Daneben tragen Sulfide, Vitamine und Saponine zur Wirkung bei.

## Anwendungsgebiete

**Wissenschaftlich anerkannt** ist die unterstützende Behandlung mit Knoblauch bei erhöhten Blutfettwerten und zur Vorbeugung altersbedingter Gefäßveränderungen.

**Traditionell** wird Knoblauch unterstützend bei Bluthochdruck eingesetzt sowie zur Vorbeugung von Erkältungen und grippalen Infekten. Auch bei Magen-Darm-Erkrankungen und der äußerlichen Behandlung von Warzen und Herpes hat er sich bewährt.

**Gegenanzeigen:** Keine bekannt.

**Wechsel- und Nebenwirkungen:** Wechselwirkungen sind nicht bekannt. Eine Nebenwirkung ist das Ausdünsten des typischen Knoblauchgeruchs über die Haut und die Atemluft. Selten kommt es zu Magen-Darm-Beschwerden.

## Verwendete Pflanzenteile und Zubereitungsform

Für medizinische Zwecke werden die Knoblauchzwiebeln entweder frisch oder getrocknet als Pulver genutzt. Daneben kommt Knoblauch als Tinktur oder Fertigarzneimittel zum Einsatz.

# Lavendel *Lavandula angustifolia Mill.*

*Duftsäckchen und violette Felder im Sommerlicht der Provence – das sind die Assoziationen zu dieser Pflanze, die auch im Alltag ein wenig Urlaubsstimmung aufkommen lässt.*

In antiken Schriften wird Lavendel kaum erwähnt, erst im Mittelalter taucht er bei vielen Heilkundigen auf. So schreibt Hildegard von Bingen (1098–1179), er tauge nicht für Speisen, sein Duft aber vertreibe die Läuse. Die Ärzte empfahlen ihn hingegen bei Blähungen und starken Monatsblutungen. Berichtet wird auch von der schmerzstillenden und »das Herzzittern beruhigenden« Wirkung.

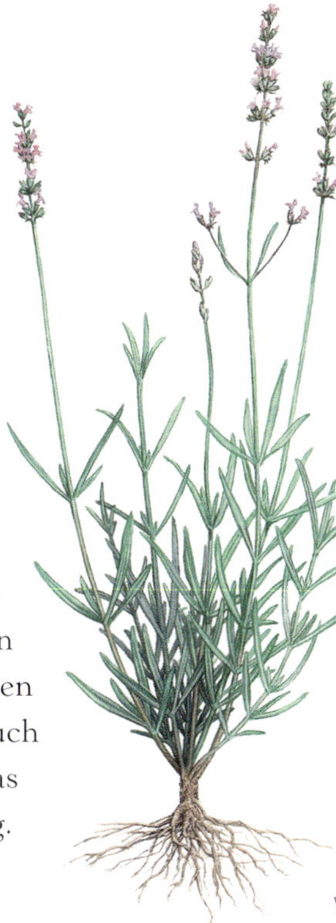

## Anwendungsgebiete

**Wissenschaftlich anerkannt** ist die innerliche Anwendung bei Unruhezuständen und Einschlafstörungen. Auch ein Reizmagen oder -darm spricht auf eine Behandlung mit Lavendel an. Äußerlich ist der Nutzen bei Kreislaufstörungen ohne organische Ursache belegt. **Traditionell** werden Lavendelsäckchen zum Beruhigen von Säuglingen und Kindern eingesetzt. Daneben soll Lavendelöl bei Spannungskopfschmerzen helfen.

**Gegenanzeigen:** Keine bekannt.

**Wechsel- und Nebenwirkungen:** Keine bekannt.

## Herkunft und Botanik

Der Lavendel zählt zu den Lippenblütlern und ist im westlichen Mittelmeerraum beheimatet, wo er auch im großen Stil kultiviert wird. Besonders auffällig sind seine blau-violetten Blüten.

## Inhaltsstoffe und Heilwirkung

Lavendel enthält vor allem ätherisches Öl – mit den Hauptbestandteilen Linalylacetat, Linalool und Campher – sowie milde Lamiaceen-Gerbstoffe, darunter die Rosmarinsäure. Innerlich wirkt Lavendel beruhigend und angstlösend sowie entblähend und verdauungsfördernd. Nach neuen Erkenntnissen hat er auch östrogenartige Eigenschaften. Bei der äußerlichen Anwendung steht der kreislaufanregende und durchblutungsfördernde Effekt im Vordergrund.

## Verwendete Pflanzenteile und Zubereitungsform

Verwendet werden die Blüten innerlich vorrangig als Tee oder Fertigarzneimittel, äußerlich auch als Duftsäckchen. Äußerlich wird das ätherische Öl im Rahmen der Aromatherapie oder emulgiert als Badezusatz eingesetzt.

### Steckbrief der Heilpflanze

- **Volkstümliche Namen:** *Narden, Zöpfli*
- **Hauptanwendungsgebiete:** *innerlich bei Unruhezuständen und Einschlafstörungen*
- **Häufigste Zubereitungsformen:** *innerlich als Fertigarzneimittel; äußerlich das ätherische Öl im Rahmen der Aromatherapie*

# Lein *Linum usitatissimum L.*

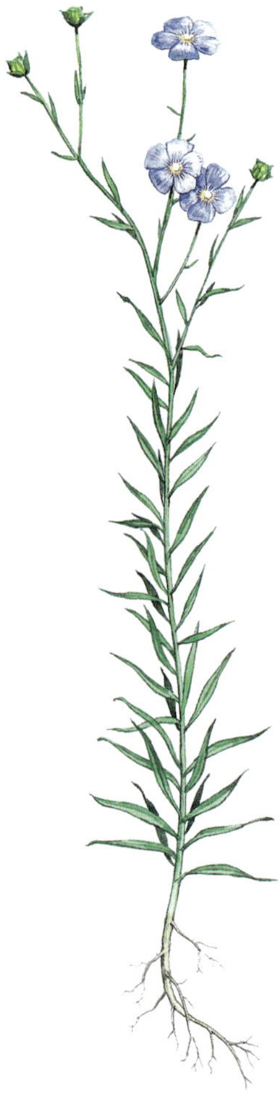

*Der »nützlichste« Lein heißt die lateinische Bezeichnung des Leins auf Deutsch. Und in der Tat bietet uns die wunderschön blau blühende Leinpflanze als einer der ältesten Kulturbegleiter des Menschen eine ganze Palette von Verwendungsmöglichkeiten: Aus den Stängeln der Pflanze entsteht Leinen, und die Samen dienen als Nahrung und Heilmittel.*

Schon etwa 3000 v. Chr. wurde der Lein – auch »Flachs« genannt – als Nahrung in Ägypten angebaut, etwa 1000 Jahre danach entwickelten die Menschen am Nil die Leinweberei. Erst später wurde Lein auch als Heilpflanze genutzt: Im römischen Kaiserreich wurde Leinsamen innerlich als Abführmittel sowie äußerlich zur Erweichung von Geschwüren oder als Sitzbad bei Gebärmutterentzündungen empfohlen. In der mittelalterlichen Klosterheilkunde setzte Hildegard von Bingen (1098–1179) den Lein, der als wärmend und befeuchtend galt, äußerlich als Umschlag bei Atemwegserkrankungen oder Wunden ein. Auch beim Milzschmerz rät sie zur Leinsamenauflage und schreibt, dass der warme und schleimige Leinsamen, »wenn er durch den gelinden Einfluss des Wassers zu seiner Kraftentfaltung angeregt« würde, die Milz wieder gesund mache – wobei der Milzschmerz auch für Verdauungsbeschwerden durch rohe Speisen steht.

## Steckbrief der Heilpflanze

- **Volkstümliche Namen:** *Leinwanzen, Flachslinsen, Hornsamen*
- **Hauptanwendungsgebiete:** *innerlich zur Regulierung von Verdauungsbeschwerden, zum Schutz der Magen-Darm-Schleimhaut; als Lieferant mehrfach ungesättigter Fettsäuren*
- **Häufigste Zubereitungsformen:** *ganze oder geschrotete Samen, Leinsamenöl*

## Herkunft und Botanik

Der Echte Lein gehört zur Familie der Leingewächse und wird weltweit nur in Kulturen angebaut. Bei der Reife entsteht eine rundliche Kapsel mit etwa zehn flachen, glänzenden Samen.

## Inhaltsstoffe und Heilwirkung

In der Leinsamenschale befinden sich überwiegend Ballaststoffe, unter anderem schwer verdauliche Schleimstoffe. Diese quellen in Wasser stark auf und regen aufgrund dieser Volumenvergrößerung die Darmtätigkeit an. Gleichzeitig legen sich die Schleimstoffe wie ein schützender Film über die Magen-Darm-Schleimhaut und binden Giftstoffe im Darm. Die Ballaststoffe wirken zudem blutfettsenkend. Das Sameninnere enthält rund 40 Prozent fettes Öl, vor allem die wertvollen mehrfach ungesättigten Fettsäuren Linolsäure und Linolensäure. Sie verbessern die Fließeigenschaften des Blutes und beugen Herz-Kreislauf-Erkrankungen vor. Daneben haben sie eine positive Wirkung auf Gehirn sowie Nerven und wirken entzündungshemmend.

## Anwendungsgebiete

**Wissenschaftlich anerkannt** ist die innerliche Anwendung von Leinsamen bei anhaltender Verstopfung. Auch bei einem durch Abführmittelmissbrauch geschädigten Darm, bei Magen-Darm-Entzündungen, Ausstülpungen im Darm (Divertikel) sowie einem Reizmagen und -darm helfen die Samen. Äußerlich wird Leinsamen zur Behandlung von Entzündungen eingesetzt. **Traditionell** wird Leinsamen auch bei Durchfall genommen, um im Darm Flüssigkeit zu binden. **Speziell bei Frauen** wurden mit Lein aufgrund einer östrogenartigen Wirkung gute Erfahrungen in den Wechseljahren gemacht.

**Gegenanzeigen:** Nicht anwenden bei drohendem oder bestehendem Darmverschluss oder Verengung der Speiseröhre.

**Wechsel- und Nebenwirkungen:** Keine zeitnahe Anwendung (ca. 2 Stunden Abstand!) zu Medikamenten, da diese im Schleim gebunden werden können. Nebenwirkungen sind nicht bekannt.

## Verwendete Pflanzenteile und Zubereitungsform

Zu Heilzwecken verwendet werden die Samen. Will man mit den Schleimstoffen die Magenschleimhaut beruhigen, ist es sinnvoll, die Samen bereits vorher über Nacht quellen zu lassen. Ist dagegen ihre Wirkung erst im Darm erwünscht, werden die ganzen, nicht vorgequollenen Samen mit viel Wasser eingenommen. Dann quellen sie erst nach der Magenpassage. Für die äußerliche Anwendung wird gequetschter Leinsamen als feuchtheiße Auflage eingesetzt.

Steht die Aufnahme der Fettsäuren im Vordergrund, eignet sich vorrangig das Öl, alternativ frisch geschroteter Leinsamen. Da die Fettsäuren an der Luft schnell verderben, sollten die Samen erst direkt vor der Anwendung gequetscht oder zerkleinert werden. Das Öl sollte im Kühlschrank aufbewahrt und rasch verbraucht werden.

**Wichtig:** Bei der innerlichen Anwendung ist auf eine ausreichende Trinkmenge von 1 großen Glas Wasser pro 1 EL Leinsamen zu achten. Andernfalls droht Verstopfung!

### Die besten KOMBINATIONEN

Die Verwendung von Leinsamen in Teemischungen ist zwar möglich, jedoch eher unüblich. Aus der Volksmedizin stammt hingegen die Anwendung als Leinsamenschleim: Die frisch geschroteten Samen (z. B. in der Kaffeemühle) werden in Wasser geköchelt, auch unter Beigabe von Fenchel- oder Kümmelfrüchten. Der Schleim wird abgeseiht und schluckweise bei Magenbeschwerden getrunken.

# Mädesüß *Filipendula ulmaria L.*

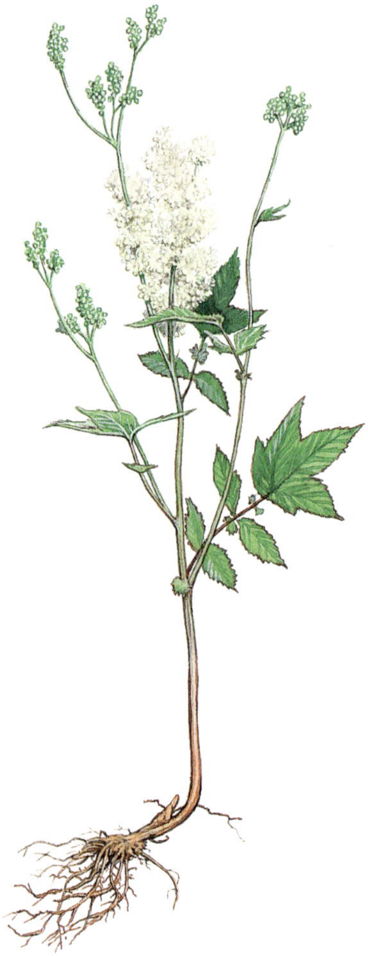

*Nein, mit süßen Mädchen hat das Mädesüß nichts zu tun, wohl aber damit, dass es beim Mähen, der Mahd, einen süßen, vanilleartigen Duft verströmt. Aus diesem Grund waren die Mädesüßblüten früher vor allem zum Aromatisieren von Bier, Wein und Met beliebt, die medizinische Nutzung ist erst seit dem späten Mittelalter bekannt.*

In der Geschichte der Antike und des Mittelalters ist das Mädesüß nicht ganz so bekannt, es wird in der Literatur kaum erwähnt – lediglich das *Circa instans*, das erste europäische Arzneibuch aus der Medizinschule von Salerno, widmete der Pflanze ein eigenes Kapitel. Und auch der Botaniker Adam Lonitzer (1528–1586) beschreibt Mädesüß unter dem Namen »*Filipendula*«, er verwendet jedoch die Wurzel statt der Blüten und nutzt vor allem ihre harntreibende Wirkung: »Dieses Kräuts Wurzel ist gut für den Stein, desgleichen denjenigen, die mit Mühe harnen und die Lendensucht haben.« Nach der Signaturenlehre, welche die besonderen Merkmale der Pflanzen als Hinweis für ihre Anwendung sieht, ist ihr bevorzugter Wachstumsstandort ein eindeutiges Zeichen dafür, dass sich die Heilpflanze besonders eignet, wenn Feuchtigkeit die Beschwerden verursachte: Erkältungen, nasse Füsse oder wenn Nässe die Beschwerden verschlimmert, wurden als klassische Anwendungsgebiete genannt.
In jüngeren Kräuterbüchern wird ebenfalls von der harntreibenden Wirkung bei Nierenentzündungen berichtet sowie vom Einsatz bei Gelenkrheumatismus, insbesondere bei Gelenk-

## Steckbrief der Heilpflanze

- **Volkstümliche Namen:** *Wiesengeißbart, Wiesenkönigin, Spierstaude, Metkraut, falscher Holler*
- **Hauptanwendungsgebiete:** *innerlich zur unterstützenden Behandlung von Erkältungskrankheiten, gegen Fieber und Schmerzen*
- **Häufigste Zubereitungsform:** *Tee*

ergüssen. Der Schweizer Kräuterpfarrer Künzle (1857–1945) hingegen empfahl die Pflanze zur Behandlung von Kindbettfieber.

## Herkunft und Botanik

Das Mädesüß zählt wie Apfel oder Kirsche zu den Rosengewächsen und ist in fast ganz Europa und von Sibirien bis Kleinasien beheimatet. Die Pflanze mit den puscheligen, an Staubwedel erinnernden Blüten wächst besonders gern an feuchten Standorten wie sumpfigen Seeufern, entlang nasser Gräben und an Bachufern. Ihre Blüten verströmen einen süß-herben Duft.

## Inhaltsstoffe und Heilwirkung

Mädesüßblüten enthalten vor allem ätherisches Öl mit einem hohen Anteil an Salicylsäureverbindungen, aus denen im Körper Salicylsäure gebildet wird. Diese wirkt schweißtreibend, fiebersenkend, entzündungshemmend und schmerzlindernd. Daneben enthält die Pflanze an medizinisch wirksamen Inhaltsstoffen noch Flavonoide (gelbe Farbstoffe), die gut für die kleinsten und kleinen Gefäße (Kapillaren) sind, sowie Gerbstoffe, die zusammenziehend (adstringierend) wirken.

## Anwendungsgebiete

**Wissenschaftlich anerkannt** ist die Anwendung von Mädesüßblüten und -kraut zur unterstützenden Behandlung von Erkältungskrankheiten. Es stellt eine Alternative zur Weidenrinde und zu Acetylsalicylsäurepräparaten (z. B. Aspirin®) dar, ist dabei aber besser verträglich und sanfter in der Wirkung.

**Traditionell** wird das Mädesüß auch bei Fieber, Kopfschmerzen, Gicht, Blasen- oder Nierenleiden sowie bei rheumatischen Beschwerden der Gelenke und der Muskulatur verwendet. Und noch einen besonderen Pluspunkt hat das Mädesüß zu bieten: Es ist auch gut für den Einsatz bei Kindern geeignet.

**Speziell bei Frauen** wurden mit dem Mädesüß gute Erfahrungen bei der Behandlung von typischen »Frauenschmerzen« gemacht, etwa bei Menstruationsbeschwerden mit Schmerzen, Migräne und Kopfschmerzen.

**Gegenanzeigen:** Nicht anwenden bei einer bekannten Überempfindlichkeit gegen Salicylate.

**Wechsel- und Nebenwirkungen:** Wechselwirkungen sind nicht bekannt. Bei einer Überdosierung kann es zu Magenbeschwerden und Übelkeit kommen.

## Verwendete Pflanzenteile und Zubereitungsform

Verwendet werden vom Mädesüß entweder nur die Blüten oder aber das Kraut als Tee. Aufgrund ihres höheren Gehalts an Salicylsäureverbindungen haben die Blüten eine stärkere Wirkung als das Kraut. Da der Tee etwas streng riecht, ist die Anwendung in Teekombinationen sinnvoll (siehe Kasten unten).

### Die besten KOMBINATIONEN

Mädesüßblüten bieten sich geradezu an für Kombinationen in Erkältungstees, zum Beispiel mit Holunderblüten und Lindenblüten. Das Mädesüß übernimmt in dieser Teemischung die fiebersenkende, schmerzstillende und adstringierende Wirkung – und sollte daher der Teemischung beigefügt werden, wenn man geneigt ist, zu einem Schmerzmittel zu greifen.

# Melisse *Melissa officinalis L.*

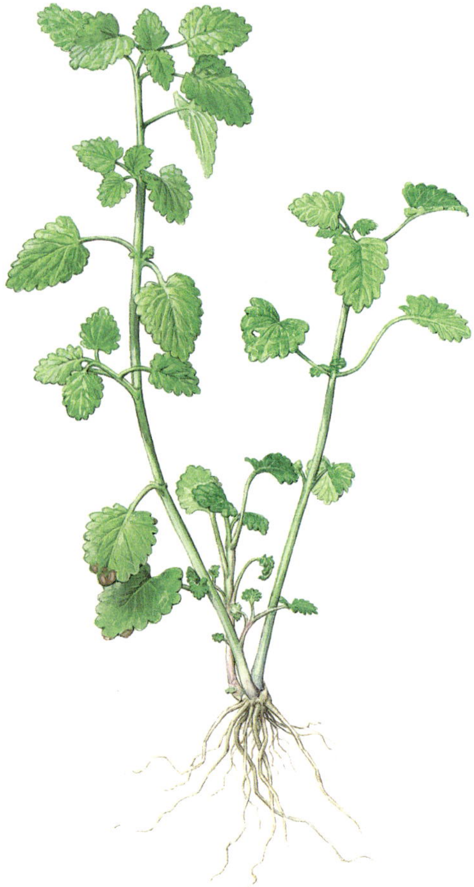

*Nach den Bienen ist die Melisse benannt – denn* melissa *bedeutet auf Altgriechisch »Biene« –, die gerne an den Blüten der zitronig duftenden Pflanze saugen. Recht haben sie: Kaum ein anderer Arzneitee schmeckt so frisch und fruchtig wie der aus Melissenblättern zubereitete.*

## Steckbrief der Heilpflanze

- **Volkstümliche Namen:** *Mutterkraut, Herzenstrost, Bienenkraut, Zitronenmelisse, Zitronenkraut, Nervenkraut*
- **Hauptanwendungsgebiete:** *innerlich zur unterstützenden Behandlung von Magen-Darm-Beschwerden ohne organische Ursache und bei nervös bedingten Einschlafstörungen*
- **Häufigste Zubereitungsform:** *Tee*

Die Araber waren es, die die Melisse im 11. Jahrhundert vom Mittelmeerraum nach Spanien und von dort nach Deutschland brachten. Dort erhielt sie einen festen Platz in den Klostergärten. Im *Macer floridus*, einem bekannten Botanikwerk des 11. Jahrhunderts, heißt es über die Melisse: »Kocht man den Saft mit Salz, dient er zur Reinigung der Frau; und dieser Trunk verjagt auch eine schädliche Blähung.« Auch Hildegard von Bingen (1098–1179) sprach in ihren Werken von einer »Binsuga« (»Bienenauge«), welche das Herz fröhlich mache. Und sie war so begeistert von der Pflanze, dass sie ihr zuschrieb, »die Kräfte 15 anderer Kräuter« in sich zu tragen. Der Herzbezug der Melisse, die später auch als Mutterkraut, Herzkraut oder Herzenstrost beschrieben wurde, fand sich ebenso in späteren Schriften. Anfang des 20. Jahrhunderts wurde er von der deutschen Ärztin Anna Fischer-Dückelmann (1856–1917), einer Befürworterin der Naturheilkunde, in ihrem äußerst populären Gesundheitsratgeber *Die Frau als Hausärztin* aufgegriffen. Darüber hinaus beschreibt sie die Melisse jedoch auch als optimales Mittel bei allen nervösen Erkrankungen: »Der Tee nützt bei krampfhaftem Erbrechen und wird bei Nervenerregungen aller Art mit

Nutzen gebraucht, so bei Hysterie, Herzleiden und Uteruskrämpfen. Besonders wirksam ist der Tee bei Gärungen im Magen und Darm, der Melissengeist zu Einreibungen.« Die heute noch bekannte Rezeptur des »Klosterfrau Melissengeist« wurde im 17. Jahrhundert von den Karmeliterinnen erfunden. Dabei handelt es sich um ein Destillat, das neben der Melisse noch die Auszüge weiterer Pflanzen enthält.

## Herkunft und Botanik

Die Melisse zählt zur Familie der Lippenblütler und stammt aus Westasien sowie dem östlichen Mittelmeerraum, in Mitteleuropa wird sie in Kulturen angebaut. Die bis zu 90 Zentimeter hohe Staude trägt weißlich-gelbe oder weiße Blüten, die Blätter verströmen in der Zeit vor der Blüte einen zitronenartigen Duft. Als Dekoration oder für Getränke erntet man die jungen Blätter, zum Trocknen für Arzneizwecke werden die ganzen Stängel kurz vor der Blüte (Juli bis August) geschnitten.

## Inhaltsstoffe und Heilwirkung

Wichtigster Inhaltsstoff der Pflanze ist das ätherische Öl, das unter anderem Citronellal und Citral enthält. Daneben sind noch Gerbstoffe, insbesondere die Rosmarinsäure, und Flavonoide (Farbstoffe) für die Wirkung der Melisse mitverantwortlich. Die Melisse ist vor allem krampflösend, beruhigend und virenhemmend.

## Anwendungsgebiete

**Wissenschaftlich anerkannt** ist die innerliche Anwendung von Melissenblättern bei nervös bedingten Einschlafstörungen und nervös bedingten Magen-Darm-Beschwerden.

**Traditionell** wird die Melisse bei Erschöpfungszuständen, zur Stärkung der Nerven und zur Förderung der Konzentration eingesetzt. Sie kommt aber auch bei nervösen Herzbeschwerden und als Stärkungsmittel in Erkältungszeiten zur Anwendung. Äußerlich wird sie zur Behandlung von Lippenherpes verwendet.

**Speziell bei Frauen** gibt es gute Erfahrungen bei typischen Frauenbeschwerden wie dem prämenstruellen Syndrom (PMS) und bei Akne.

**Gegenanzeigen:** Keine bekannt.

**Wechsel- und Nebenwirkungen:** Keine bekannt.

## Verwendete Pflanzenteile und Zubereitungsform

Verwendet werden innerlich die Melissenblätter als Tee oder Fertigarzneimittel. Für die äußerliche Anwendung spielen auch das ätherische Öl und das Hydrolat eine Rolle, die unter anderem Salbenzubereitungen zugegeben werden.

**Wichtig:** Beim Kauf eines Fertigarzneimittels auf die Deklaration achten. Weil das ätherische Öl der Melisse nur in geringen Mengen in den Blättern enthalten ist, wird es gerne durch das »indische Melissenöl« oder Citronellöl ersetzt.

### Die besten KOMBINATIONEN

Melisse eignet sich sehr gut für Teekombinationen – immer dann, wenn eine beruhigende Wirkung erwünscht ist. Dies kann zur Schlafförderung die Kombination mit Hopfenzapfen oder Passionsblumenkraut sein, bei nervösen Magenschmerzen mit Kamille, Kümmel, Fenchel und Anis. Oder für Entspannungsmomente im Alltag ein Tee aus frischen Melissenblättern mit grünem oder weißem Tee.

# Mönchspfeffer *Vitex agnus-castus L.*

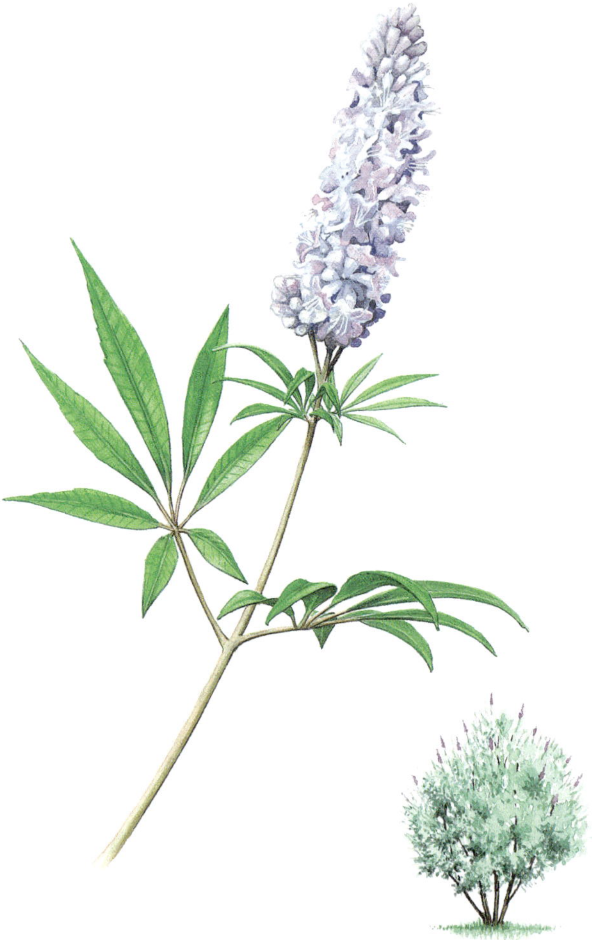

*Die Bezeichnung »Mönchspfeffer« weist auf die hormonartige Wirkung dieser Pflanze hin, die in früheren Zeiten dazu diente, die sexuellen Gelüste der Mönche einzudämmen – und heute Frauen in hormonellen Umbruchzeiten zugutekommt.*

Wie bei einigen anderen Heilpflanzen gibt es auch zum Mönchspfeffer (Keuschlamm) eine aufschlussreiche Geschichte aus der griechischen Mythologie: So soll Hera, die Hüterin der Ehe und stets eifersüchtige Gattin des Göttervaters Zeus, unter einem Keuschlammstrauch geboren worden sein – ein bezeichnender Mythos, bedenkt man den dämpfenden Einfluss auf den Sexualtrieb dieser Pflanze. Bereits der griechische Arzt Dioskurides (1. Jh.) wies darauf hin, dass die Frauen im antiken Hellas Keuschlamm auf ihren alljährlichen Festen zu Ehren der Fruchtbarkeitsgöttin Demeter nutzten, um während der Feiern jedweden Versuchungen und geschlechtlichen Begierden zu widerstehen. Genau diese Wirkung erklärt, warum der Keuschlamm später auch im klösterlichen Leben eine besonders große Rolle spielte. Die Ordensleute nahmen ihn ein, um ihr Keuschheitsgelübte zu wahren – was der Pflanze den Namen »Mönchspfeffer« einbrachte. Als Arzneipflanze wurde der Keuschlamm durch die Arzneimittellehre der Medizinschule von Salerno bekannt, die im Mittelalter die abendländische Medizin maßgeblich beeinflusste. Sie setzte die Pflanze auch bei Menstruationsbeschwerden, Gebärmutterkrankungen wie auch bei Milz- und Wassersucht ein.

### Steckbrief der Heilpflanze

- **Volkstümliche Namen:** *Keuschlamm, Keuschbaum*
- **Hauptanwendungsgebiet:** *innerlich bei Beschwerden, die durch ein Ungleichgewicht der weiblichen Geschlechtshormone verursacht werden*
- **Häufigste Zubereitungsform:** *Fertigarzneimittel*

## Herkunft und Botanik

Der Keuschlamm gehört zur Familie der Eisenkrautgewächse und ist unter anderem mit dem wohlriechenden Eisenkraut *Verbena odorata*, aus dem sich ein schmackhafter Genusstee zubereiten lässt, verwandt. Da die Pflanze üblicherweise als Fertigarzneimittel eingesetzt wird, sind Ausgangsdroge und Botanik eher wenig bekannt: Der 3 bis 5 Meter hohe, dicht verästelte Strauch besitzt schmale, lange Fiederblätter und trägt zartblaue Blüten, welche lange Blütenstände bilden. Sein Verbreitungsgebiet reicht vom Mittelmeerraum bis nach Indien.

## Inhaltsstoffe und Heilwirkung

Die verwendeten Früchte enthalten als wirksamkeitsbestimmende Inhaltsstoffe ätherisches Öl, Flavonoide (Farbstoffe), Bitterstoffe, Iridoide und Diterpene. Aufgrund dieser Zusammensetzung wirkt die Pflanze vermutlich als Phytoöstrogen, indem sie regulierend Einfluss auf den Hormonhaushalt nimmt.

## Anwendungsgebiete

**Wissenschaftlich anerkannt** ist die Anwendung der Mönchspfefferfrüchte zur Regulierung von unregelmäßigen Menstruationszyklen, bei prämenstruellem Syndrom (PMS) oder Spannungsgefühl und Schmerzen in den Brüsten (Mastodynie).

**Traditionell** wird Mönchspfeffer bei Wechseljahresbeschwerden eingesetzt. Die in Antike und Mittelalter stark betonte Dämpfung des Sexualtriebs lässt sich durch die neue Kenntnis der Wirkmechanismen, das heißt der Beeinflussung der entsprechenden Hormone, von der modernen Forschung durchaus erklären.

**Speziell bei Frauen,** die unter Stress stehen, wurden gute Erfahrungen gemacht, um die Bereitschaft einer Schwangerschaft zu erhöhen. Denn bei Stress ist der Prolaktinspiegel oft erhöht, was das Einnisten einer Eizelle verhindert.

**Gegenanzeigen:** Aufgrund seiner hormonähnlichen Wirkung darf Mönchspfeffer nicht in der Schwangerschaft und auch nicht in der Stillzeit angewendet werden.

**Wechsel- und Nebenwirkungen:** Da bei Mönchspfeffer vermutet wird, dass er die Wirkung des »Glückshormons« Dopamin im Körper aufhebt, könnte es bei gleichzeitiger Einnahme von Dopamin-antagonistischen Medikamenten (z. B. Neuroleptika auf Basis von Benzamiden oder Phenothiazinen) zu einer gegenseitigen Abschwächung der Wirkung kommen. Als Nebenwirkungen sind gelegentlich juckende Hautausschläge beobachtet worden.

## Verwendete Pflanzenteile und Zubereitungsform

Verwendet werden die zerkleinerten Früchte des Mönchspfeffers vorrangig in Form von standardisierten Fertigarzneimitteln. Speziell bei Frauen wurden außerdem gute Erfahrungen mit dem Einsatz des ätherischen Öls *(Vitex agnus-castus)* gemacht.

### Die besten KOMBINATIONEN

Mönchspfeffer wird nur als standardisiertes Monopräparat empfohlen. Daher gibt es hier keine speziellen Empfehlungen zur Kombination mit anderen Heilpflanzen.

# Odermennig *Agrimonia eupatoria L.*

*Nur selten fällt der Odermennig ins Auge, und kaum kennt man seinen Namen. So ist er eine eher unterschätzte Heilpflanze unserer Breiten, obwohl seine Wirkung sogar erwiesen ist.*

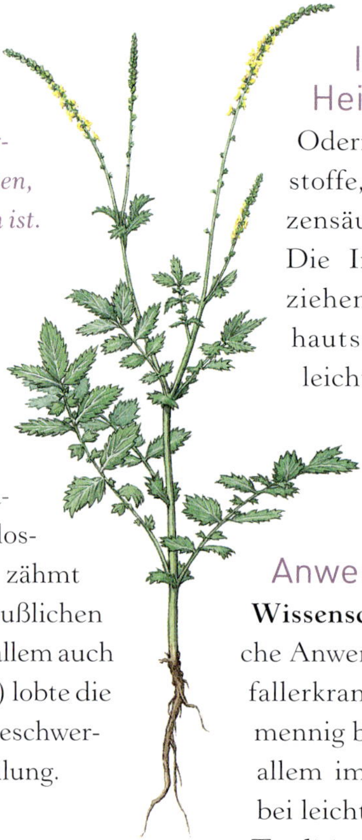

Der Odermennig kann auf eine lange Geschichte blicken, denn bereits griechische Ärzte der Antike setzten ihn gegen schlecht heilende Geschwüre ein. Sehr viel später dann schreibt Walahfrid Strabo (808/809–849), der Abt des Klosters Reichenau: »(...) besonders zähmt er, zerrieben getrunken, die scheußlichen Schmerzen des Magens.« Und vor allem auch Hildegard von Bingen (1098–1179) lobte die Pflanze und nutzte sie bei Magenbeschwerden, Hautleiden und zur Wundheilung.

## Herkunft und Botanik

Der Odermennig ist – wie Aprikose oder Himbeere – ein Rosengewächs. Die ausdauernde Pflanze wächst in fast ganz Europa und wird bis zu 1 Meter hoch.

### Steckbrief der Heilpflanze

- **Volkstümliche Namen:** *Griechisches Leberkraut, Zöpfchen*
- **Hauptanwendungsgebiete:** *innerlich bei leichtem Durchfall; äußerlich bei leichten Haut- und Schleimhautentzündungen*
- **Häufigste Zubereitungsform:** *Tee*

## Inhaltsstoffe und Heilwirkung

Odermennig enthält vor allem Gerbstoffe, Flavonoide (Farbstoffe), Pflanzensäuren und etwas ätherisches Öl. Die Inhaltsstoffe wirken zusammenziehend (adstringierend), schleimhautschützend, wundheilend und leicht schmerzstillend. Daneben lindert die Pflanze Juckreiz und hemmt das Wachstum von Viren und Bakterien.

## Anwendungsgebiete

**Wissenschaftlich anerkannt** ist die innerliche Anwendung bei leichten akuten Durchfallerkrankungen. Äußerlich hilft Odermennig bei Schleimhautentzündungen vor allem im Mund- und Rachenraum sowie bei leichten Hautentzündungen.

**Traditionell** hat sich der Odermennig bei Gallen- und Leberleiden bewährt und wird bei Rheuma, Durchfall und schlecht heilenden Wunden eingesetzt.

**Gegenanzeigen:** Keine bekannt.

**Wechsel- und Nebenwirkungen:** Nicht gleichzeitig mit Medikamenten einnehmen, da die Aufnahme der Wirkstoffe beeinträchtigt werden kann. Nebenwirkungen sind nicht bekannt.

## Verwendete Pflanzenteile und Zubereitungsform

Verwendet wird das Kraut der Pflanze als Tee und Tinktur sowohl für die innerliche als auch äußerliche Anwendung.

# Paprika, scharfer *Capsicum frutescens L. s. l.*

*Ob im Chili oder Gulasch – scharfer Paprika bringt Würze ins Essen. Genau diese Scharfstoffe der Schote sind es, die sie auch zur wirksamen Heilpflanze machen.*

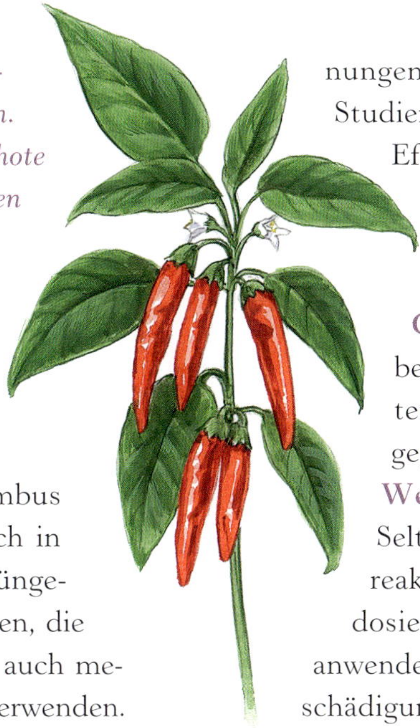

Scharfer Paprika wurde von den Ureinwohnern Mittel- und Südamerikas schon vor rund 6000 Jahren als Gewürz benutzt. Mit Christoph Kolumbus (1451–1506) wurde er dann auch in Europa bekannt. Erst in der jüngeren Geschichte hat man begonnen, die Pflanze und deren Inhaltsstoffe auch medizinisch zu erforschen und zu verwenden.

## Herkunft und Botanik

Der scharfe Paprika gehört zu den Nachtschattengewächsen und ist in Mittel- und Südamerika beheimatet. Der bis zu 1,5 Meter hohe Strauch wird mittlerweile weltweit angebaut.

## Inhaltsstoffe und Heilwirkung

Der Scharfstoff Capsaicin bestimmt maßgeblich die Wirkung, daneben sind Farbstoffe (Flavonoide, Carotinoide) enthalten. Capsaicin wirkt enzündungs- und juckreizlindernd. Äußerlich wirkt er schmerzlindernd, indem er zunächst die Durchblutung verstärkt, dann aber rasch die Schmerzweiterleitung hemmt.

## Anwendungsgebiete

**Wissenschaftlich anerkannt** ist die äußerliche Anwendung bei schmerzhaften Muskelverspannungen im Rückenbereich. Klinische Studien weisen auch auf einen positiven Effekt bei Arthrose, Rheuma, Nervenschmerzen (Neuropathie) und einigen Hautkrankheiten mit Juckreiz hin.

**Gegenanzeigen:** Nicht anwenden bei Hautschäden, auf Schleimhäuten und bei Überempfindlichkeit gegen Paprika-Zubereitungen.

**Wechsel- und Nebenwirkungen:** Selten treten Überempfindlichkeitsreaktionen auf. Äußerlich nicht überdosieren oder länger als 6 Wochen anwenden, da es zu Nerven- und Hautschädigungen kommen kann.

## Verwendete Pflanzenteile und Zubereitungsform

Äußerlich verwendet werden das getrocknete Pulver (Cayennepfeffer) oder capsaicinhaltige Zubereitungen meist als Salbe oder Pflaster.

**Wichtig:** Bereits geringe Spuren reizen die Schleimhäute stark. Deshalb nach der Anwendung die Hände waschen und den Kontakt mit Schleimhäuten vermeiden.

### Steckbrief der Heilpflanze

- **Volkstümliche Namen:** *Chili, Cayennepfeffer, Peperoni, Pfefferoni*
- **Hauptanwendungsgebiet:** *schmerzhafte Muskelverspannungen im Rückenbereich*
- **Häufigste Zubereitungsformen:** *Salbe, Pflaster*

# Ringelblume *Calendula officinalis L.*

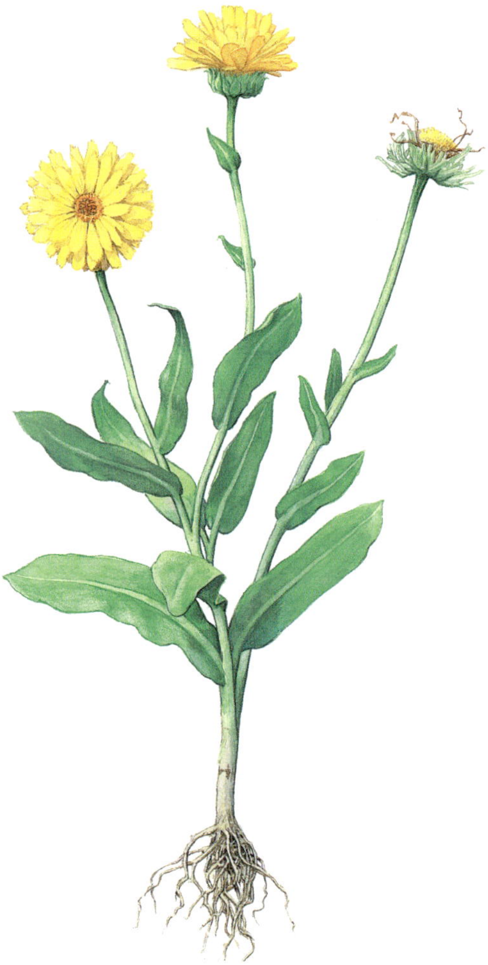

*Sie ist die sanfte kleine Schwester der Arnika, pflegt wunde Babypopos, heilt beim Fußballspielen aufgeschürfte Knie und vom Wandern wunde Füße. Sie brennt nicht und kann sogar zum Auswaschen offener Wunden verwendet werden. Ganz nebenbei erfreut das leuchtende Gelborange ihrer Blüten das Auge im Garten oder auf dem Balkon.*

Während die Ringelblume heutzutage vor allem als äußerlich anzuwendende Heilpflanze bekannt ist, wurde sie früher unter anderem wegen der gelb-orangefarbenen Blüten der Leber und Galle zugeordnet und auch innerlich eingenommen. Die Äbtissin Hildegard von Bingen (1098–1179), die die Ringelblume als Erste beschrieb und sie wegen ihrer geringelten Samen als »Ringele« bezeichnete, hatte eine ganz besondere Empfehlung für Menschen mit Verdauungsstörungen: »Nimm Ingwer, stoße ihn zu Pulver, mische dies mit etwas Saft der Pflanze, welche Ringelblume genannt wird, und mache dann mit etwas Bohnenmehl aus diesem Pulver kleine Kuchen, backe diese in einem schon etwas abgekühlten Backofen.« Diese Kuchen sollten zum Frühstück verzehrt werden. Auch äußerlich riet sie bei »Grind am Kopf« zu einer Breiauflage aus Ringelblumensaft, gemischt mit Wasser und Semmel- oder Roggenmehl, der auf dem ganzen Kopf aufgetragen, mit einem Tuch fixiert und getragen werden sollte, bis er sich erwärmt. Aufgrund der ihr zugeschriebenen kühlenden Eigenschaften wurde sie zudem bevorzugt bei Brandwunden eingesetzt – eine Anwendung, die sich bis heute bewährt hat.

## Steckbrief der Heilpflanze

- **Volkstümliche Namen:** *Goldblume, Ringelrose*
- **Hauptanwendungsgebiete:** *äußerlich zur Wundheilung und Unterstützung der Gewebebildung nach Verletzungen*
- **Häufigste Zubereitungsformen:** *Salbe, Tee, Tinktur*

## Herkunft und Botanik

Die Ringelblume gehört wie Gänseblümchen, Sonnenblume und auch die Arnika zur Familie der Korbblütler, erkennbar an dem runden Blütenkorb, der diese Familie kennzeichnet. In Europa gibt es zwei Ringelblumenarten: Kultiviert wird vor allem die Garten-Ringelblume *(Calendula officinalis)*, die auch arzneilich verwendet wird. Die Acker-Ringelblume *(Calendula arvesis)* ist eher selten. Im großen Stil findet der Anbau der Garten-Ringelblume heute in Ägpyten, Ungarn und der Slowakei statt.

## Inhaltsstoffe und Heilwirkung

Strahlend gelb-orange sind die Ringelbumenblüten – und genau diese Farbstoffe, die Carotinoide, samt der helleren Farbstoffe Flavonoide, ätherisches Öl, Saponine, Polysaccharide und mehr als 60 weitere Bestandteile prädestinieren die Ringelblume zur wundheilenden und entzündungshemmenden Heilpflanze Nummer eins. Insbesondere fördert sie die Neubildung von Gewebe nach einer Verletzung – eine außergewöhnliche Eigenschaft der Ringelblume im Vergleich zu allen anderen »Hautpflanzen«. Darüber hinaus wirken ihre Inhaltsstoffe antibakteriell und abschwellend.

## Anwendungsgebiete

**Wissenschaftlich anerkannt** ist die äußerliche Anwendung von Ringelblumen bei Entzündungen der Mund- und Rachenschleimhaut. Außerdem wird die Anwendung bei schlecht heilenden Wunden empfohlen.

**Traditionell** werden darüber hinaus noch verschiedenste andere Hautprobleme wie Sonnenbrand, Flechte oder Akne mit Ringelblumen behandelt. Innerlich angewendet, sollen Ringelblumenblüten den Gallenfluss fördern.

**Speziell bei Frauen** wurden gute Erfahrungen mit der Pflanze bei der Behandlung von Schmerzen und Entzündungen der weiblichen Brust sowie bei Scheidenentzündungen gemacht.

**Gegenanzeigen:** Keine Anwendung bei bekannter Allergie gegen Korbblütler.

**Wechsel- und Nebenwirkungen:** Keine bekannt.

## Verwendete Pflanzenteile und Zubereitungsform

Verwendet werden die Ringelblumenblüten. Mit diesen werden für die äußerliche Anwendung vor allem Salben hergestellt, daneben spielen sie in Form von Teeaufgüssen für Bäder (z. B. Sitzbäder), Auflagen oder zum Gurgeln eine Rolle. Auch als verdünnte Tinkturen oder als Ölauszug (siehe Seite 237) kommen die Ringelblumenblüten zum Einsatz.

### Die besten KOMBINATIONEN

Ringelblumen lassen sich gut mit Schafgarbenkraut und Brennnesselblättern als Teemischung kombinieren. Mit diesem »Wohlfühltee« kann die Leber-, Gallen- sowie die Nierenfunktion angeregt werden. Er eignet sich deshalb besonders gut zur Unterstützung eines Entlastungstages. Oft dienen die hübschen orangefarbenen Blüten auch nur zur optischen Verschönerung einer Teemischung.

# Rosmarin *Rosmarinus officinalis L.*

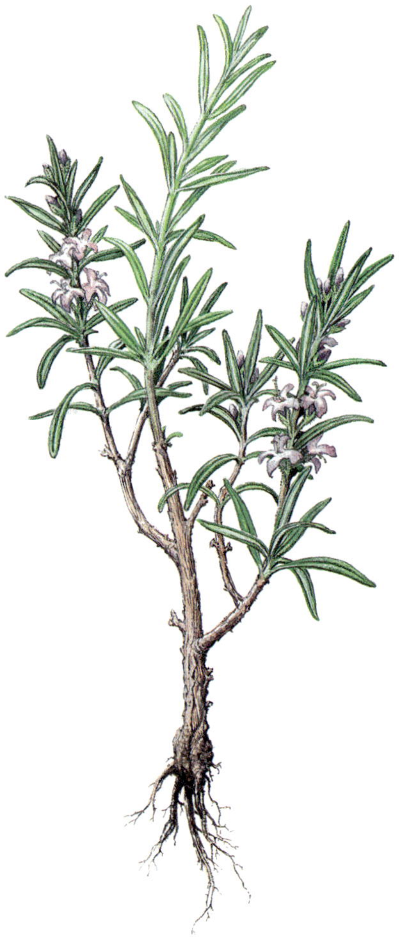

*Man sagt, der brennende Baum der Bibel sei ein Rosmarinstrauch gewesen. Ob das stimmt? In jedem Fall ist es ein sehr schönes Bild für eine Heilpflanze, die innerlich wärmt und anregt wie keine andere. Die die Lebensgeister wieder weckt, wenn der Blutdruck streikt, man schlapp, erschöpft, müde und krank ist.*

## Steckbrief der Heilpflanze

- **Volkstümliche Namen:** *Brautkleid, Meertau, Mariae Reinigungskraut*
- **Hauptanwendungsgebiete:** *innerlich bei Verdauungsbeschwerden; äußerlich zur Durchblutungsförderung bei rheumatischen Erkrankungen und Kreislaufproblemen*
- **Häufigste Zubereitungsformen:** *Tee, ätherisches Öl, Fertigarzneimittel*

Obwohl Rosmarin aus dem Mittelmeerraum stammt, findet er in den Schriften zur Medizin der Antike nur wenig Erwähnung. Erst etwa ab dem Mittelalter spielte der Rosmarin als Arzneipflanze eine größere Rolle und wird gegen Erschöpfung und Schmerzen eingesetzt. In der *Leipziger Drogenkunde*, einem umfassenden Kräuterlexikon aus dem Jahr 1435, steht zu lesen: »Rosmarinus heißt meerische Rose, ist heiß und trocken (...) und wächst an dem Meere und an Bergen ... [Die Blätter] haben die Kraft zu stärken durch ihren Wohlgeruch und lösen auf durch ihre Wärme, trocknen, reinigen und verzehren (...) Und haben die Kraft, die Schweißporen zu öffnen durch ihre Wärme. Gegen die Ohnmacht und die Herzschwäche gib die Blüten mit Wein.« Eine treffende Beschreibung, denn von allen Heilpflanzen gilt der Rosmarin als außergewöhnlich wärmend. Im Laufe der Geschichte nun wurde er immer beliebter und bis in die jüngste Zeit als »Aromatikum«, das heißt Anregungs- und Stärkungsmittel, gepriesen. Als kräftigendes und jung erhaltendes Mittel wurde er insbesondere bei Schwächezuständen verabreicht, hier vor allem auch jungen Frauen mit niedrigem Blutdruck und Neigung zur Ohnmacht, um ihnen wieder etwas mehr Farbe im Gesicht zu verleihen und ihre Wärme und Lebenskraft zu erhalten.

## Herkunft und Botanik

Der Rosmarin gehört wie viele andere Mittelmeerpflanzen zur Familie der Lippenblütler (Lamiaceen). Der immergrüne Strauch kann bis zu 1 Meter hoch werden und wächst besonders gerne an warmen, sonnigen Standorten. Er wird in mediterranen Ländern wie Italien, Südfrankreich und Spanien angebaut – und je stärker die Sonne brennt, desto intensiver duftet und wirkt das ätherische Öl.

## Inhaltsstoffe und Heilwirkung

Die Rosmarinblätter enthalten vor allem ätherisches Öl, daneben Bitterstoffe und die sogenannten Lamiaceen-Gerbstoffe mit der nach dem Rosmarin bezeichneten Rosmarinsäure. Diese Inhaltsstoffe stärken die Durchblutung des Herzes und wirken anregend auf das zentrale Nervensystem – sprich: direkt auf Gehirn und Rückenmark. Im Magen-Darm-Bereich wirkt Rosmarin krampflösend und verdauungsfördernd. Zudem fördern die Pflanzenbestandteile leicht die Durchblutung.

Gerade beim Rosmarin leistet auch das ätherische Öl gute Dienste – daran zu schnuppern, gibt neue Energie und regt den Kreislauf an.

## Anwendungsgebiete

**Wissenschaftlich anerkannt** ist die innerliche Anwendung bei Verdauungsbeschwerden, die äußerliche Anwendung bei rheumatischen Erkrankungen und Kreislaufproblemen.

**Traditionell** wird Rosmarin eingesetzt bei Schwäche von Herz, Kreislauf und Nervensystem. Außerdem hat er sich zur äußerlichen Anwendung bei Muskelverspannugnen bewährt. Daneben spielt er noch eine Rolle als Mittel in der Erholungsphase nach einer Krankheit und zur Appetitanregung.

**Gegenanzeigen:** Keine bekannt.

**Wechsel- und Nebenwirkungen:** Keine bekannt.

## Verwendete Pflanzenteile und Zubereitungsform

Verwendet werden die nadelartigen Rosmarinblätter innerlich für Tee oder als Gewürz bei der Zubereitung von Speisen sowie in Form von Fertigarzneimitteln. Aus ihnen wird zudem auch das reine ätherische Rosmarinöl gewonnen, das äußerlich für Bäder eingesetzt wird. Als Notfallmittel in Form eines »Riechfläschchens« in der Handtasche kann das ätherische Öl gerade Frauen, die zu Schwäche und niedrigem Blutdruck neigen, gute Dienste leisten. Daneben spielt noch Rosmarinspiritus für Einreibungen eine Rolle.

### Die besten KOMBINATIONEN

Rosmarin regt an. Und so lässt sich gerade das ätherische Rosmarinöl wunderbar mit zitronigen, frischen Düften kombinieren, um den Tag zu beginnen. Eine gute Duftmischung zur Konzentrationsförderung ist die Mischung aus ätherischem Rosmarinöl, Pfefferminzöl und Grapefruitöl. Die Anwendung kann als Riechsalz, Roll-on (Deo-Roller) oder in einer Duftlampe erfolgen.

# Rosskastanie *Aesculus hippocastanum L.*

*Im Herbst künden Kastanien vom Sommerende und laden zum Basteln ein. Wer aber ahnt, dass sich in ihnen auch Stoffe gegen »dicke Beine« verbergen?*

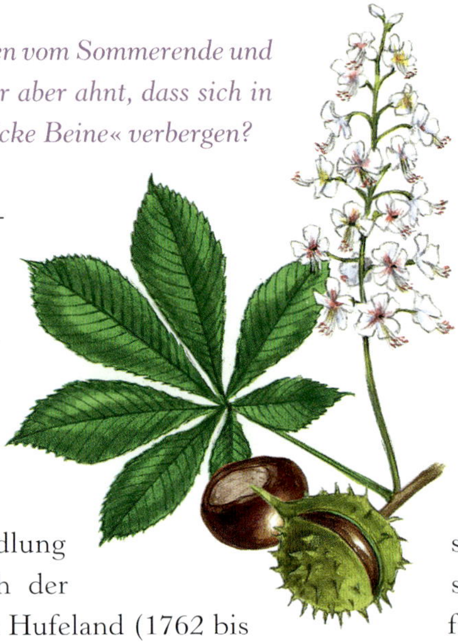

Nach den Pferden benannt ist die Rosskastanie, weil sie, so schreibt es zumindest der italienische Arzt und Botaniker Matthiolus (1501 bis 1577), »für keichende Rosse« verwendet wurde, sprich: zur Behandlung hustender Pferde. Auch der Arzt Christoph Wilhelm Hufeland (1762 bis 1836) rühmte die Früchte nicht nur als die Chinarinde übertreffendes Mittel bei Blutungen, Hämorrhoiden und chronischem Durchfall, sondern auch bei Schleimhusten.

## Herkunft und Botanik

Der bis zu 35 Meter hohe Rosskastanienbaum trägt stachelige Früchte mit glänzend braunen Samen. Die in Griechenland und im Kaukasus beheimatete Pflanze ist auch bei uns verbreitet.

### Steckbrief der Heilpflanze

- **Volkstümliche Namen:** *Gichtbaum, Pferdekastanie*
- **Hauptanwendungsgebiet:** *innerlich und äußerlich bei chronischer Venenschwäche*
- **Häufigste Zubereitungsform:** *Fertigarzneimittel*

## Inhaltsstoffe und Heilwirkung

Wirksamkeitsbestimmend ist vor allem ein komplexes Saponingemisch, das Entzündungen hemmt und die Durchlässigkeit der feinen Haargefäße und Venen reduziert. Die Gefäßwände werden abgedichtet, gestärkt und ihre Spannkraft erhöht. Wassereinlagerungen werden abgebaut und einer Neubildung wird vorgebeugt. Daneben sind Flavonoide (Farbstoffe), Gerbstoffe, Phytosterole und Eiweißstoffe für die Wirkung mit verantwortlich.

## Anwendungsgebiete

**Wissenschaftlich anerkannt** ist die Anwendung bei chronischer Venenschwäche mit Schmerzen, Schwellungen, Schweregefühl in den Beinen, Juckreiz und Wadenkrämpfen. Klinische Studien geben Hinweise darauf, dass die Rosskastanie bei langen Flugreisen Ödemen vorbeugt.

**Gegenanzeigen:** Keine bekannt. Innerliche Einnahme in Schwangerschaft und Stillzeit nur nach Rücksprache mit der Ärztin.

**Wechsel- und Nebenwirkungen:** Bei innerer Anwendung wurden in Einzelfällen Juckreiz, Übelkeit und Magenbeschwerden beobachtet.

## Verwendete Pflanzenteile und Zubereitungsform

Verwendet werden die Samen ausschließlich als Fertigarzneimittel für die Einnahme oder als Salbe zur äußerlichen Anwendung.

# Rotklee *Trifolium pratense L.*

*Selten sind die vierblättrigen Glücksbringer beim Rotklee, denn an sich herrschen hier – wie der Namen »trifolium« schon sagt – drei Blätter vor. Glück aber kann der Klee Frauen in den Wechseljahren bringen, seitdem es in den letzten Jahren Hinweise auf eine hormonartige Wirkung gibt.*

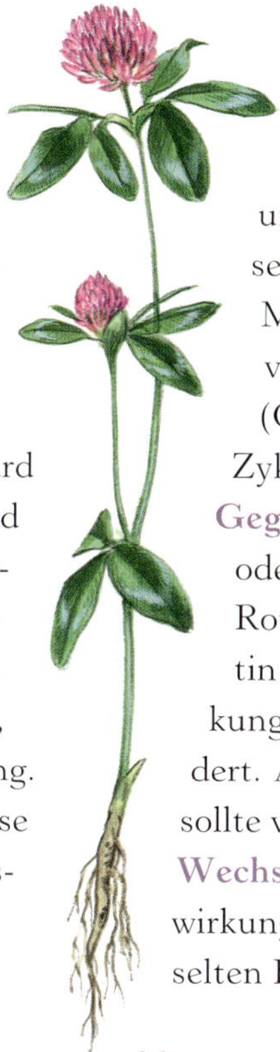

Der Rotklee wurde erstmals bei Hildegard von Bingen (1098–1179) genannt und später auch in mittelalterlichen Kräuterbüchern beschrieben. In der Volksmedizin wurden die Blüten vor allem als eine milde Gerbstoffdroge verwendet, bei Durchfall oder zur Wundbehandlung. Erst in den letzten Jahren ist das Interesse im Zusammenhang mit Wechseljahresbeschwerden gewachsen.

## Herkunft und Botanik

Rotklee gehört zu den Schmetterlingsblütlern und kommt in Europa, Mittelasien, Vorderindien und Nordafrika vor. Er wächst bevorzugt auf Wiesen, Weiden und an Wegrändern.

## Inhaltsstoffe und Heilwirkung

Neben Gerbstoffen, ätherischem Öl und Cumarinen enthält Rotklee Phytoöstrogene (v.a. Isoflavone) – Substanzen, die im Körper eine gewisse östrogenartige Wirkung entfalten. Bei hoher Dosierung kehrt sich dieser Effekt interessanterweise um. Die Phytoöstrogene wirken zudem positiv auf Blutfettwerte sowie Gefäßwände. Ob sie bei langfristiger Einnahme vor Krebs schützen, wird derzeit noch diskutiert.

## Anwendungsgebiete

Neuere Studien weisen darauf hin, dass die Anwendung von Rotklee als unterstützende Maßnahme bei Wechseljahresbeschwerden sinnvoll sein kann. Manche Frauen profitieren zudem von der zyklusregulierenden Wirkung (Östrogenstabilisierung in der ersten Zyklushälfte).

**Gegenanzeigen:** Frauen mit Brustkrebs oder genetischer Veranlagung dazu sollten Rotklee nur in Absprache mit ihrer Ärztin einnehmen, da die östrogenartige Wirkung eventuell das Tumorwachstum fördert. Auch in Schwangerschaft und Stillzeit sollte von der Einnahme abgesehen werden.

**Wechsel- und Nebenwirkungen:** Als Nebenwirkungen können leichte Übelkeit und sehr selten Hauterscheinungen auftreten.

## Verwendete Pflanzenteile und Zubereitungsform

Verwendet werden die Blätter als standardisiertes Fertigarzneimittel. Die Blüten werden in Teemischungen eingesetzt.

### Steckbrief der Heilpflanze

- **Volkstümliche Namen:** *Wiesenklee, Ackerklee, Fleischklee*
- **Hauptanwendungsgebiet:** *innerlich bei Wechseljahresbeschwerden*
- **Häufigste Zubereitungsformen:** *Fertigarzneimittel, Tee*

# Salbei *Salvia officinalis L.*

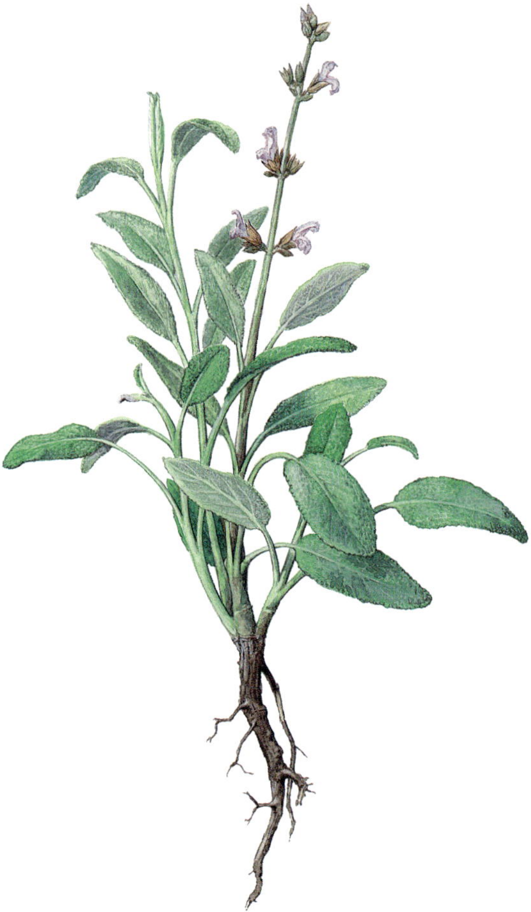

*Salbeiblätter verfeinern nicht nur viele Speisen und regen den Appetit an, sie wurden auch in der Geschichte als derart heilkräftig eingestuft, dass sich der Name der Pflanze schlicht vom lateinischen* salvare, *deutsch »heilen«, ableitet. Ein Universalmittel war der Salbei früher und gehört auch heute noch getrocknet in jede Hausapotheke.*

Als Sinnbild für das ewige Leben galten die Blätter des Salbeis seit der Antike und wurden entsprechend vielseitig eingesetzt. Karl der Große (747–814) führte ihn in seinem *Capitulare de villis*, der Pflanzordnung für alle kaiserlichen Güter, auf, sodass die Pflanze auch hierzulande populär wurde. Walahfrid Strabo (808/809–849), der heilpflanzenkundige Abt von der Reichenau am Bodensee, war so begeistert von den Heilkräften des Salbeis, dass er ihn in seinem botanischen Werk *Liber de cultura hortulus* von 23 Heilpflanzen gleich an erster Stelle behandelte. Hildegard von Bingen (1098–1179) empfahl ihn später gegen Kopfweh durch Schwarzgalle – griech. *melancholos*, wovon sich die »Melancholie« ableitet – im Mörser mit Malve zerstoßen, etwas Olivenöl besprengt und von der Stirn über den Wirbel bis zum Hinterkopf über drei Tage aufgelegt. Welch großes Ansehen die Pflanze genoss, belegt auch das *Regimen sanitatis salernitanum*, eine berühmte Schrift mit Gesundheitsregeln in Versform, vermutlich von der bedeutenden Medizinschule von Salerno aus dem ausgehenden 11. Jahrhundert. Hier gipfelt das Lob auf den Salbei in der Frage: »Warum stirbt denn überhaupt der Mensch, dem Salbei im Garten wächst?«

## Steckbrief der Heilpflanze

- **Volkstümliche Namen:** *Chüechlichrut, Salbine, Geschmackblätter*
- **Hauptanwendungsgebiete:** *äußerlich bei Entzündungen im Mund- und Rachenraum; innerlich bei Verdauungsbeschwerden und vermehrter Schweißsekretion*
- **Häufigste Zubereitungsformen:** *Tee, Tinktur*

## Herkunft und Botanik

Salbei gehört wie Thymian und Rosmarin zur Pflanzenfamilie der Lippenblütler. Neben den Doldenblütlern stellen sie die zweite große Familie mit »duftenden Blättern« dar. Er ist im gesamten Mittelmeerraum heimisch, liebt die Sonne und trockenen Boden und gedeiht auch im Blumentopf auf einer sonnigen Fensterbank. Man erkennt den Salbei an seinen leicht silbrigen, pelzigen und länglichen Blättern.

## Inhaltsstoffe und Heilwirkung

In einzigartiger Weise kombiniert der Salbei vor allem zwei Wirkstoffgruppen: ätherisches Öl (mit den Hauptkomponenten Thujon, Cineol und Campher) und Gerbstoffe. Das ätherische Öl sorgt nicht nur für den keimmindernden, bakterien- und virenhemmenden Effekt, sondern entfaltet auch eine gewisse östrogenartige Wirkung. Den Gerbstoffen verdankt die Pflanze ihre zusammenziehenden (adstringierenden) und schleimhautschützenden Eigenschaften. Außerdem sind Bitterstoffe und Flavonoide enthalten.

## Anwendungsgebiete

**Wissenschaftlich anerkannt** ist die äußerliche Anwendung bei Entzündungen der Mund- und Rachenschleimhaut, die innerliche Anwendung bei Verdauungsbeschwerden und vermehrter Schweißbildung.

**Traditionell** wird der austrocknende und flüssigkeitsvermindernde Effekt des Salbeis auch innerlich zum Abstillen eingesetzt. Daneben soll er äußerlich gegen Herpes-Viren wirken.

**Speziell bei Frauen** wurden gute Erfahrungen mit Salbei bei Scheidenentzündung (äußerlich) und der Hemmung der Milchbildung (innerlich) gemacht. Daneben soll sie auch dabei helfen, die Gebärmutterschleimhaut aufzubauen.

**Gegenanzeigen:** Keine Einnahme des reinen ätherischen Öls und alkoholischer Extrakte in der Schwangerschaft wegen des Thujongehalts. Keine Anwendung länger als 4 Wochen.

**Wechsel- und Nebenwirkungen:** Wechselwirkungen sind nicht bekannt. Bei längerer Einnahme oder sehr hoher Dosierung alkoholischer Extrakte wie auch bei Einnahme des reinen ätherischen Öls (Vorsicht: Kinder!) kann es wegen des Thujongehalts zu epilepsieartigen Krämpfen kommen. Das kann beim Trinken des Tees nicht passieren, da sich Thujon darin nur in Spuren löst. Aufgrund der Gerbstoffe kann Salbei in höherer Dosierung bei empfindlichen Personen auf den Magen schlagen. Des Weiteren sind Brustspannen und Blutungsstörungen möglich.

## Verwendete Pflanzenteile und Zubereitungsform

Verwendet werden die Blätter als Tee und Tinktur. In der Tinktur sind mehr ätherische Öle als im Tee enthalten, da diese sich weit besser in Alkohol als in Wasser lösen. Zur Entzündungshemmung sollte man deshalb die Tinktur oder alkoholhaltige Fertigarzneimittel verwenden.

### Die besten KOMBINATIONEN

Die Gerbstoffwirkung des Salbeis kann bei Hals- und Rachenentzündungen mit der entzündungslindernden Kamille und dem gerbstoffhaltigen Odermennig in einem Tee zum Gurgeln kombiniert werden. Bei Reizhusten wird der Tee zum Gurgeln und Trinken noch mit Süßholz und Eibisch ergänzt, um deren Schleimstoffe zu nutzen.

# Schafgarbe *Achillea millefolium L.*

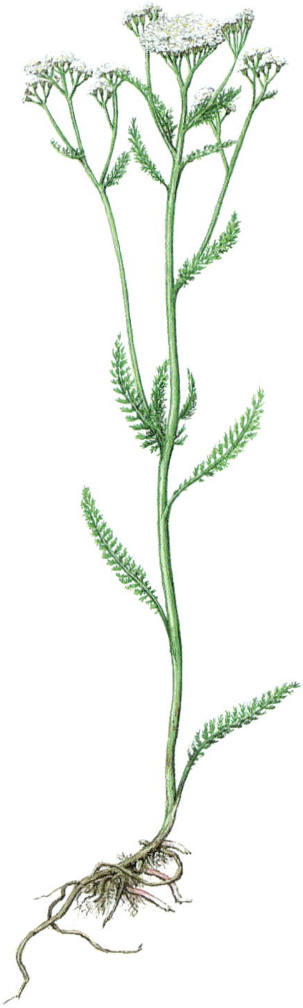

*Als »Tausendblättriges Soldatenkraut« auf Schlachtfeldern und im Kriegsgeschehen fand die Schafgarbe in der Antike Verwendung, auch ihr lateinischer Name ist einem der größten Helden der griechischen Mythologie aus dem Trojanischen Krieg – Achill – geweiht. Heute hilft sie als eine der wichtigsten Frauenpflanzen bei Menstruationsbeschwerden.*

Wundheilung und Blutstillung waren im ersten europäischen Heilpflanzenbuch, der *Materia medica* des griechischen Arztes Dioskurides (1. Jh.), die wichtigsten Anwendungsgebiete der Schafgarbe. Und auch die Äbtissin Hildegard von Bingen (1098–1179), die die Pflanze in ihrem Werk *Causae et curae* erwähnt, setzte sie bei äußeren und inneren Verletzungen ein. So etwa bei Nasenbluten: »Wem viel Blut aus der Nase fließt, soll Dill und die doppelte Menge Schafgarbe nehmen und diese Kräuter frisch um die Stirn, die Schläfen und seine Brust legen.« In der Volksmedizin entwickelte sich die Schafgarbe im Laufe der Zeit zu einer Heilpflanze für Frauen. Die in der Kräuterkunde bewandte Österreicherin Maria Treben (1907 bis 1991), die mit *Gesundheit aus der Apotheke Gottes* in den 1980er-Jahren einen Ratgeber in Millionenauflage schrieb, notierte: »Die Schafgarbe ist eine aus unserem Leben nicht wegzudenkende Heilpflanze. Sie ist zwar für viele schwere Erkrankungen unser bester Helfer, in erster Linie aber ein Heilkraut für Frauen. Ich kann die Schafgarbe den Frauen nicht genug empfehlen.« Auch der kräuterkundige Pfarrer Kneipp (1821–1897) lobte die Pflanze: »Viel Unheil bliebe den Frauen

## Steckbrief der Heilpflanze

- **Volkstümliche Namen:** *Tausendblatt, Gänsezungen, Schafrippl, Augenbraue der Venus*
- **Hauptanwendungsgebiete:** *innerlich bei krampfartigen Verdauungsbeschwerden; äußerlich bei Krämpfen des kleinen Beckens der Frau*
- **Häufigste Zubereitungsformen:** *Tee, Tinktur, Fertigarzneimittel*

erspart, würden sie ab und zu einmal nach Schafgarbe greifen.« Ein Sprichwort schließlich sagt: »Schafgarbe im Leibe tut wohl jedem Weibe.«

## Herkunft und Botanik

Die Schafgarbe, ein Korbblütler, ist in Europa, Nordasien und Nordamerika heimisch, weit verbreitet und wächst an Weg- und Feldrändern. Auffällig sind die fein untergliederten Blätter, die ihr die lateinische Bezeichnung *millefolium* – tausendblättrig – wie auch den volkstümlichen Namen »Augenbraue der Venus« einbrachten.

## Inhaltsstoffe und Heilwirkung

Unter den wesentlichen Inhaltsstoffen enthält das krampflösende und entzündungshemmende ätherische Öl der Schafgarbe sogenannte Azulene – auch die Kamille enthält Chamazulen –, wobei der Azulengehalt wild wachsender Pflanzen sehr variieren kann: von 25 Prozent des ätherischen Öls bis hin zum völligen Fehlen. Im Unterschied zur Kamille enthält das Schafgarbenkraut jedoch auch noch gallenflussfördernde und appetitanregende Bitterstoffe, daneben auch Flavonoide, Cumarine und Mineralstoffe, hier vor allem Kalium.

## Anwendungsgebiete

**Wissenschaftlich anerkannt** ist die innerliche Anwendung des Schafgarbenkrauts bei Appetitlosigkeit und krampfartigen Verdauungsbeschwerden. Äußerlich kommt das Kraut bei schmerzhaften Krämpfen im kleinen Becken der Frau zum Einsatz.

**Traditionell** wird die Schafgarbe innerlich bei Entzündungen der Magen-Darm-Schleimhaut und der Leber eingesetzt. Äußerlich wird es bei Scheidenentzündungen verwendet und hilft bei der Wundbehandlung.

**Speziell bei Frauen** wurden gute Erfahrungen mit dem Schafgarbenkraut gemacht bei der Behandlung von Menstruationsbeschwerden, Hämorrhoiden, Leberleiden und Stauungen im venösen System.

**Gegenanzeigen:** Nicht bei Gallensteinen.

**Wechsel- und Nebenwirkungen:** Wechselwirkungen sind nicht bekannt. In seltenen Fällen allergische Reaktionen.

## Verwendete Pflanzenteile und Zubereitungsform

Verwendet wird das Kraut als Tee, Tinktur oder Fertigarzneimittel. Der Tee schmeckt angenehm aromatisch und leicht bitter. Sowohl der Tee als auch die Tinktur werden innerlich eingenommen, aber auch äußerlich als Badezusatz für Sitzbäder sowie für Auflagen verwendet.

### Die besten KOMBINATIONEN

Zur Anregung der Lebertätigkeit und Linderung von Gallenbeschwerden hat sich eine Teemischung aus Schafgarbe, Löwenzahnblättern und -wurzel, Wegwartenwurzel, Erdrauch- sowie Odermennigkraut bewährt. Bei Menstruationsbeschwerden eignet sich eine Mischung mit Kamille, Fenchel und Majoran als krampflösender Tee. Hier ist auch das Sitzbad empfehlenswert, dem ein alkoholischer Auszug aus Kamillenblüten und Schafgarbenkraut (z. B. Kamillan®) beigefügt wird.

# Süßholzwurzel *Glycyrrhiza glabra L.*

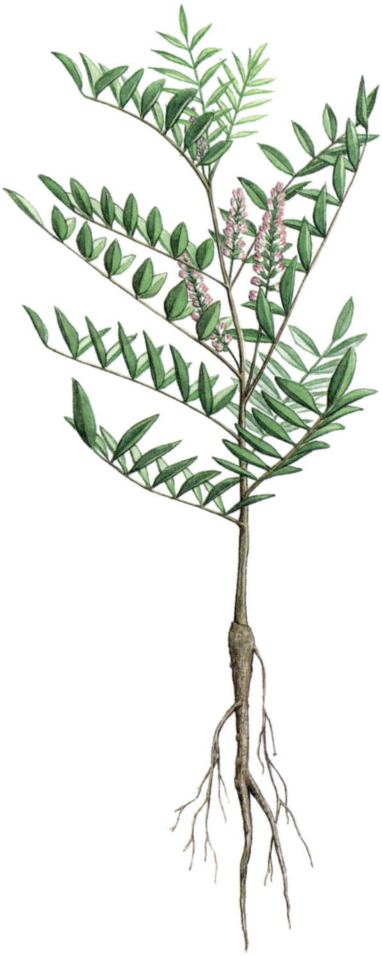

*Eingedickt, mit Zuckersirup, Gelatine und bisweilen Salmiak wird der Saft der Süßholzwurzel als Lakritze angeboten. Im Tee sorgt Süßholz nicht nur für einen leicht süßen Geschmack, sondern verstärkt die Wirkung anderer Heilpflanzen und hilft vor allem bei Magen- und Darmgeschwüren.*

Der süße Geschmack der Wurzel imponierte bereits den Schriftstellern der Antike offenbar so sehr, dass sie ihn im Pflanzennamen beschrieben: *Glycyrrhiza* ist abgeleitet von griechisch *glykýs* = süß und *rhiza* = die Wurzel. Bereits der griechische Arzt Dioskurides (1. Jh.) beschrieb die Heilwirkung der Pflanze ausführlicher: Sie helfe bei Atemwegserkrankungen, bei Husten, Heiserkeit, Asthma und Brustbeschwerden, daneben bei Leber-, Blasen- und Nierenleiden. In den folgenden Jahrhunderten aber wurde das Süßholz kaum in den großen Kräuterbüchern beschrieben, vermutlich auch, weil die Wurzel nördlich der Alpen schwer erhältlich war. Dies sollte sich mit Constantinus Africanus (1017–1087) ändern, einem Heilkundigen, der das Wissen der arabischen Welt im 11. Jahrhundert an die Medizinschule von Salerno in Süditalien brachte. Und so finden sich Beschreibungen im *Circa instans*, der wichtigsten pflanzenheilkundlichen Quelle dieser Schule, wie auch bei Hildegard von Bingen (1098–1179), die die Anwendung bei Husten, Heiserkeit und Lungenleiden beschrieb: »Bereitet dem Menschen eine klare Stimme, auf welche Art sie auch immer gegessen wird, und es macht seinen Sinn mild und erhellt seine Augen und erweicht seinen Magen zur besseren Verdauung.«

## Steckbrief der Heilpflanze

- **Volkstümliche Namen:** *Gelbe Zuckerwurzel, Hustenwurzel*
- **Hauptanwendungsgebiete:** *innerlich bei Katarrhen der oberen Atemwege sowie bei Magen- und Darmgeschwüren*
- **Häufigste Zubereitungsformen:** *Tee, Fertigarzneimittel*

## Herkunft und Botanik

Süßholz gehört zu den Schmetterlingsblütlern und ist verwandt mit dem Ginster, verschiedenen Kleesorten, der Robinie, aber auch mit Erdnuss oder Kichererbse. Die Staude wird über 1 Meter hoch und entwickelt neben einer Pfahlwurzel ein weitverzweigtes Wurzelsystem. Beheimatet ist sie im Mittelmeergebiet, in Kleinasien und Russland. Mittlerweile wird Süßholz überwiegend in Spanien, Südfrankreich und Italien, im Wolgagebiet, im Irak und in China angebaut.

## Inhaltsstoffe und Heilwirkung

Die Süßholzwurzel enthält verschiedene Inhaltsstoffgruppen, die die Wirkung mitbestimmen: Saponine (u. a. Glycyrrhizinsäure), Phytosterole, Flavonoide (darunter Liquiritin) und Schleimstoffe. Die Saponine führen vermutlich dazu, dass die Oberflächenspannung von Wasser herabgesetzt wird und so die gesamten Inhaltsstoffe im Tee besser vom Körper aufgenommen werden. Zudem wirken sie schleimverflüssigend und auswurffördernd. Das enthaltene Glycyrrhizin hemmt Entzündungen, indem es die Wirkung körpereigener entzündungshemmender Stoffe (Kortikosteroide) verstärkt. Daneben schützt es – ebenso wie die Schleimstoffe – insbesondere die Magenschleimhaut.

## Anwendungsgebiete

**Wissenschaftlich anerkannt** ist die Anwendung bei Katarrhen der oberen Atemwege. Außerdem ist Süßholz eines der wenigen hilfreichen Mittel bei Magen- und Darmgeschwüren, da es eine Abheilung der Geschwüre beschleunigen kann.
**Traditionell** wird Süßholz bei Sodbrennen und säurebedingten Magenbeschwerden verwendet.
**Speziell bei Frauen** gibt es gute Erfahrungen mit Süßholz bei der Behandlung von Arthritis.

**Gegenanzeigen:** Süßholz sollte nicht eingenommen werden bei chronischer Leberentzündung oder Leberzirrhose, bei Diabetes, Bluthochdruck und Kaliummangel sowie während der Schwangerschaft und Stillzeit.
**Wechsel- und Nebenwirkungen:** Süßholz sollte nicht angewendet werden, wenn Digitalispräparate oder Saluretika (über den Mineralhaushalt wirkende harntreibende Mittel) eingenommen werden. Bei hoch dosierter Anwendung über einen Zeitraum von 6 Wochen besteht die Gefahr von Ödembildung und Bluthochdruck.

## Verwendete Pflanzenteile und Zubereitungsform

Verwendet wird die Wurzel als Tee oder Fertigarzneimittel. Gegen Gastritis und Magengeschwüre kann auch der Sirup oder Saft eingenommen werden.
**Wichtig:** Bei einer längeren Einnahme (4 bis 6 Wochen) ist auf möglichst kaliumreiche Kost zu achten (z. B. getrocknete Aprikosen, Brennnesseltee), da durch Süßholz vermehrt Kalium aus dem Körper ausgeschwemmt wird.

### Die besten KOMBINATIONEN

Eine Teemischung aus Süßholzwurzel, Eibischwurzel, Anisfrüchten, Thymiankraut, Kamillenblüten und eventuell Melissenblättern zu gleichen Teilen kann sowohl bei Husten als auch bei Magen-Darm-Beschwerden wohltuend sein. Für Kinder ist die Mischung aufgrund des hohen Saponingehalts aus der Süßholzwurzel allerdings ungeeignet.

# Taigawurzel *Eleutherococcus senticosus*

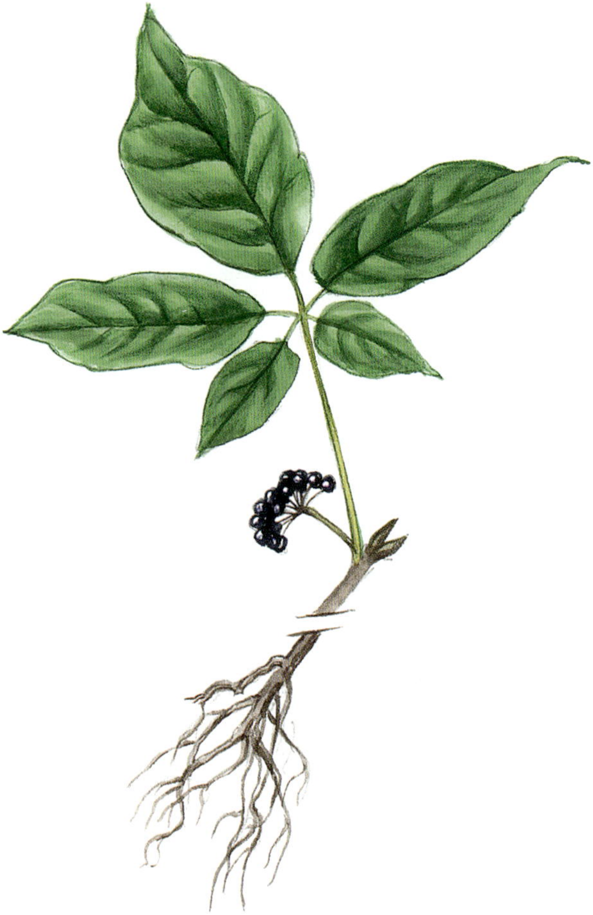

*Zwar werden in der Heilkunde viele Wurzeln verwendet, doch kaum eine wirkt so umfassend auf den ganzen Körper wie die Taigawurzel. Sie kräftigt und stärkt nicht nur allgemein, sondern unterstützt in besonderem Maße das gesamte Abwehrsystem.*

Während die Taigawurzel hierzulande nur wenig bekannt war, wird sie in China und bei den Ureinwohnern der russischen Taiga schon seit Jahrhunderten als ein gebräuchliches Heilmittel eingesetzt. Sie soll die Vitalität und die Ausdauer stärken und insbesondere ältere Menschen kräftigen. Erst Mitte des 20. Jahrhunderts begannen sowjetische Forscher die Taigawurzel genauer zu untersuchen, hier vor allem ihren immunstärkenden Effekt. Und tatsächlich konnte in Studien die besonders positive Wirkung dieser Pflanze auf das Abwehrsystem, daneben eine stressreduzierende und konzentrationsfördernde Wirkung bestätigt werden. Da das Anwendungsspektrum der Taigawurzel dem der Ginsengwurzel ähnelt, wird die Pflanze auch als »Sibirischer Ginseng« beziehungsweise »Russischer Ginseng« bezeichnet – auch wenn sich die beiden Pflanzen in den Inhaltsstoffen gänzlich voneinander unterscheiden. Als preisgünstiger Ersatz werden Ginsengpräparate nicht selten mit Taigawurzel verfälscht.

### Steckbrief der Heilpflanze

- **Volkstümliche Namen:** *Sibirischer Ginseng, Russischer Ginseng*
- **Hauptanwendungsgebiete:** *innerlich zur Stärkung des Immunsystems und Erhöhung der Belastbarkeit in Stresssituationen*
- **Häufigste Zubereitungsformen:** *wässrig-alkoholischer Auszug, Tee, Fertigarzneimittel*

## Herkunft und Botanik

Die Taigawurzel ist ein Araliengewächs und damit interessanterweise mit dem Efeu verwandt. Der Strauch wird bis zu 7 Meter hoch, er hat stachelig gesägte Blätter, die vermutlich für den

Artnamen (lat. *senticosus* = dornig, stachelig) verantwortlich sind. Er ist vor allem verbreitet im Osten Sibiriens, in China, Japan und Korea. Die eher fade schmeckenden Wurzeln werden gegen Ende der Vegetationsperiode ausgegraben, gereinigt und getrocknet. Während früher der Wildbestand gesammelt wurde, stammen die Wurzeln für Arzneizwecke heute aus Kulturen.

## Inhaltsstoffe und Heilwirkung

Die Taigawurzel enthält sogenannte Eleutheroside, die ein Gemisch chemisch unterschiedlicher Verbindungen darstellen: Phenylpropanverbindungen, Kaffeesäureverbindungen (wie Chlorogensäure), Lignane, Sitosterolglucosid, Cumarinverbindungen und Polysaccharide. Die Inhaltsstoffe tragen zur Stärkung des Abwehrsystems bei und erhöhen die Belastbarkeit in Stresssituationen, indem sie die Adrenalinausschüttung vermindern. Zugleich verbessern sie die geistige Leistungsfähigkeit. Schließlich lässt sich mit der Taigawurzel auch Virusinfektionen vorbeugen, weshalb die Wurzel prädestiniert ist für die Vorbeugung von grippalen Infekten gerade in der kalten Jahreszeit. Nicht zuletzt wirkt die Taigawurzel noch antioxidativ, das heißt, sie fängt freie Radikale ab, die Zellen zerstören. Mit diesen Eigenschaften hat die Taigawurzel einen ähnlichen Stellenwert in der Pflanzenheilkunde wie die Ginsengwurzel und ist eine preiswerte Alternative zu dieser.

## Anwendungsgebiete

**Wissenschaftlich anerkannt** ist die Anwendung der Taigawurzel bei Müdigkeits- und Schwächegefühl, insbesondere auch in der Genesungsphase nach einer Krankheit. Des Weiteren kommt sie zum Einsatz bei nachlassender Leistungs- und Konzentrationsfähigkeit.

**Traditionell** wird die Taigawurzel eingesetzt bei Stressbelastung und Konzentrationsschwäche wie auch zur Abwehrstärkung. Auch ältere Menschen berichten über ein verbessertes Wohlbefinden nach der Einnahme von Taigawurzel.

**Speziell bei Frauen** wurden gute Erfahrungen mit der Taigawurzel als allgemein vitalisierende Arzneipflanze gemacht.

**Gegenanzeigen:** Die Taigawurzel nicht anwenden während der Schwangerschaft. Bei Bluthochdruck sollte die Anwendung vorher mit der Ärztin abgeklärt werden.

**Wechsel- und Nebenwirkungen:** Keine bekannt.

## Verwendete Pflanzenteile und Zubereitungsform

Die Wurzeln werden getrocknet als Tee oder in Form eines Fertigpräparats eingenommen. Traditionell kommen sie vor allem als wässrig-alkoholischer Auszug in Form verschiedener »Elixiere« zum Einsatz. Bewährt hat sich die kurmäßige Anwendung des Tees über einen Zeitraum von 3 Monaten. Nach einer Pause von 2 Monaten kann die Anwendung erneut erfolgen.

### Die besten KOMBINATIONEN

Die Taigawurzel wird zur Stärkung des Immunsystems und der Leistungsfähigkeit üblicherweise als Fertigpräparat in Tropfen- oder Kapselform angeboten. Diese Präparate können jedoch sehr gut mit einem Tee aus nervenstärkenden und beruhigenden Heilpflanzen kombiniert werden, etwa mit Heidekraut, Baldrian, grünem Hafer und Melisse.

# Taubnessel *Laminum album L.*

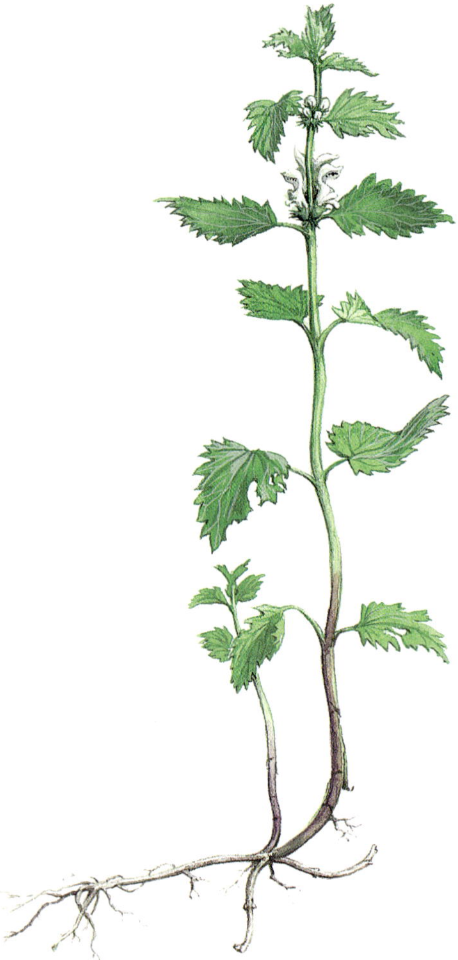

*Die weiße Farbe der Blütenblätter der Taubnessel galt in der Signaturenlehre als Hinweis auf weiße Körperflüssigkeiten, weshalb genau diese Blüten bei einer dazu passenden Krankheit eingesetzt wurden: dem Weißfluss von Frauen.*

Die Autoren der Antike und des Mittelalters erwähnen die Taubnessel gar nicht oder nur zusammen mit der Brennnessel. Hildegard von Bingen (1098–1179) spricht in ihrer *Physica* von einer »Binsuga« – einer Pflanze also, an der Bienen gerne saugen. Auch wenn die Melisse in ihrem Namen ebenfalls auf Bienen verweist (altgriech. *melisse* = Biene), meinte Hildegard von Bingen mit der Binsuga vermutlich die weiße Taubnessel. Diese erfreue das Herz und sei gut für die Augen. In der Volksmedizin spielte die Taubnessel vor allem als Heilmittel für Frauen eine Rolle, ob bei »weißem Fluss«, Blutarmut oder zum »Erweichen des Uterus«. Der besondere Bezug zum weiblichen Geschlecht zeigt sich auch in einem Mythos, welcher einen neuen Blick insbesondere auf die Blütenform eröffnet. Er erzählt von Lamia, der Tochter des Poseidon. Lamia (griech. Schlund) hatte ein Verhältnis mit dem Göttervater Zeus, von dem sie ein Kind gebar. Als Hera, die Gattin von Zeus, davon erfuhr, raubte sie das Kind. Lamia konnte den Verlust nicht überwinden, und sie begann, die Kinder anderer Frauen zu rauben und zu verschlingen. Daraufhin verwandelte Zeus die rasende Lamia in die Taubnessel, die heute mit der an einen geöffneten Schlund ähnelnden Blüte an die Geschichte des mütterlichen Verlustes erinnert.

## Steckbrief der Heilpflanze

- **Volkstümliche Namen:** *Bienensaug, Zahme Nessel, Zuzeln, Honigblom*
- **Hauptanwendungsgebiete:** *innerlich zur Behandlung von Atemwegsinfekten; äußerlich bei Entzündungen von Haut und Schleimhaut; innerlich und äußerlich bei Weißfluss*
- **Häufigste Zubereitungsform:** *Tee*

## Herkunft und Botanik

Auch wenn die Blätter der Taubnessel denen der Brennnessel ähneln und ihr dadurch den Namen »Nessel« einbrachten, ist sie mit dieser nicht verwandt und hat auch keine Brennhaare. Vielmehr zählt die Taubnessel zu den Lippenblütlern. Ein weiteres Erkennungsmerkmal sind die Blüten, die bei der *Laminum album L.* weiß, bei anderen Taubnesseln purpurfarben, gefleckt oder goldgelb sind und besonders gerne von Bienen und Hummeln angeflogen werden. Heimisch ist die Taubnessel in Europa und Nordasien. Für den arzneilichen Gebrauch werden die Blüten aus Osteuropa eingeführt, sie sind aber als Arzneidroge nicht ganz billig.

## Inhaltsstoffe und Heilwirkung

Die Taubnesselblüten enthalten Gerbstoffe, sekundäre Pflanzenstoffe (v. a. Iridoide), Pflanzensäuren wie die Rosmarinsäure, Flavonoide (Farbstoffe) und Schleimstoffe. Zunutze macht sich die Pflanzenheilkunde vor allem die zusammenziehende Wirkung der Gerbstoffe und die entzündungshemmenden Eigenschaften der Iridoide, unterstützt von dem beruhigenden und juckreizstillenden Effekt der Schleimstoffe. Des Weiteren sind die Inhaltsstoffe der Taubnessel noch sekretionshemmend und gewebeverdichtend.

## Anwendungsgebiete

**Wissenschaftlich anerkannt** ist die innerliche Anwendung bei Katarrhen der oberen Atemwege sowie leichten Entzündungen der Mund- und Rachenschleimhaut. Des Weiteren ist die Wirksamkeit innerlich wie äußerlich bei Weißfluss (Fluor albus) und schließlich die rein äußerliche Anwendung bei leichten, oberflächlichen Entzündungen der Haut belegt.

**Traditionell** werden Taubnesselblüten gegen Juckreiz eingesetzt, bei Unterleibs- und Menstruationsbeschwerden wie auch bei unregelmäßiger Menstruation und Wechseljahresbeschwerden. Außerdem finden sie Anwendung bei nervöser Schlaflosigkeit und bei Hautschwellungen. **Speziell bei Frauen** wurden gute Erfahrungen mit der Pflanze zur Steigerung des Wohlbefindens in der Schwangerschaft gemacht, daneben aber auch bei Entzündungen im Genitalbereich (als Sitzbäder).

**Gegenanzeigen:** Keine bekannt.

**Wechsel- und Nebenwirkungen:** Keine bekannt.

## Verwendete Pflanzenteile und Zubereitungsform

Verwendet werden die Blüten der Taubnessel üblicherweise als Tee, seltener auch als Tinktur. Die Zubereitungen werden sowohl eingenommen als auch äußerlich in Form von Sitzbädern, Spülungen und für Umschläge eingesetzt. Der Tee kann sehr gut gemischt werden (siehe Kasten unten).

### Die besten KOMBINATIONEN

Seit der Antike werden Taubnesselblüten für Sitzbäder und Spülungen bei verstärktem Scheidenausfluss eingesetzt. Bewährt hat sich hier insbesondere die Kombination mit den gerbstoffhaltigen Walnuss- und Himbeerblättern.

Für einen Wohlfühltee während der Schwangerschaft ist die Kombination von Taubnesselblüten mit Melisse und Frauenmantel geeignet.

# Thymian *Thymus vulgaris L.*

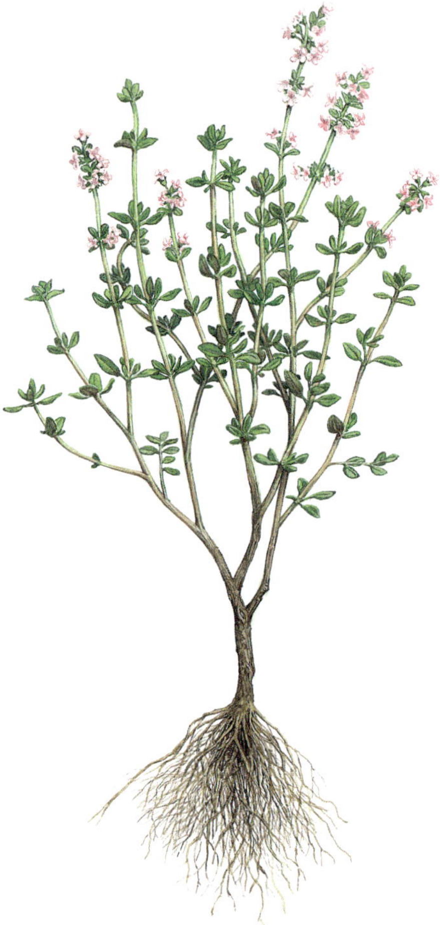

## Steckbrief der Heilpflanze

- **Volkstümliche Namen:** *Kuttelkraut, Suppenkraut, Römischer Quendel*
- **Hauptanwendungsgebiete:** *innerlich keimhemmend, krampflösend und auswurffördernd bei Atemwegsinfekten sowie zur Förderung der Verdauung*
- **Häufigste Zubereitungsformen:** *Tee, Fertigarzneimittel, Gewürz*

*Erwärmend und anregend, keimmindernd und krampflösend wirkt der Thymian – und ist damit eine der ganz großen Pflanzen für Hausapotheke und Küche zugleich. Insbesondere auf die Atemwege und das Verdauungssystem wirkt das würzige Kraut.*

Seit mehr als 4000 Jahren ist der Thymian als Gewürz- und Arznei-, aber auch Räucherpflanze bekannt. Sein Name stammt vermutlich vom griechischen *thyein* = Rauchopfer darbringen, da er bei Opferfeiern zum Räuchern verwendet wurde. Und wie auch von anderen Räucherpflanzen, etwa Weihrauch, konnte später auch vom Thymian die antibakterielle Wirkung belegt werden. In der Literatur der Antike finden sich vor allem Hinweise auf eine reinigende Wirkung. So beschreibt Dioskurides (1. Jh.), ein damals bedeutender Militärarzt, den Thymian nicht nur bei Asthma. Er helfe auch, in Rachen und Magen Schleim zu lösen sowie Harn und Menstruation zu fördern. Im 11. Jahrhundert gelangte die Pflanze nach Mitteleuropa und etablierte sich hier schnell. Die mittelalterlichen Autoren empfahlen Thymian mit Honig, um »den zähen Schleim aus der Brust zu treiben«. Die heilkundige Äbtissin Hildegard von Bingen (1098–1179) nannte als Anwendungsgebiet den Keuchhusten, sie schreibt zudem: »Thymian ist wärmend und trocknend, und wenn jemand gute Kräuter und Gewürze beifügt, nimmt er durch seine Wärme und seine Stärke die Fäulnis der schmerzenden Geschwüre weg«, wobei sie die Anwendung als Sitzbad nahelegte. Einen noch höheren Stellenwert erhielt Thymian, als man zu Beginn des 18. Jahrhunderts seinen wichtigsten Wirkstoff, das Thymol, entdeckte.

## Herkunft und Botanik

Der Thymian gehört wie Rosmarin, Lavendel oder Pfefferminze zu den Lippenblütlern. Der bis zu 50 Zentimeter hohe Halbstrauch stammt aus dem Mittelmeerraum, wächst jedoch auch hierzulande an trockenen und sonnigen Stellen. Die ganze Pflanze riecht aromatisch. Den ganzen Sommer über können frische Zweige geerntet werden, kurz vor der Blüte sind sie am intensivsten im Geschmack.

## Inhaltsstoffe und Heilwirkung

Der wichtigste Inhaltsstoff des Thymians ist mit bis zu 4 Prozent das ätherische Öl mit dem wirksamkeitsbestimmenden Thymol. Dieses zählt zu den stärksten antibakteriellen und antiviralen pflanzlichen Stoffen, die es gibt. Zudem ist Thymol in der Lage, die sich auf der Schleimhaut der Atemwege befindlichen Flimmerhärchen zu aktivieren. Dadurch trägt er dazu bei, den hier sitzenden Schleim abzutransportieren und so den Auswurf bei Hustenkrämpfen zu erleichtern. Daneben wirkt das ätherische Öl stark krampflösend und durchblutungsfördernd. Neben diesem Hauptwirkstoff sind noch Lamiaceen-Gerbstoffe, vor allem die Rosmarinsäure, und Flavonoide (Farbstoffe) verantwortlich für den virenhemmenden Effekt.

## Anwendungsgebiete

**Wissenschaftlich anerkannt** ist die Anwendung von Thymian bei Bronchitis und Keuchhusten, daneben bei Katarrhen der oberen Atemwege.

**Traditionell** wird Thymian äußerlich als antibakterielles Mittel eingesetzt, um Entzündungen im Mundbereich entgegenzuwirken. Innerlich findet es Anwendung zur Förderung der Verdauung, vor allem im Zusammenhang mit Blähungen und Völlegefühl, und bei Appetitlosigkeit. Daneben verwendet man Thymian noch äußerlich zur unterstützenden Behandlung von rheumatischen Beschwerden.

**Gegenanzeigen:** Keine bekannt.

**Wechsel- und Nebenwirkungen:** Keine bekannt. Dennoch gilt auch bei dieser Heilpflanze, dass man sie sparsam dosieren sollte – sowohl bei der Verwendung als Gewürz als auch bei Nutzung des ätherischen Öls im Rahmen der Aromatherapie.

## Verwendete Pflanzenteile und Zubereitungsform

Verwendet wird das Kraut, das heißt die oberirdischen Teile, zum Zeitpunkt der Blüte, als Tee und in Teemischungen, Gewürz oder Fertigarzneimittel, hier vor allem in Hustensäften und Präparaten zum Gurgeln. Das ätherische Öl wird in Badezusätzen, als Hustenmittel, für Einreibungen und Gurgelpräparate eingesetzt.

### Die besten KOMBINATIONEN

Thymiankraut sollte in keinem Hustentee fehlen und ist sowohl für Kinder als auch für Erwachsene geeignet. Bewährt hat sich die Kombination mit Süßholzwurzel, Anisfrüchten, Fenchelfrüchten und Schlüsselblumenblüten für einen Tee bei Reizhusten. Die Mischung mit den gerbstoffhaltigen und entzündungshemmenden Salbeiblättern hingegen kann bei Mundschleimhautentzündungen helfen.

# Traubensilberkerze *Cimicifuga racemosa (L.)*

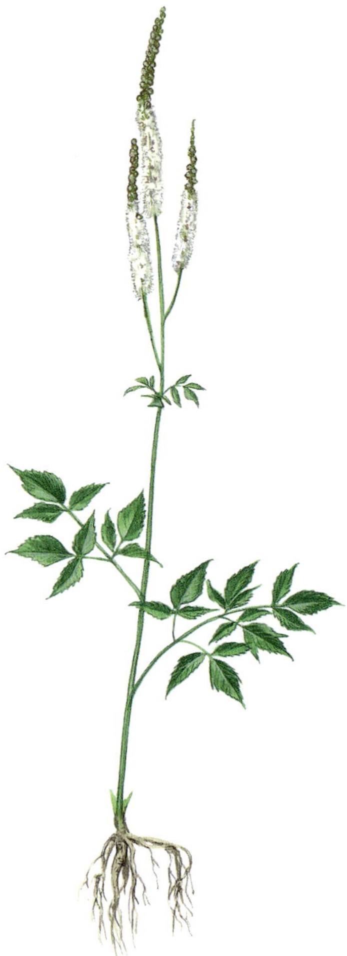

## Steckbrief der Heilpflanze

- **Volkstümliche Namen:** *Wanzenkraut, Schwarze Schlangenwurzel, Frauenwurzel, »rattle snake root«*
- **Hauptanwendungsgebiete:** *innerlich bei Menstruations- und Wechseljahresbeschwerden*
- **Häufigste Zubereitungsform:** *Fertigarzneimittel*

*Eine Wohltat ist der Wurzelstock dieser wie eine lange weiße Kerze anmutenden Pflanze für alle Frauen, deren Hormonsystem sich im Ungleichgewicht befindet, ob im Monatszyklus oder in Phasen großer hormoneller Veränderung wie den Wechseljahren. Die Traubensilberkerze erleichtert diesen Übergang und glättet die Wogen, physisch wie psychisch.*

Die Geschichte der Traubensilberkerze führt nach Nordamerika, wo sie von den Indianern als Heilpflanze geschätzt und zur Geburtserleichterung, bei Menstruationskrämpfen, aber auch bei Schlangenbissen, Epilepsie oder Asthma eingesetzt wurde. Die Pflanze wurde hier auch als »squaw root« bezeichnet, denn sie war eine klassische Arzneidroge der indianischen Frauen. Erstmalig beschrieben wurde sie Ende des 17. Jahrhunderts unter der Bezeichnung *Christophoriana canadensis* vom schwedischen Naturwissenschaftler Linné (1707–1778), dann etwas später als *Actaea racemis longissimis*. Nach Mitteleuropa kam die Traubensilberkerze erst im 19. Jahrhundert, wo sie ebenfalls im hormonellen Bereich – Erkrankungen der Gebärmutter oder Impotenz –, aber auch bei Magen-Darm-Beschwerden oder Ohrensausen verwendet wurde. Ihren offiziellen Namen *Cimicifuga* hat sie dem Umstand zu verdanken, dass sie nie von Blattwanzen befallen wird: das lateinische *cimex* bedeutet auf Deutsch Wanze, *fuga* Flucht.

## Herkunft und Botanik

Die Traubensilberkerze ist im atlantischen Nordamerika heimisch und stammt für Arzneizwecke vorwiegend aus der Wildsammlung. Sie gehört zur Familie der Hahnenfußgewächse und ist mit der Butterblume oder der Sumpfdotterblume verwandt. Die bis zu 2 Meter hohe Pflanze bildet als Blütenstand eine stabartige Traube, die im Monat Juli weiß blüht und unangenehm riecht.

## Inhaltsstoffe und Heilwirkung

Neben dem Mönchspeffer ist die Traubensilberkerze die zweite wichtige Pflanze, die Inhaltsstoffe enthält, die vereinfacht als Phytoöstrogene bezeichnet werden. Diese Substanzen sind – trotz anderer chemischer Struktur – in der Lage, an die im Körper befindlichen Rezeptoren für die Östrogene, weibliche Hormone, anzudocken und damit den Hormonhaushalt zu beeinflussen. Als wirksamkeitsbestimmende Inhaltsstoffe stehen Triterpenglykoside oder Phenolcarbonsäuren im Vordergrund. Sie wirken sich nicht nur regulierend auf die Herz-Kreislauf-Tätigkeit und die Körpertemperatur aus, sondern haben auch einen positiven Effekt auf den Knochenstoffwechsel, der ebenfalls durch das Östrogen beeinflusst wird.

## Anwendungsgebiete

**Wissenschaftlich anerkannt** ist die Anwendung von Traubensilberkerze beim prämenstruellen Syndrom (PMS) und bei Menstruationsbeschwerden. Auch bei Wechseljahresbeschwerden, insbesondere, wenn diese mit psychischen Symptomen einhergehen, kann sie helfen. So wird sie bei den typischen Beschwerden wie Hitzewallungen, Schweißausbrüchen, Schlafstörungen und seelischer Unausgeglichenheit eingesetzt.

Traubensilberkerze ist die einzige Pflanze, die auch bei östrogenabhängigem Brustkrebs genommen werden kann. Denn anders als andere östrogenartig wirkende Pflanzen beeinflusst sie den Hormonhaushalt indirekt über bestimmte Neurotransmitter (im Hypothalamus und über Dopamin-Rezeptoren).

**Gegenanzeigen:** Da bei Brustkrebspatientinnen noch keine Langzeitstudien mit der Traubensilberkerze vorliegen, sollte die Einnahme in Absprache mit der Ärztin erfolgen. Dies gilt ebenfalls für Frauen mit Lebererkrankungen, Schwangere und Stillende wie auch für Frauen, die aus anderen Gründen keine weiblichen Hormonpräparate einnehmen sollen.

**Wechsel- und Nebenwirkungen:** Als Nebenwirkungen treten gelegentlich Magenbeschwerden auf. Zu achten ist auf die korrekte Einnahmedosierung und -dauer, da Langzeitstudien mit Traubensilberkerze noch fehlen.

## Verwendete Pflanzenteile und Zubereitungsform

Verwendet wird der Wurzelstock der Traubensilberkerze vorrangig als standardisiertes Fertigarzneimittel zur Einnahme.

### Die besten KOMBINATIONEN

Üblich ist die Darreichung als Fertigarzneimittel vor allem bei Wechseljahresbeschwerden. Wenn zu den hormonell bedingten Beschwerden Niedergeschlagenheit und innere Anspannung auftreten, ist ein Kombinationspräparat mit Johanniskraut sinnvoll beziehungsweise eine gleichzeitige Einnahme eines Johanniskrautpräparats empfehlenswert.

# Walnuss *Juglans regia L.*

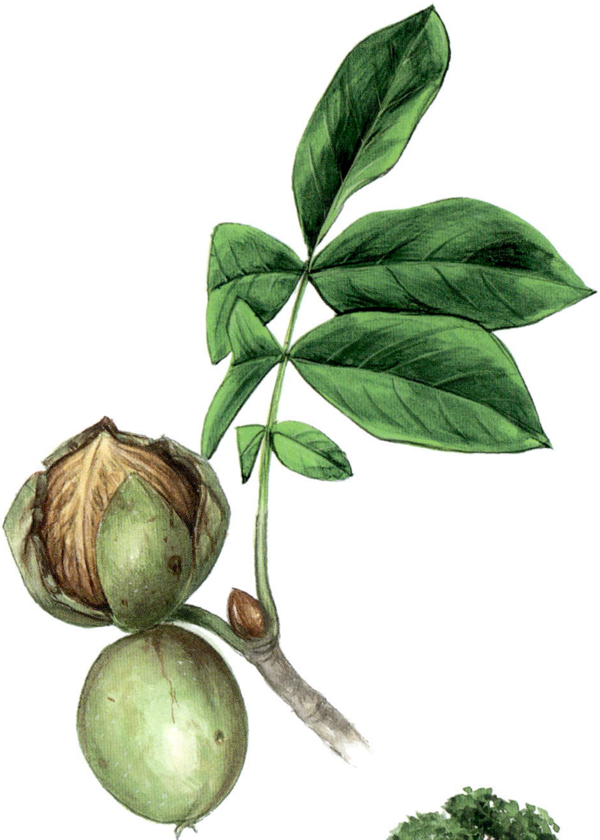

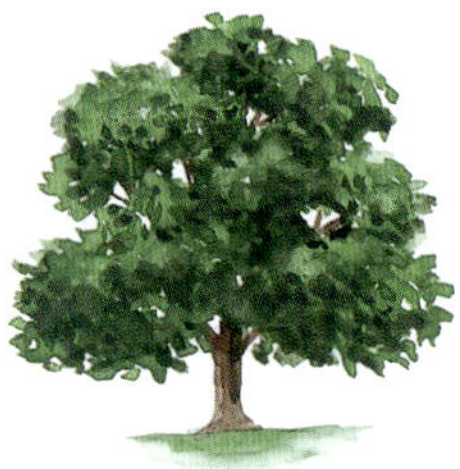

*Die Kerne der »königlichen« Nuss (lat.* regia *= königlich) waren stets das Paradebeispiel für die Signaturenlehre: Ihre Form ähnelt verblüffend dem menschlichen Gehirn. In der Tat, so ist heute wissenschaftlich belegt, fördern Walnusskerne den Gehirnstoffwechsel. Doch auch die noch grünen Nüsse und die Blätter besitzen Heilkraft.*

Bereits der Arzt Dioskurides (1. Jh.) erwähnte die Nüsse und Blätter des Walnussbaums in seinen Werken. Später wurden die Blätter immer wieder im Zusammenhang mit der sogenannten Skrofulose genannt, einer Erkrankung, die durch häufige Entzündungen der Lymphknoten und Schleimhäute gekennzeichnet ist. »Juglans regia ist ein gutes Blutreinigungsmittel und Roborans [Kräftigungsmittel], das besonders gerne bei lymphatisch-skrofulöser Diathese [Krankheitsneigung] gegeben wird«, fasst der Mediziner und Hersteller von Naturheilmitteln Gerhard Madaus (1890–1942) die Wirkung zusammen. Die Walnussbaumblätter, die noch grünen Walnüsse und die Walnussschalen werden in der Volksmedizin schon von jeher besonders gerne verwendet. Noch heute spricht Eva Aschenbrenner (geb. 1924), prominente Kräuterheilkundige und Autorin zahlreicher Bücher, von ihrem »allerbesten Magenbitter« aus noch grünen Walnüssen. Den Tee aus Walnussblättern empfiehlt sie innerlich, um Gifte, Gase und Fäulnisse aus Magen und Darm zu beseitigen, äußerlich lange gekocht als Sud für ein Fußbad gegen Schweißfüße und Waschungen bei Akne und Ekzemen.

## Steckbrief der Heilpflanze

- **Volkstümlicher Name:** *Welsche Nuss*
- **Hauptanwendungsgebiete:** *äußerlich bei leichten Entzündungen der Haut und bei übermäßiger Schweißbildung*
- **Häufigste Zubereitungsform:** *Tee*

## Herkunft und Botanik

Ursprünglich stammt der Walnussbaum aus Persien und gelangte dann im 4. Jahrhundert v. Chr. nach Griechenland und Sizilien, von dort nach Westeuropa. Der stattliche Baum mit der breiten Krone wird bis zu 25 Meter hoch, wächst langsam und kann ein Alter von etwa 150 Jahren erreichen. Die Nüsse sind von grünen, fleischigen Hüllen umgeben. In diesen wird eine Substanz gebildet, die sich nach der Freisetzung in das sogenannte Juglon umwandelt, das wachstumshemmend auf zahlreiche Pflanzen wirkt. Daher finden sich im Umkreis von Walnussbäumen nur wenige andere Pflanzenarten. Heute liegt das weltweit größte Anbaugebiet für Walnüsse in Kalifornien.

## Inhaltsstoffe und Heilwirkung

Die Walnusskerne enthalten vor allem fettes Öl, darunter einen hohen Anteil an Omega-3-Fettsäuren. Daneben liefern sie Vitamine, Aminosäuren und Spurenelemente. Walnüsse gelten als »Hirnnahrung«, sie unterstützen Lernprozesse und haben zudem einen günstigen Einfluss auf das Herz-Kreislauf-System.

Walnussblätter enthalten neben etwa 10 Prozent Gerbstoffen noch 3 bis 4 Prozent Flavonoide (Farbstoffe) und in kleiner Mengen die Stoffe Juglon, Hydrojuglon sowie Phenolcarbonsäuren. Augrund des hohen Gerbstoffgehalts wirken die Blätter zusammenziehend (adstringierend) und sekretionshemmend. Sie sind zudem antientzündlich, leicht betäubend und juckreizstillend.

## Anwendungsgebiete

**Wissenschaftlich anerkannt** ist die äußerliche Anwendung von Walnussblättern gegen leichte, oberflächliche Entzündungen der Haut und übermäßiges Schwitzen.

**Traditionell** werden Walnussblätter eingesetzt bei chronischem Ekzem, vor allem bei Kindern. Bekannt ist auch die Wirkung gegen Krankheitskeime, Hefepilze oder andere Hautpilze.

**Speziell bei Frauen** wurden gute Erfahrungen gemacht mit der äußerlichen Anwendung (Sitzbad) bei Scheideninfektionen, da Walnussblätter keimhemmend und juckreizlindernd wirken.

**Gegenanzeigen:** Keine bekannt. Auch bei bekannter Allergie auf Walnüsse können die Walnussblätter eingesetzt werden, da diese das allergieauslösende Eiweiß im Gegensatz zu den Nusskernen nicht enthalten.

**Wechsel- und Nebenwirkungen:** Keine bekannt. Der Sud aus den frischen grünen Walnüssen wirkt färbend.

## Verwendete Pflanzenteile und Zubereitungsform

Die Walnusskerne werden pur oder als Öl konsumiert, die Blätter vorrangig als Tee innerlich sowie äußerlich (Bäder, Waschungen, Umschläge) verwendet. Zu Tinktur, Schnaps oder Likör werden die ganzen, noch grünen Nüsse verarbeitet.

### Die besten KOMBINATIONEN

Walnussblätter werden äußerlich, aber auch innerlich eingesetzt. Für Bäder, Waschungen und Umschläge bei Ekzem vor allem bei Kindern bietet sich die Kombination mit Stiefmütterchenkraut an. Dieses hat sich als sehr gut verträgliche Droge bei entzündlichen Hauterkrankungen und Milchschorf bewährt und kann so die Wirkung von Walnuss unterstützen.

# Weinrebe *Vitis vinivera L.*

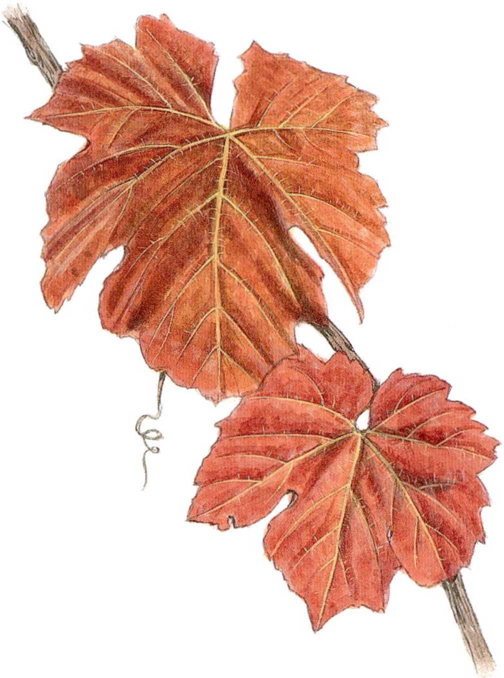

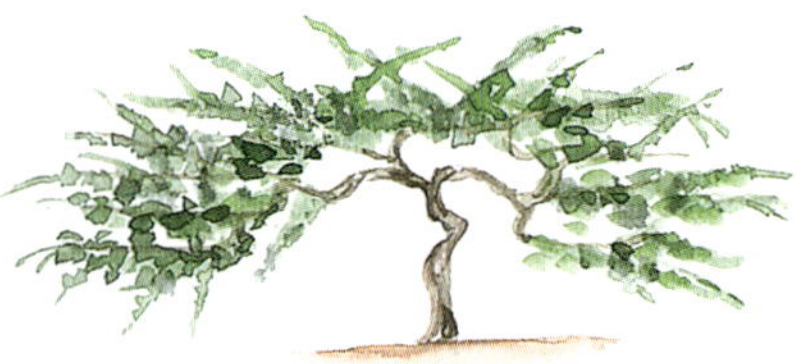

## Steckbrief der Heilpflanze

- **Volkstümliche Namen:** *Rotes Weinlaub, Edle Weinrebe*
- **Hauptanwendungsgebiete:** *innerlich zur Behandlung von Venenschwäche, Krampfadern oder Wassereinlagerungen (Ödemen)*
- **Häufigste Zubereitungsform:** *Fertigarzneimittel*

*»Wer nicht liebt Wein, Weib und Gesang, bleibt ein Narr sein Leben lang« ist ein geflügeltes Wort, das zwar immer wieder Martin Luther zugeschrieben wird, aber vermutlich auf einen italienischen Vers zurückgeht. Gemeint ist damit das alkoholische Getränk – ein Narr bliebe aber auch, so wusste die französische Volksmedizin, wer nicht immer wieder einmal zu einer Tasse Weinlaubtee greift, um die Gesundheit zu unterstützen.*

Es gibt wohl kaum eine Pflanze, die so eng mit der menschlichen Kultur verbunden ist, mit dem weltlichen, aber auch dem religiösen Leben, wie der Wein. Erste Spuren des Weinanbaus finden sich bis 6000 v. Chr. im Kaukasus und in Mesopotamien, von wo aus sich die Pflanze allmählich über Ägypten und Griechenland nach Italien, Nordafrika, Frankreich und Spanien ausdehnte und mit den Römern auch nach Deutschland gelangte. War der Wein einerseits Symbol für den griechischen Gott Dionysos (lat. *Bacchus*), so gehören Weinstock, Weinberg und Wein selbst zu den bekanntesten Gleichnissen der Bibel. Und auch in der Heilkunde spielt der Wein als alkoholisches Getränk eine zentrale Rolle, als Stärkungsmittel und zur Blutbildung einerseits – hier vor allem der Rotwein –, zur Desinfektion der Getränke und als Lösungsmittel für Heilkräuter andererseits.
Vom Weinlaub als Heilmittel berichtet bereits der griechische Arzt Galen (129 bis etwa 216), ebenso ist in einigen mittelalterlichen Kräuterbüchern von der Anwendung des Laubs die Rede. Von den französischen Weinbauern wurde

vor allem das rote Weinlaub gesammelt und für Aufgüsse zum Trinken oder als Auflage für die Beine verwendet.

## Herkunft und Botanik

Die Europäische oder Rote Weinrebe, auch als Echter oder Edler Weinstock bezeichnet, gehört zu den Weinrebengewächsen und kann als Kletterpflanze bis zu 20 Meter hoch werden. Beheimatet ist der Wein zwar in Südeuropa und Westasien, er wächst jedoch auch im gemäßigten Klima und wird heute weltweit angebaut.

## Inhaltsstoffe und Heilwirkung

Die Blätter der roten Weinrebe enthalten vor allem bis zu 7 Prozent Flavonoide (u. a. Quercetin, Kaempferol), die einen außerordentlich günstigen Effekt auf die kleinen und kleinsten Gefäße (Kapillaren) haben: Sie stärken die zarte Innenschicht (Endothel) der Venen und verringern die Durchlässigkeit der Gefäßwände. Daneben enthalten die Blätter Catechin-Gerbstoffe und, bei dunkelroten Blättern, Anthozyane (rote Farbstoffe) – die auch im Rotwein enthalten sind. Das Laub wirkt vor allem abschwellend (antiödematös), entzündungshemmend und dichtet die Gefäße besser ab. Zudem hemmt es die Blutgerinnung und wirkt antioxidativ.

## Anwendungsgebiete

**Traditionell** wird Weinlaub innerlich eingesetzt bei Venenentzündungen und zur Stärkung von Herz und Gefäßen, aber auch bei inneren Blutungen. Mittlerweile weisen auch klinische Studien darauf hin, dass der Extrakt aus Rotem Weinlaub Schwellungen der Beine (Beinödeme), schwere müde Beine und ein Spannungsgefühl in den Beinen vermindern oder aber vorbeugen kann.

**Speziell bei Frauen** wurden gute Erfahrungen gemacht bei starker und lang anhaltender Menstruation – in der französischen Heilkunde gilt das Weinlaub als »Gynäkologikum«. Der Tee daraus trägt zum Schutz der Haut vor Alterungsprozessen bei. Positiv wirkt er sich auch auf das Hautbild aus – die Haut wird straffer und erscheint voller.

**Gegenanzeigen:** Keine bekannt.

**Wechsel- und Nebenwirkungen:** Keine bekannt.

## Verwendete Pflanzenteile und Zubereitungsform

Verwendet werden die Blätter der Weinrebe, also das Weinlaub. Dieses wird heute üblicherweise für einen Extrakt in Fertigarzneimitteln verwendet. Der Tee aus den Blättern ist vor allem auch für die Gesundheitsvorsorge und für mehr Wohlbefinden geeignet.

### Die besten KOMBINATIONEN

Weinlaub wird zur Stärkung der Venen vor allem als Fertigarzneimittel (Monopräparat) eingesetzt, lässt sich aber als Tee durchaus auch kombinieren, zum Beispiel mit Buchweizenkraut, Schafgarbenkraut und Schachtelhalm. Diese Pflanzen unterstützen die kräftigende Wirkung des Weinlaubs auf die Venen. Eine gute Mischung ergibt sich auch mit Weißdornblättern und -blüten sowie Buchweizenkraut.

# Weißdorn *Crataegus monogyna Jacq.*

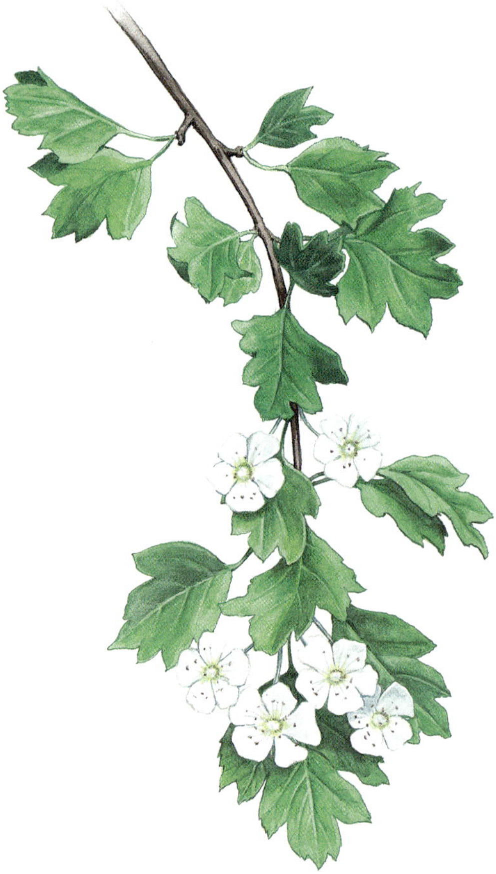

*Es gibt starke Pflanzen für das Herz: vor allem Giftpflanzen gehören dazu, wie der Fingerhut oder das Maiglöckchen. Ihre Wirkstoffe werden heute chemisch-synthetisch hergestellt und Herzpatienten als hochwirksame Arzneimittel mit genauer Dosierung verabreicht. Sanft und nebenwirkungsarm bietet daneben der Weißdorn Stärkung für den Herzmuskel und Pflege insbesondere für das alternde und belastete Herz.*

Der Weißdorn hat als Heilpflanze eine wechselhafte Geschichte. Denn die Ärzte der Antike setzten ihn ganz anders ein, als dies heute üblich ist: Bei Schlangenbissen und Durchfall sollten die Beeren helfen, die Wurzel, um Splitter herauszuziehen. Die Vertreter der mittelalterlichen Klostermedizin beachteten die Pflanze kaum, auch Hildegard von Bingen (1098–1179) schrieb ihr keine Heilwirkung zu. Im 14. Jahrhundert dann maß der Arzt Hieronymus Bock (1498–1554) dem Weißdorn erstmalig einen das Herz, den Kreislauf und die Nerven stärkenden Nutzen bei.

Anders sah dies außerhalb Europas aus: Schon im ältesten Arzneibuch der Traditionellen Chinesischen Medizin, *Tang Ben Cao* (695), wurde der Weißdorn genannt, auch die Indianer Nordamerikas setzten ihn ein, etwa zur Kräftigung des Herzes. 1896 dann wurde die erste wissenschaftliche Arbeit über die herzschützenden Eigenschaften der Pflanze im *New York Medical Journal* veröffentlicht, dann auch in den USA erstmalig mit der Herstellung von Tinkturen aus Weißdornfrüchten zur Herzstärkung be-

## Steckbrief der Heilpflanze

- **Volkstümliche Namen:** *Hagedorn, Heckendorn, Zaundorn*
- **Hauptanwendungsgebiete:** *innerlich zur Förderung der Herzleistung und der Durchblutung des Herzmuskels*
- **Häufigste Zubereitungsformen:** *Fertigarzneimittel, Tee*

gonnen. Deutschland und die Schweiz folgten, voll des Lobes für den Weißdorn.

## Herkunft und Botanik

Der Weißdorn ist ein sparriger Strauch mit Dornen. Er zählt zu den Rosengewächsen und ist mit Pfirsich, aber auch den Fingerkräutern verwandt. Erkennungszeichen sind die für diese Familie typischen Blüten mit fünf Blütenblättern, daneben die Dornen und die charakteristisch geformten Blätter. Die Pflanze gedeiht in ganz Europa und im östlichen Mittelmeerraum bevorzugt an Waldrändern und als Gebüsch an unbewirtschafteten Wiesen und in Weinbergen.

## Inhaltsstoffe und Heilwirkung

Maßgeblich für die Wirkung des Weißdorns verantwortlich sind vor allem die Flavonoide und die sogenannten Procyanidine. Sie führen zu einem gesteigerten Blutfluss durch die Gefäße (Koronarien), die das Herz versorgen, und damit zu einer verbesserten Durchblutung des Herzmuskels. Gleichzeitig wird das Herz leistungsfähiger, indem sich seine Schlagkraft verstärkt, und die Erregbarkeit wird gesenkt, das heißt, es kommt weniger rasch zu Herzrasen.

## Anwendungsgebiete

**Wissenschaftlich anerkannt** ist die Anwendung von Weißdornblättern und -blüten zur unterstützenden Behandlung bei Herzinsuffizienz im Stadium II (Beschwerden wie Herzrasen und Atemnot treten bei stärkerer körperlicher Belastung, aber nicht in Ruhe auf). Das Bundesinstitut für Arzneimittel und Medizinprodukte empfiehlt Weißdorn zur Besserung der körperlichen Belastbarkeit, wenn diese durch eine beginnende Herzschwäche eingeschränkt ist. Die Einnahme sollte dann in Absprache mit der Ärztin erfolgen.

**Traditionell** wird Weißdorn zur Pflege des alternden Herzes eingesetzt, zur Steigerung der Herzleistung, zur Blutdruckregulierung wie auch bei innerer Unruhe, die »auf das Herz schlägt«.

**Speziell bei Frauen** wurden gute Erfahrungen mit Weißdorn beim Betreiben von Ausdauersport gemacht, um den Herzmuskel zu stärken.

**Gegenanzeigen:** Keine bekannt.

**Wechsel- und Nebenwirkungen:** Keine bekannt.

## Verwendete Pflanzenteile und Zubereitungsform

In der Heilkunde werden die Blätter, Blüten und Früchte des Weißdorns verwendet. Zur Stärkung der Herz-Kreislauf-Funktion empfiehlt sich eine Teezubereitung aus den Blättern und Blüten. Zur Erhöhung der Schlagkraft des Herzes, zur Linderung von Herzrasen und zur besseren Versorgung des Herzes mit Sauerstoff sind Fertigarzneimittel aus Dosisgründen die sicherste Lösung. Die Weißdornfrüchte werden als Saft eingenommen.

### Die besten KOMBINATIONEN

Weißdorn stärkt das Herz. Fertigarzneimittel enthalten üblicherweise nur den Einzelextrakt aus Weißdornblättern und -blüten, er lässt sich aber sehr gut unterstützend parallel zu einer ärztlichen Behandlung mit Digitalispräparaten einnehmen. Als Teedroge kann Weißdorn Teemischungen für ältere Menschen beigefügt werden. Um das nervöse Herz zu beruhigen, eignet sich die Kombination mit Melissenblättern.

# Wermut *Artemisia absinthium L.*

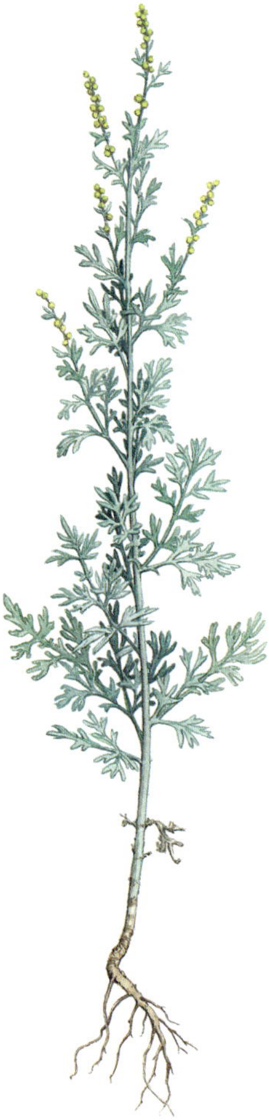

*Auf einen Schlag vermag der Wermut die Lebensgeister zu wecken, mit seinem bitteren Aroma und dem ätherischen Öl. Er regt die Verdauung an, durchwärmt den Stoffwechsel, vertreibt diffuse Gedanken und Kopfweh, macht klar und geistesgegenwärtig – wenn in kleinen Dosen und nicht im Übermaß genossen. Denn gerade das ist beim Wermut die Kunst.*

## Steckbrief der Heilpflanze

- **Volkstümliche Namen:** *Bitterer Beifuß, Heilbitter, Magenkraut*
- **Hauptanwendungsgebiete:** *innerlich bei Appetitlosigkeit, Verdauungsbeschwerden (v. a. bedingt durch Gallenprobleme), Blutarmut*
- **Häufigste Zubereitungsformen:** *Tee, Tinktur, Fertigarzneimittel*

Kaum eine andere Heilpflanze hat eine so wechselhafte Rolle in der Kulturgeschichte gespielt wie der Wermut. Er gehörte zu den bedeutendsten Pflanzen der antiken Medizin und galt bis ins Mittelalter regelrecht als »Universalmittel«. Der Wermut wärmt und belebt, und so empfahl Hildegard von Bingen (1098–1179) ihn mit Raute und Bärenfett in einer Salbe zur Einreibung der Nieren- und Lendengegend, um die »unrichtig kalten Säfte« zu vertreiben. Ebenfalls zu Wermut und Raute riet die Äbtissin bei einem etwas delikateren Problem, dann nämlich, »wenn ein Mann einmal derartig geschlechtlich erregt ist, dass der Schaum zwar bis zum Ausscheidungsglied gelangt, im Körper aber durch irgendwelches Hindernis zurückgehalten wird und dadurch schwach zu werden begonnen hat«. Auch hier soll Wermut und Raute, als Saft mit Zucker und Honig gemischt, wieder Kraft geben. Die belebende, aber in höheren Dosierungen betäubende Wirkung des Wermuts verhalf ihm im späten 19. Jahrhundert zu einem zweifelhaften Ruhm: Der Absinth, ein alkoholisches Getränk mit Auszügen aus Wermut, Fenchel und Anis, wurde zu einer Modedroge, der Künstler wie Oscar Wilde und Vincent van Gogh verfielen.

## Herkunft und Botanik

Der Wermut gehört, wie Gänseblümchen, Ringelblume und Kornblume, zu den Korbblütlern und ist in dieser Familie besonders eng mit dem Beifuß verwandt. Beheimatet ist der unscheinbare, bis zu 1,5 Meter hohe Halbstrauch mit den mattgrünen, silbergrauen Blättern und kleinen gelben Blüten in den trockeneren Gebieten Europas, Nordasiens und -afrikas. Die Pflanze verströmt einen stark würzigen Geruch.

## Inhaltsstoffe und Heilwirkung

Wermut enthält ätherisches Öl mit dem Hauptbestandteil Thujon, einem Nervengift, daneben Flavonoide (gelbe Farbstoffe), Gerb- und Bitterstoffe. Diese kräftige Mischung führt zu einer verdauungsstärkenden und den Gallenfluss – wichtig für die Fettverdauung – anregenden Wirkung. Daneben ist Wermut keimhemmend.

## Anwendungsgebiete

**Wissenschaftlich anerkannt** ist die Anwendung von Wermutkraut bei Appetitlosigkeit und Verdauungsbeschwerden, insbesondere, wenn sie auf Störungen der Galleproduktion und Galleausscheidung beruhen.

**Traditionell** wird darüber hinaus der Nutzen des Wermuts bei allgemeinem Mangel an Verdauungssäften (Achylie) und »Magenträgheit« betont. Die Erfahrungsheilkunde setzt bittere Heilpflanzen wie den Wermut zudem gern als Bestandteil von Stärkungsmitteln, den »Tonika«, ein. Äußerlich hilft Wermut bei der Behandlung von Hautpilzerkrankungen.

**Speziell bei Frauen** wurden gute Erfahrungen mit der Pflanze bei der unterstützenden Behandlung von Blutarmut gemacht.

**Gegenanzeigen:** Wermut nicht anwenden bei Magenschleimhautentzündung, Magen-Darm-Geschwüren und Gallensteinen. Nicht anwenden in der Schwangerschaft, da die Bitterstoffe wehenauslösend wirken können.

**Wechsel- und Nebenwirkungen:** Bei Überdosierung sind Vergiftungssymptome wie Benommenheit, Erbrechen, Magenkrämpfe oder Kopfschmerzen möglich, die durch das Thujon ausgelöst werden.

## Verwendete Pflanzenteile und Zubereitungsform

Verwendet wird das Kraut innerlich als Tee, Tinktur oder Fertigarzneimittel, der Aufguss äußerlich auch für Bäder. In Teemischungen sollte der Wermutanteil wegen des bitteren Geschmacks nur gering ausfallen. Ebenfalls ist aus diesem Grund auf eine sehr kurze Ziehzeit bei reinem Wermuttee zu achten.

**Wichtig:** Bei schlechter Qualität ist der Stängelanteil sehr hoch und die Wirkung beeinträchtigt. Daher ist auch bei Wermut die Verwendung von Apothekenqualität empfehlenswert.

### Die besten KOMBINATIONEN

Wermutkraut ist vor allem eines: sehr, sehr bitter – und das schmeckt auch in allen Teemischungen massiv vor. Ein Versuch kann mit Pfefferminze oder auch etwas Zitronensaft unternommen werden, um den bitteren Geschmack abzumildern. Ansonsten gilt: In Teemischungen darf das Wermutkraut nur einen ganz kleinen Teil ausmachen. Und auch die Ziehzeit des Aufgusses sollte entsprechend verkürzt werden.

KAPITEL 3

# Selbstbehandlung der häufigsten Beschwerden

**Heilpflanzen lindern nicht nur akute Symptome, sondern wirken oft auf mehreren Ebenen auf Körper und Psyche. Sie fördern die Widerstandskräfte, regen den Stoffwechsel an und beruhigen die Nerven. Lesen Sie hier, wie Sie Beschwerden vorbeugen und erfolgreich behandeln können – von klassischen Frauenleiden und leichten Infekten bis hin zu chronischen Krankheiten.**

# Frauenbeschwerden

*Der weibliche Körper durchläuft ständig neue Phasen der Veränderung: nicht nur die Reifung vom jungen Mädchen zur erwachsenen Frau und später die Wechseljahre, sondern während vieler Jahre auch den Zyklus der Fruchtbarkeit. Taktgeber sind die Hormone. Ihre deutlich spürbaren biologischen Rhythmen verbinden Frauen stärker mit ihrem Körper und machen ihn bewusster, als dies bei Männern der Fall ist. Heilpflanzen können eine wertvolle Hilfe sein, um negative Empfindungen wie Unwohlsein und Überreizung oder auch Hitzewallungen zu verhindern.*

»Das sind bloß die Hormone!«, heißt es häufig, wenn Frauen besonders verletzlich oder reizbar sind. Doch die Wirkungen dieser Botenstoffe sind Signale, die nicht einfach übergangen werden sollten, denn sie weisen auf notwendige Bedürfnisse des weiblichen Stoffwechsels hin. Und nicht nur das: Der empfindsame Hormonhaushalt reagiert auch auf äußere Einflüsse wie Partnerprobleme, beruflichen Stress oder psychische Belastungen. Heilpflanzen können hormonähnliche Funktionen übernehmen. Sie wirken auf diese Weise ausgleichend, lindern Beschwerden vor und während der Menstruation oder während der Wechseljahre und beruhigen die Nerven.

## Das Zusammenspiel der Hormone

Bei Hormonen denken wir meist zunächst an die Sexualorgane – Eierstöcke und Gebärmutter. Doch die Schaltzentrale liegt im Kopf, im Zwischenhirn. Über den Hypothalamus und die Hirnanhangsdrüse, die Hypophyse, werden die Hormonkreisläufe gesteuert. In Bruchteilen von Sekunden können Signale aus dem Kopf über das Nervensystem die nachgeordneten hormonproduzierenden Organe erreichen, etwa die Nebennieren oder die Keimdrüsen – der Beginn eines komplexen und fein aufeinander abgestimmten Spiels der Regelkreise.
Schüttet der Hypothalamus zum Beispiel das Gonadotropin-Releasing-Hormon (GnRH) aus, dann regt das die Hypophyse dazu an, ihrerseits die Hormone FSH (follikelstimulierendes Hormon) und LH (luteinisierendes Hormon) abzugeben. FSH führt bei der Frau zur Entstehung und Reifung einer Eizelle. Bei Männern regt es die Spermienbildung an. Unter dem Einfluss des LH platzt ein Eibläschen (Follikel) im Eierstock und entlässt eine Eizelle, die in die Gebärmutter wandert. Der Rest des Follikels produziert ab der Mitte des 28-tägigen Zyklus kleine Mengen Östrogen und zunehmend Progesteron (auch Gelbkörperhormon genannt). Beide sind dafür da, eine Schwangerschaft zu stabilisieren. Das Progesteron baut die Gebärmutterschleimhaut auf und bereitet sie für die Aufnahme der befruchteten Eizelle vor. Im Fall einer Befruchtung übernimmt ab der siebten oder achten Woche die Plazenta die weitere Progesteronproduktion. Das Hormon Prolaktin, vom Vor-

derlappen der Hypophyse entsandt, ist dann für das Wachsen der Brustdrüse und den Milcheinschuss zuständig. Gleichzeitig wirkt es empfängnisverhütend, indem es eine erneute LH- und FSH-Ausschüttung verhindert.

Findet jedoch keine Befruchtung statt, sinken die Östrogen- und Progesteronspiegel immer weiter ab. Das führt schließlich zu einer Blutung: Die Eizelle und große Teile der Gebärmutterschleimhaut werden abgestoßen und ausgeschwemmt.

Hypothalamus und Hypophyse kontrollieren nicht nur die Sexualhormone, sie regen darüber hinaus auch die Ausschüttung der Stresshormone Adrenalin, Noradrenalin und Kortisol aus den Nebennieren an. Außerdem steuern die beiden Hirndrüsen die Tätigkeit der Schilddrüse, deren Hormone Triiodthyronin (T3) und Thyroxin (T4) eng mit den Sexual- und Stresshormonen vernetzt sind. Störungen der Schilddrüse führen zu depressiver Verstimmung, Gewichtszunahme oder -abnahme, Hitzewallungen und Schlafstörungen. Auch können sie den Menstruationszyklus und die Fruchtbarkeit beeinträchtigen.

## Heilpflanzen mit Hormonwirkung

Heilpflanzen können die Symptome von Hormonschwankungen abschwächen. Mönchspfeffer, Traubensilberkerze oder Rotklee zum Beispiel helfen sehr gut bei psychovegetativen Störungen wie Stimmungsschwankungen, Kreislaufbeschwerden und Verdauungsproblemen, ebenso wie bei Wechseljahresbeschwerden. Sie enthalten östrogenähnliche Wirkstoffe (Phytoöstrogene, SERM = (*selective estrogen receptor modulators* – selektive Östrogen-Rezeptor-Modulatoren), welche einen Teil derjenigen Rezeptoren besetzen, an denen normalerweise das Östrogen andockt. Dadurch erhält die Hypophyse die Rückmeldung, dass der Hormonspiegel im Lot ist, obwohl die pflanzlichen Stoffe ansonsten nicht die Funktionen von Hormonen ausüben. Andere pflanzliche Substanzen koppeln sich an die Rezeptoren für Dopamin, jene Schaltstellen, die psychisch-emotionale Reaktionen auslösen.

## Für das Wohlergehen von Körper und Seele

Wer die Signale seines Körpers nicht als lästig empfindet, sondern sie als ganz normalen Bestandteil des Zyklus annimmt, wird sehr viel besser damit umgehen können. Dazu gehört auch, das leichte Unwohlsein anzunehmen und, ohne ein schlechtes Gewissen zu haben, sich selbst zu verwöhnen, mit einem guten Buch, schöner Musik oder einem Bad mit wohlriechenden Düften aus Rose oder Lavendel. Auch das ist Therapie: Unsere Nase ist über Nerven direkt mit dem limbischen System im Gehirn verbunden, in dem die Gefühle verarbeitet werden. Der Duft ätherischer Öle kann also viel zur Linderung beitragen.

Den Geist beruhigen – das ist der Schlüssel zur Genesung. Wer meditiert, kann sich dabei in eine Pflanze versenken – ein Bild von ihr betrachten, sie sich vorstellen, am besten aber in der Natur vor ihr sitzen. Das ist die schönste Möglichkeit, zur Ruhe zu kommen.

Wohl keiner gelingt es, von heute auf morgen alte Gewohnheiten abzulegen. Wenn neue Gewohnheiten – wie das Meditieren oder Sich-Verwöhnen – stetig wiederholt werden, wirkt sich das mit etwas Geduld aber bald positiv auf das seelische und körperliche Wohlbefinden aus.

# Die Lebensphasen der Frau

*Jede Phase im Leben einer Frau ist gekennzeichnet durch ganz bestimmte körperliche und seelische Bedürfnisse und Befindlichkeiten. Eine junge Frau muss erst lernen, sich in ihrem weiblichen Körper zurechtzufinden. Während Frauen mittleren Alters in der Blüte ihres Lebens stehen, müssen ältere Frauen damit zurechtkommen, dass sie nicht mehr so leistungsfähig, fit und attraktiv sind.*

## Die Pubertät

Etwa ab dem 9. bis 11. Lebensjahr wandelt sich der kindliche Körper in den einer jungen Frau: Die Pubertät setzt ein. Die Hormone bringen Veränderungen von Brust, Scheide und Gebärmutter mit sich. Machen sich dann noch die seelischen Auswirkungen der Hormone bemerkbar, kann diese Phase bei einem jungen Mädchen für einige Verwirrung sorgen und fordert auch den Eltern einiges ab.

### Geistig-seelische Entwicklung

Die Zeit der Pubertät ist geprägt von vielen Diskussionen und dem Durchsetzungswillen der Jugendlichen bei eigenen Vorstellungen. Zwar sind junge Mädchen eher verstandesorientiert als gleichaltrige Jungen. Dennoch ist auch bei ihnen die Pubertät eine wichtige Entwicklungsphase des Gehirns, in der etliche Verbindungen zwischen den Nervenzellen neu geknüpft werden. Angesichts dieser enormen Umstrukturierung des Gehirns verwundert es nicht, wenn Mädchen plötzlich loskreischen oder Türen knallen und sich dieses überzogene Verhalten danach selbst nicht erklären können.

Das Gefühl der Geborgenheit und der Akzeptanz durch eine vertraute Person ist in dieser Phase von besonderer Bedeutung – auch vor dem Hintergrund, dass sich heranwachsende Mädchen intensiv mit ihrem Körperbild auseinandersetzen. Aus einem Gruppenzwang heraus oder unter dem Einfluss der Medien erfolgt dies mitunter in einer Intensität, die zu psychischen Problemen wie Essstörungen führen kann. Umso wichtiger ist es, junge Mädchen so zu bestärken, dass sie ein gesundes Selbstbewusstsein entwickeln können.

### Körperliche Entwicklung und Beschwerden

Neben diesem Reifeprozess im geistig-seelischen Bereich wandelt sich nun auch der Körper zusehends in den einer jungen Frau. Zuweilen tritt ein größerer Wachstumsschub ein, der Kreislaufprobleme mit sich bringen kann, da sich zunächst der Blutdruck an Gewicht und Körpergröße anpassen muss. Diese Art von Kreislaufbeschwerden lässt sich jedoch meist rasch beseitigen (siehe Seite 170).

Wenn dann zusätzlich die erste Regelblutung (Menarche) einsetzt, sorgt das nicht nur für Aufregung, sondern ist auch für den Körper anstrengend. Wichtig ist in dieser Zeit die Beziehung zur Mutter, die einem jungen Mädchen Verständnis entgegenbringen und Halt geben sollte. Die Regelblutung kann in jungen Jahren oftmals noch unregelmäßig sein und ist teilweise von starken Schmerzen begleitet. In dieser Zeit ist es hilfreich, ein Tagebuch zu führen, in dem die Intensität und Art der Beschwerden be-

schrieben werden. Gleichzeitig ist es nützlich, aufzuführen, was in dieser Zeit gutgetan hat. Wertvolle Unterstützung können zudem hormonausgleichende oder schmerzlindernde Heilpflanzen leisten (siehe Seite 116). Oft helfen viele kleine und unkomplizierte Veränderungen sowie die vermehrte Aufmerksamkeit dem eigenen Körper gegenüber, um Menstruationsbeschwerden vorzubeugen und sie zu lindern.
Die ersten sexuellen Erfahrungen werden gemacht und neben dem wichtigen Thema Verhütung stellt sich nun die Frage nach der HPV-Impfung zum Schutz vor Gebärmutterhalskrebs. Weil diese jedoch auch unter Frauenärztinnen kontrovers diskutiert wird, sollte sie nur nach eingehender individueller Beratung in Erwägung gezogen werden. Sie kommt außerdem nur infrage, wenn sie vor dem ersten Geschlechtsverkehr durchgeführt wird, da die Krankheitserreger (humane Papillomviren, HPV) beim Sex übertragen werden.

## Die Frau zwischen 20 und 40

Diese Phase im Leben einer Frau ist geprägt von dem Gefühl »alles ist möglich«. Und in der Tat besitzt der Körper zwischen dem 20. und 40. Lebensjahr die größte Vitalität, die sinnvoll genutzt werden möchte. Für viele junge Frauen stellt sich nun die Frage nach der persönlichen Priorität im Leben: erst Familie und Kinder und dann Arbeit oder erst Arbeit oder studieren, Karriere machen und in späteren Jahren an Nachwuchs denken?

### Seelische und körperliche Leiden

Problematisch wird es allerdings, wenn Frauen sich regelmäßig mehr zumuten, als Körper und Seele verkraften. Denn gerade Frauen im mittleren Alter besitzen einen Drang zum Perfektionismus, der sich allerdings nur selten erfüllen lässt. Berufstätige etwa setzen sich oft unter Druck, weil sie in ihrer Karriere vorankommen möchten, oder Mütter versuchen, sowohl in Beruf als auch in der Familie perfekt zu sein. Der damit einhergehende innere Stress macht sich häufig als Zyklusstörungen mit prämenstruellen Problemen, als Migräne oder depressive Verstimmungen bemerkbar (siehe Seite 113, 216 und 144). Bei Frauen mit Kinderwunsch verhindern Stress, Anspannung und zu hoch gesteckte Ansprüche nicht selten das Einnisten eines Eis. Der heute oft erst um das 40. Lebenjahr gehegte Wunsch nach einem Kind geht dann bei immer mehr Paaren nicht so rasch wie gewünscht oder gar nicht in Erfüllung – eine zusätzliche seelische Belastung.

### Wohltuend: ein regelmäßiger Tagesrhythmus

Umso wichtiger sind »Inseln der Kraftschöpfung« im Alltag. Schon eine kleine Pause, in der ein beruhigender Tee bewusst und achtsam zubereitet und getrunken wird, hilft schnell, wieder »runterzukommen« (siehe Seite 132). Für mehr Wohlbefinden und Zufriedenheit im Alltag, ob mit oder ohne Kind, sorgt ein gesunder geregelter Tagesablauf. Dieser Rhythmus beinhaltet aktive Phasen, wie Beruf und Verpflichtungen, genauso wie entspannende Phasen mit Ruhe und Bewegung (aktive Entspannung). Joggen in der Natur, Tanzen und Yoga können beispielsweise zu einer aktiven Entspannung beitragen. Aber auch sinnliche Beschäftigung, wie künstlerisches Gestalten, hilft, einen Gegenpol zum fordernden Alltag zu schaffen. →

## Die Wechseljahre

Die Zeit der Wechseljahre, die etwa vom 45. bis zum 55. Lebensjahr anhalten, bringt neben den körperlichen auch seelische Umstellungen mit sich. In dieser Phase wird oft die eigene Attraktivität infrage gestellt, etwa wenn die Haut weniger straff wird oder die Töchter beginnen, mit ihren Reizen zu experimentieren. Das Altern der eigenen Eltern oder deren Verlust kann noch einmal besonders deutlich vor Augen führen, dass nun die zweite Hälfte des Lebens begonnen hat. Gefühle wie Wut, Trauer oder Angst verschaffen sich oft plötzlich Raum. Frauen werden in dieser Phase daher gerne als hysterisch (lat. *hyster* = Gebärmutter) bezeichnet.

### Die Hormonumstellung

Dahinter steckt, dass die Hormonproduktion aus dem gewohnten Rhythmus gekommen ist, was sich oft zu Beginn der Wechseljahre in einem unregelmäßigen Menstruationszyklus bemerkbar macht. Der Körper produziert immer weniger Geschlechtshormone, worauf die »obersten Hormoninstanzen« im Gehirn, der Hypothalamus und die Hypophyse, diesen Verlust auszugleichen suchen. Dadurch geben sie dem Körper das Signal, mal mehr mal weniger Geschlechtshormone zu produzieren. Das löst die typischen Wechseljahresbeschwerden – wie plötzliche Hitzewallungen – in den unpassendsten Momenten aus (siehe Seite 126). Erst wenn sich der Körper allmählich auf den Rückgang der Hormonproduktion eingestellt hat, lassen auch diese Beschwerden nach.

Noch vor etwa 30 Jahren wurden Frauen so gut wie immer künstliche Hormone verordnet, wenn sich erste Wechseljahressymptome bemerkbar machten. Damit wurde leider auch signalisiert, dass die Wechseljahre eine Art Krankheit sind. Glücklicherweise geht die Verordnung von synthetischen Hormonen allmählich zurück. Eine sanftere Alternative bieten heutzutage hormonausgleichende Pflanzen wie die Traubensilberkerze (siehe Seite 127).

### Immer wichtiger: gesunde Ernährung und ausreichend Bewegung

Nicht außer Acht gelassen werden sollte, dass sich der Knochenstoffwechsel mit dem Rückgang der Östrogene verändert und Osteoporose entstehen kann. Empfehlenswert ist dann eine kalziumreiche Ernährung: Neben fettarmen Milchprodukten liefern zum Beispiel auch Sesam und Mohnsamen reichlich Kalzium (einfach ins Müsli rühren).

Spätestens ab dem 50. Lebensjahr nimmt die Ernährung generell einen sehr wichtigen Stellenwert ein, da Kalorien nicht mehr so effizient verbrannt werden wie in jüngeren Jahren. Der Körper versucht zudem, den Östrogenmangel mit einer vermehrten Einlagerung von Fett auszugleichen (Fett ist ein Östrogendepot), weshalb es in den Wechseljahren zu einer Gewichtszunahme kommen kann.

Mäßiges Krafttraining wirkt sich über die Zugkraft der Muskeln positiv auf den Knochenstoffwechsel aus, sodass die Knochen vermehrt Kalzium einlagern und insgesamt stabiler werden. Krafttraining hilft darüber hinaus, dem Abbau der Muskeln entgegenzuwirken. Zusätzlich empfehlenswert ist Ausdauertraining in Form von Laufen, Radfahren, Schwimmen und Tanzen. Es kräftigt auf Dauer das Herz-Kreislauf-System, das in den Wechseljahren ebenfalls stark strapaziert ist.

# Das höhere Alter

Wie auch die Pubertät und die Wechseljahre ist der Lebensabschnitt um das 65. Lebensjahr von besonderen Ereignissen geprägt. Der eigene Beruf oder der des Partners bestimmt nicht mehr den Ablauf des Alltags, und so kann die neue Freiheit für Freizeit genutzt werden. Zuweilen sorgt die anfängliche Euphorie jedoch für Überforderung. Denn spätestens jetzt wird klar, dass der Körper längere Erholungsphasen benötigt. Wichtig ist es, in dieser Zeit keine frustrierenden Gedanken wie »mithalten wollen« aufkommen zu lassen, um einem perfekten Bild zu entsprechen. Viel entscheidender ist es, ein inneres Gespür dafür zu entwickeln, was zum eigenen Wohlempfinden beiträgt. Das kann bedeuten, sich mit Menschen zu umgeben, die einem das Gefühl vermitteln, mit den Themen des Alters nicht alleine zu sein. Auch der Kontakt zu jüngeren Menschen (Ehrenämter) kann guttun.

## Rückschau und Besinnung

Sinnvoll ist es jetzt außerdem, eine Art Bilanz des eigenen Lebensstils zu ziehen, um die späte Phase des Lebens möglichst gesund und zufrieden erleben zu können. Dazu gehört es, sich Gedanken über sein soziales Umfeld zu machen: Passen die Menschen, mit denen ich mich umgebe, noch zu mir? Habe ich Freunde, auf die ich mich auch in schwierigen Zeiten verlassen kann? Auch Gedanken über die familiäre Situation, die eigene Gesundheit, sportliche Aktivitäten und Ernährung sowie über nötige Entspannungsphasen können jetzt angesagt sein. Um herauszufinden, was zu einem passt, benötigt es viel Zeit und auch den Mut, sich mit der eigenen Biografie auseinanderzusetzen.

## Gesunderhaltung im Alter

Körperlich ersichtlich sind nun zunehmend Veränderungen an der Haut, die mit den Jahren dünner wird, schneller austrocknet und juckt (siehe Seite 218 ff.). Auch die Scheidenschleimhaut ist durch den Östrogenmangel trockener, was zu Schmerzen beim Geschlechtsverkehr führen kann. Sexualität ist allerdings auch jenseits der 65 kein Tabu. Damit sie noch erfüllt gelebt werden kann, können zum Beispiel Granatapfelsamen in Form von Zäpfchen sehr hilfreich sein (siehe Seite 123).
Innere Organe wie das Verdauungssystem mit Leber und Bauchspeicheldrüse machen jetzt ebenfalls öfter mit Beschwerden wie Völlegefühl oder Aufstoßen auf sich aufmerksam. Denn auch diese beiden Drüsen benötigen mehr Zeit, verdauungsfördernde Säfte zu bilden. Leberunterstützende Heilpflanzen wie Artischocke oder Bitterstoffe aus Wermut helfen, die Nahrung besser zu verdauen (siehe Seite 190).
Generell ist ausreichend Trinken von großer Bedeutung (wer nicht viel Obst und Gemüse isst, sollte täglich 2 Liter trinken), um die Blutzirkulation zu verbessern und Giftstoffe auszuschwemmen. Da mit dem Alter das Durstgefühl nachlässt, wird es viel zu häufig vergessen.

## Sanfter Sport als Sturzprophylaxe

Damit körperliche Einschränkungen bis ins hohe Alter weitestgehend vermieden werden, sind sanfte Bewegungsformen wie beim Qigong oder Yoga sinnvoll, da sie die Körperwahrnehmung fördern, die Beweglichkeit der Gelenke unterstützen und so eine geeignete Sturzprophylaxe bilden. Spezielles Frauen-Yoga kräftigt die Bänder des Beckenbodens und beugt Harninkontinenz vor oder lindert die Beschwerden.

# Das prämenstruelle Syndrom

*Das prämenstruelle Syndrom (PMS) bezeichnet eine Vielzahl von körperlichen und seelischen Symptomen, die auftreten, kurz bevor die Menstruation einsetzt. Sie können das Wohlbefinden beträchtlich einschränken. Junge Mädchen leiden eher selten unter diesen Beschwerden, die erst ab dem 30. Lebensjahr zunehmend häufiger vorkommen. Die Symptome sind von Frau zu Frau unterschiedlich. Das prämenstruelle Syndrom kann sich ganz plötzlich entwickeln – von einem Monat zum anderen – und verschwindet manchmal erst nach den Wechseljahren mit dem Erlöschen der Eierstockfunktion wieder.*

## Ursachen und Symptome

Etwa eine Woche vor dem Einsetzen der Menstruation reagieren Körper und Seele besonders auf die zyklischen Veränderungen. In dieser Zeit sind Frauen oft gereizt, angstvoll, unkonzentriert oder depressiv. Die Ursachen sind noch nicht vollständig geklärt, aber ein Ungleichgewicht im Hormonhaushalt ist daran beteiligt. Östrogen und Prolaktin dominieren, während Progesteron und Dopamin fehlen (siehe Seite 104). Eine einseitige Ernährung, die zu wenige ungesättigte Fettsäuren und nicht ausreichend Vitamine (v. a. Vitamin E, Vitamin $B_6$) sowie Mineralstoffe (v. a. Magnesium) enthält, ist verantwortlich dafür, dass wichtige Vorstufen dieser Hormone und weiterer Botenstoffe (Serotonin) nicht gebildet werden. Da das Prolaktin (übersetzt »für die Milch«) direkt auf die Brustdrüsen wirkt und es dort das Wachstum des Gewebes anregt und Gewebeflüssigkeit einlagert, fühlen sich die Brüste gespannt an und schmerzen. Durch den Mangel an Dopamin ist das positive Körpergefühl und somit die Stimmung gedämpft. Das Zuviel an Östrogen kann ebenfalls zum Anschwellen der Brüste führen sowie zu Wassereinlagerungen, dicken Fingern, Gewichtszunahme und Kopfschmerzen. Auch der Hunger meldet sich in dieser Phase öfter, manchmal mit einem besonderem Verlangen nach Süßem. Sinken der Östrogen- und Progesteronspiegel kurz vor der Blutung dann plötzlich ab, bildet der Körper auch weniger »Glückshormone« (Endorphine): Kopfschmerzen und Stimmungslabilität sind oft die Folge. Manche Frauen klagen dann auch über Muskel- und Gelenkschmerzen. Erst im Laufe der Regelblutung lassen die Beschwerden nach.

## Behandlungsstrategien

Leichte bis mittelschwere PMS-Beschwerden lassen sich mit Heilpflanzen gut behandeln; oft stellt sich eine Wirkung jedoch erst nach mehreren Zyklen ein. Die Behandlung sollte so lange fortgeführt werden, bis sich die Symptome bessern (maximal 6 Monate). Gezielte Lebensstiländerungen können die Therapie wirkungsvoll unterstützen.

### ✤ Wissenschaft und Tradition

**1. Ausgleich der Hormonschwankungen:** Mit Heilpflanzen kann man eine hormonelle Dysbalance wirksam ausgleichen. Mittel erster Wahl ist hier der **Mönchspfeffer**. Er wirkt insbesondere einem zu hohen Prolaktinwert im Blut entgegen. Traditionell wird auch **Frauenmantelkraut** gegen die Symptome des prämenstruellen Syndroms eingesetzt.

**2. Entspannung und Beruhigung:**
Beruhigend wirkende Pflanzen wie **Baldrian, Melisse** und **Lavendel** helfen gegen die Stimmungsschwankungen. Entspannend und mild angstlösend ist **Hopfen**. Der Erfahrung nach soll zudem **grüner Hafer** beruhigend wirken.

**3. Linderung von Schmerzen und Schwellungen in den Brüsten:**
Auch gegen die schmerzenden Brüste macht man sich wieder die Wirkstoffe des **Mönchspfeffers** zunutze (siehe auch Seite 119).

## Weitere Empfehlungen

Stress fördert die Ausschüttung des Hormons Prolaktin, das vor allem für das Anschwellen der Brüste vor der Menstruation verantwortlich ist. Das macht auch verständlich, warum **Entspannungsmethoden** wie Achtsamkeitstraining, Meditation und Yoga so förderlich sind. Hilfreich ist es zudem, einen **Kalender** zu führen und sich die Tage vor der Menstruation zu notieren, um rechtzeitig mit Tees, Bädern oder Düften ätherischer Öle Körper und Psyche zu unterstützen. Lassen Sie Kaffee oder Alkohol in dieser kritischen Zeit weg oder reduzieren Sie ihren Konsum zumindest. Diese Genussmittel führen durch eine übermäßige Produktion von Dopamin letztlich zu Dopaminmangel, außerdem sind sie Magnesiumräuber. Da Milch ebenfalls ein Magnesiumräuber ist, sollten Sie in dieser Zeit wenig davon trinken. Empfehlenswert ist hingegen eine Ernährung mit reichlich Obst und Gemüse sowie pflanzlichen Ölen und Seefisch, da Sie auf diese Weise die notwendigen Vitamine, Mineralstoffe und ungesättigten Fettsäuren aufnehmen. Regelmäßig ausgeübter **Ausdauersport** (2- bis 3-mal wöchentlich), zum Beispiel Fahrradfahren, Laufen oder Schwimmen, sorgt ebenfalls für einen ausgewogeneren Hormonhaushalt und macht schmerzunempfindlicher. Wer zu geschwollenen Brüsten neigt, sollte einen möglichst festen BH tragen, der guten Halt gibt, ohne einzuschneiden.

## Ärztliche Hilfe

Um ernsthafte Erkrankungen auszuschließen, sollten Sie sich bei stärkeren Brustschmerzen auf jeden Fall ärztlich untersuchen lassen (siehe auch Seite 119).

# Bewährte Anwendungen

Um dem hormonellen Ungleichgewicht entgegenzuwirken, ist in erster Linie ein Fertigpräparat mit Mönchspfeffer zu empfehlen. Bei spannenden Brüsten bewährt hat sich auch das äußerliche Auftragen von Mönchspfefferöl. Daneben können Sie mit Teemischungen oder einem Bad Ihre seelische Befindlichkeit verbessern.

### Teemischungen

**✤ Mit Hafer und Frauenmantel**

Diese traditionelle Teemischung ist empfehlenswert bei Traurigkeit und depressiven Verstimmungen. Frauenmantelkraut ist als hormonausgleichende Pflanze enthalten. Damianakraut soll außerdem die Durchblutung im kleinen Becken fördern und das Einsetzen »verstockter« Blutungen erleichtern.

**Zusammensetzung:** 40 g grüner Hafer, 35 g Melissenblätter, 30 g Damianakraut und 20 g Frauenmantelkraut.

**Anwendung:** 1 gehäuften TL mit 1 große Tasse heißem (nicht mehr kochendem) Wasser übergießen, 8 bis 12 Minuten zugedeckt ziehen lassen und abseihen. Über einen Zeitraum von 4 bis 6 Wochen 1- bis 2-mal täglich trinken.

**Gegenanzeigen und Wechselwirkungen:** Keine.

### ✤ Mit Baldrian und Passionsblume

Diese entspannende Teemischung soll durch den Hopfen auch östrogenausgleichend wirken. Geben Sie am besten ganze Hopfenzapfen in den Tee, da die Wirkstoffe als feiner Blütenpollen in den schützenden Zapfenblättern sitzen.

**Zusammensetzung:** 115 g Baldrianwurzel, 30 g grüner Hafer und 25 g Passionsblumenkraut. Dazu 1 bis 2 Hopfenzapfen pro Tasse.

**Anwendung:** 1 gehäuften TL der Teemischung (und 1 bis 2 Hopfenzapfen) mit 1 großen Tasse heißem (nicht mehr kochendem) Wasser übergießen, 12 bis 15 Minuten zugedeckt ziehen lassen und abseihen. Eine Woche vor Einsetzen der Regel 1 bis 2 Tassen täglich trinken.

**Gegenanzeigen und Wechselwirkungen:** Keine bekannt.

## Mono-Tee

### ✤ Frauenmantel

**Anwendung:** 1 bis 2 TL Frauenmantelkraut mit 1 Tasse heißem (nicht mehr kochendem) Wasser übergießen, 8 bis 12 Minuten ziehen lassen und abseihen. 1 Woche bis 10 Tage vor der Menstruation täglich 1 bis 2 Tassen Frauenmanteltee trinken.

**Nebenwirkungen:** Bei Überdosierung kann es zu Verstopfung kommen (eher selten).

## Bad

### ✤ Lavendel- und Rosenholzöl

Ein Lavendelölbad wirkt beruhigend und angstlösend. Wegen des angenehmen Dufts kombiniert man es am besten mit dem entspannenden Rosenholzöl. Damit sich die Öle mit dem Wasser mischen, gibt man Sahne oder Salz dazu.

**Anwendung:** Je 6 Tropfen Lavendelöl *(Lavandula angustifolia)* und Rosenholzöl *(Aniba rosaeodora)* mit einem halben Becher Sahne oder 3 bis 5 EL grobkörnigem Meersalz mischen und ins 37 bis 39 °C warme Badewasser geben. 2- bis 3-mal wöchentlich 20 bis 30 Minuten baden.

**Wichtig:** Ätherische Öle sind Vielstoffgemische mit kräftiger Wirkung. Hier die Dosierung bitte genau beachten!

**Gegenanzeigen und Wechselwirkungen:** In dieser Dosierung keine bekannt.

## Öl

### ✤ Mönchspfefferöl

Patientinnen profitierten im Besonderen von dem Öl des Mönchspfeffers *(Vitex agnus-castus):* Wenige äußerliche Anwendungen reichen, um die Brüste auch in nachfolgenden Zyklen nicht mehr so stark anschwellen zu lassen.

**Anwendung:** 10 bis 15 Tropfen Mönchspfefferöl *(Vitex agnus-castus)* in 50 ml Trägeröl (z. B. Jojoba- oder Mandelöl) geben und die Brüste an den äußeren Seiten damit einreiben (zu den Armen hin). Da hier die Lymphe entlangfließt, wird das Öl so noch besser im Körper verteilt. 2 bis 4 Tage vor der Menstruation 2- bis 3-mal täglich anwenden.

**Gegenanzeigen und Wechselwirkungen:** Keine.

## Präparate aus der Apotheke

### ✤ Mönchspfefferextrakt

Für eine optimale Wirkung empfiehlt sich ein Fertigpräparat. Mönchspfefferfrüchte gibt es als Dragees, Kapseln oder Tinktur (z. B. Agnucaston®, Agnolyt®, Femicur® N).

**Anwendung:** 5 bis 7 Tage vor der Menstruation gemäß Beipackzettel einnehmen; für eine vollständige Wirkung über mehrere Zyklen einnehmen (maximal 6 Monate).

**Gegenanzeigen und Wechselwirkungen:** Keine bekannt.

# Zyklusstörungen

*Viele Frauen haben ihre Periode nicht regelmäßig: Jede fünfte Frau sucht deshalb sogar ärztliche Hilfe. Besonders belastend sind die Zyklusstörungen, wenn sie eine effektive Empfängnisverhütung gefährden oder einen Kinderwunsch behindern.*

## Ursachen und Symptome

Ein normaler Zyklus dauert etwa 25 bis 32 Tage. Abweichungen davon betreffen entweder die Zyklusdauer (zu lang/zu kurz) oder die Blutungsintensität (zu stark/zu schwach):
Bei einem Zyklus, der sich über mehr als fünf Wochen streckt, spricht man von einer **Oligomenorrhö**. Häufig sind die Ursachen hierfür in seelischen Prozessen zu finden, wie Prüfungsstress oder auch Angst vor einer Schwangerschaft. Ebenso sind oft Hochleistungssportlerinnen oder Mädchen mit Essstörungen betroffen. Dann kann es auch zu einem völligen Ausbleiben der Menstruation **(Amenorrhö)** kommen. Neben den genannten Ursachen können hormonelle Störungen dahinterstecken – etwa aufgrund von Schilddrüsenproblemen oder kleinen gutartigen Tumoren der Hirnanhangsdrüse (Prolaktinome). Sie bedürfen in jedem Fall einer ärztlichen Abklärung. Wenn Blutungen zu kurz hintereinander auftreten **(Polymenorrhö)**, liegen oft ähnliche Ursachen vor wie bei zu langen Zyklen. Gehen Frauen auf die Wechseljahre zu, werden mit nachlassender Eierstockfunktion meist auch die Zyklen kürzer. Eine geringe Blutungsintensität gibt selten Anlass zur Sorge. Zu starke Blutungen (normal sind ca. 30 Milliliter Blut pro Menstruation) sollten jedoch immer ärztlich abgeklärt werden.

## Behandlungsstrategien

### ✤ Wissenschaft und Tradition

**1. Ausgleich der Hormonschwankungen:**
Hier kann der **Mönchspfeffer** (siehe Seite 110), der Klassiker der hormonausgleichenden Pflanzen, gute Dienste leisten. Auch die **Schafgarbe** und der **Frauenmantel** sollen nach volksheilkundlicher Überlieferung auf das Zusammenspiel der weiblichen Geschlechtshormone einwirken. Wegen seiner östrogenartigen Wirkung wird zudem das ätherische Öl des **Muskatellersalbeis** (äußerlich) eingesetzt.

**2. Aufhalten einer zu starken Blutung:**
Aus der Volksheilkunde bekannt sind eine Reihe von gerbstoffhaltigen Heilpflanzen, die bei zu starker Regel helfen sollen: **Frauenmantel**, **Blutwurz** und **Wiesenknopf**. Die Gerbstoffe verengen die Blutgefäße. Von jeher hochgelobt in der Volksheilkunde wird zudem das **Hirtentäschel** wegen seiner blutungsregulierenden Eigenschaften auf die Gebärmutter. Es wird deshalb bei verlängerter oder zu starker Blutung empfohlen. Hebammen verwenden Hirtentäschel jedoch auch, damit umgekehrt der Wochenfluss nach der Geburt in Gang kommt.

### ❀ Nach der Erfahrung der Heilpraktikerin

Gute persönliche Erfahrungen gibt es bei Frauen mit ausbleibender Regel, die bitterstoffhaltige Pflanzen wie **Angelika** erhielten. Die Bitterstoffe stimulieren alle Körpersäfte, damit die Regelblutung wieder einsetzt.
In Frankreich wird bei zu lang anhaltenden und starken Blutungen das gerbstoffhaltige **Rote**

**Weinlaub** eingesetzt, das unter Frauenärzten dort so bekannt ist wie hier der Möchspfeffer.

## Weitere Empfehlungen

Um den Eisenverlust bei einer zu starken Blutung auszugleichen, können Sie täglich 2 bis 3 EL **Kürbiskerne** knabbern. Da hormonelle und nervliche Vorgänge im Körper eng zusammenhängen (siehe auch Seite 12), empfehlen sich **Entspannungsübungen** wie Yoga und Meditation. Ein ausgewogenes Verhältnis zwischen Phasen der Aktivität und der Entspannung sowie Rituale (z. B. gemeinsame Arbeitspausen mit Freunden oder eine feste Zeit für Familienmahlzeiten) bringen auch den Körper mit ein wenig Geduld wieder in Balance. Junge Mädchen, deren Regel ausbleibt, sollten gegebenenfalls extremen Leistungssport reduzieren.

## Ärztliche Hilfe

Ein Grund für einen Frauenarztbesuch ist, wenn die Regel bis zum Alter von 15 Jahren noch nicht eingesetzt hat. War die Periode regelmäßig und ist mehr als 10 Tage überfällig, hat es keinen Sinn, allein »rumzudoktern«, hier muss die Frauenärztin erst eine Schwangerschaft ausschließen. Zu starke Blutungen sollten Sie ebenfalls untersuchen lassen, da die Ursachen in einer Veränderung der Gebärmutter liegen können (z. B. Myome oder Polypen).

# Bewährte Anwendungen

Fertigpräparate mit Mönchspfeffer sind das Mittel erster Wahl bei allen durch ein Hormonungleichgewicht ausgelösten Zyklusstörungen. Je nach Art der Symptome können darüber hinaus zur Unterstützung der Behandlung Teemischungen oder Tinkturen eingesetzt werden. Wenn sich bei starker Blutung keine Besserung eingestellt hat, kann anstelle von Tee oder Tinktur auch ein Fertigpräparat mit Hirtentäschelkraut eingesetzt werden.

## Teemischungen

### ❀ Mit Weinlaub und Frauenmantel

Bei dieser individuellen Teemischung gegen eine extrem starke oder zu lang anhaltende Menstruation werden gerbstoffhaltige Pflanzen miteinander kombiniert. Brennnesselblätter steuern noch organisch gebundenes Eisen bei, das der Körper besonders gut verwertet.

**Zusammensetzung:** 45 g Weinlaubblätter, 30 g Brennnesselblätter, 15 g Schafgarbenkraut und 15 g Frauenmantelkraut.

**Anwendung:** 2 bis 3 EL der Teemischung mit 1 Liter heißem (nicht mehr kochendem) Wasser übergießen, 12 bis 15 Minuten ziehen lassen und abseihen. Der Tee kann als Kur vor und nach der Menstruation 6 bis 8 Wochen lang getrunken werden.

**Nebenwirkungen:** In seltenen Fällen allergische Reaktionen.

### ❀ Mit Angelika und Damianakraut

Gute Erfolge gab es mit dieser Teemischung bei Patientinnen mit schwacher Regelblutung. Sie ist auch gut geeignet für junge Mädchen, deren Zyklus sich noch nicht richtig eingependelt hat. Die Bitterstoffe der Angelika sollen allgemein die Körpersäfte stimulieren. Taubnesselblüten sollen die bittere Wirkung der Angelika abmildern, und Damianakraut soll die Durchblutung im kleinen Becken leicht fördern.

**Zusammensetzung:** 50 g Angelikawurzel, 30 g Damianakraut und 20 g Taubnesselblüten.

**Anwendung:** 1 TL der Teemischung mit 1 großen Tasse heißem (nicht mehr kochendem)

Wasser übergießen, 7 bis 10 Minuten ziehen lassen und abseihen. Morgens und abends 1 Tasse über einen Zeitraum von 4 bis 6 Wochen trinken (auch noch, wenn die Menstruation bereits einsetzt hat).

Gegenanzeigen und Wechselwirkungen: Nicht bei Magenschleimhautentzündung und Magen-Darm-Geschwür.

## Öl

### ✤ Muskatellersalbeiöl

Muskatellersalbeiöl *(Salvia sclarea)* ist bei allen Zyklusstörungen angezeigt, die mit einer zu geringen Blutung oder einem zu langen Zyklus einhergehen. Es wirkt zugleich stimmungsaufhellend.

Anwendung: 15 Tropfen Muskatellersalbeiöl in 50 ml Jojoba- oder Mandelöl geben und ab der zweiten Zyklushälfte 1-mal täglich den Unterbauch und den unteren Rücken bis zum Abklingen der Menstruation sanft einmassieren.

Gegenanzeigen und Wechselwirkungen: Keine bekannt.

## Tinktur

### ✤ Mit Blutwurz und Hirtentäschel

Eine Tinktur aus Blutwurzwurzel, Hirtentäschelkraut und Wiesenknopfkraut hat sich bei starker und lang anhaltender Menstruation bewährt. Sie kann zur Wirkungsverstärkung zusätzlich zur Teemischung aus Weinlaub, Schafgarbe und Frauenmantel eingesetzt werden. Die Rezeptur lassen Sie sich am besten in der Apotheke herstellen.

Zusammensetzung: 25 ml Blutwurztinktur, 15 ml Hirtentäscheltinktur und 15 ml Wiesenknopftinktur (je 40- bis 50-prozentiger Alkohol).

Anwendung: 2- bis 4-mal täglich 15 bis 20 Tropfen mit etwas Wasser einnehmen.

Gegenanzeigen und Nebenwirkungen: Magenempfindliche sollten Tee und Tinktur nur nach den Mahlzeiten zu sich nehmen. Die Gerbstoffe können Verstopfung verstärken.

## Präparate aus der Apotheke

### ✤ Mönchspfefferextrakt

Bei Ausbleiben der Menstruation oder bei Zwischenblutungen ist Mönchspfeffer besonders empfehlenswert, am besten als Fertigpräparat.

Anwendung: Mönchspfefferfrüchte gibt es als Dragees, Kapseln oder Tinktur (z. B. Agnucaston®, Femicur® N, Agnolyt®). Die Anwendung erfolgt gemäß Beipackzettel; für eine vollständige Wirkung bei ausbleibender Menstruation sollten Mönchspfefferpräparate mindestens 3 Monate eingenommen werden.

Gegenanzeigen und Wechselwirkungen: Nicht in Schwangerschaft und Stillzeit einnehmen.

### ✤ Hirtentäschelextrakt

Den Extrakt aus dem Hirtentäschelkraut (z. B. als Styptysat® N) gegen zu starke Blutungen gibt es in Form von Dragees und als Lösung.

Anwendung: Die Anwendung erfolgt gemäß Beipackzettel.

Nebenwirkungen: Selten allergische Reaktionen auf Hirtentäschelkraut.

### ✤ Tinktur mit Schafgarbe

In der Volksheilkunde bewährt gegen Zyklusstörungen aller Art hat sich eine Kombination aus Schafgarbenkraut, Hirtentäschelkraut, Majoranfrüchten, Eichenrinde und Brennnesselblättern.

Anwendung: Die Anwendung (z. B. als Menodoron® Dilution) erfolgt gemäß Beipackzettel.

Nebenwirkungen und Gegenanzeigen: In seltenen Fällen kann eine allergische Reaktion auf Korbblütler auftreten.

# Menstruationsschmerzen

*Mehr als die Hälfte aller Frauen leidet unter schmerzhaften oder ziehenden Krämpfen während ihres Zyklus (Dysmenorrhö). Jede Fünfte immerhin ist so stark in ihrem Befinden eingeschränkt, dass sie therapeutischen Rat sucht. Wenn die Probleme dagegen im reiferen Lebensalter abrupt auftreten, sollten die Ursachen auf jeden Fall medizinisch abgeklärt werden.*

## Ursachen und Symptome

Vor allem in jungen Jahren, wenn die Hormone Östrogen und Gestagen noch nicht in ausgewogenem Verhältnis vorliegen, ist die Menstruation häufig von Schmerzen begleitet. Manche Frauen sind in dieser Zeit zusätzlich von Übelkeit, Erbrechen und Kopfschmerzen betroffen. Die Krämpfe und Schmerzen, die meist bereits ein, zwei Tage vor der Blutung einsetzen, werden von Prostaglandinen, hormonähnlichen Botenstoffen, ausgelöst. Diese entstehen in der Gebärmutterschleimhaut, die zur Aufnahme der Eizelle heranwächst und dann, wenn diese nicht befruchtet wird, mithilfe der Blutung zu großen Teilen abgestoßen wird.

Seelische Prozesse spielen bei Menstruationsschmerzen eine große Rolle – etwa wenn Mädchen noch nicht mit ihrer körperlichen Reife zurechtkommen oder bei Frauen mit Mehrfachbelastung durch Beruf und Kinder. Die Schmerzen sollten ernst genommen werden, denn oft sind sie Zeichen einer Endometriose. Wenn im reiferen Alter plötzlich Schmerzen während der Menstruation auftreten, können Zysten oder Myome die Ursache sein. Dann sollte eine Ärztin konsultiert werden.

## Behandlungsstrategien

Leichte bis mittlere Menstruationsschmerzen können in der Regel allein mit Heilpflanzen sehr gut behandelt werden.

### ✤ Wissenschaft und Tradition

**1. Linderung von Schmerzen und Krämpfen:** Im Vordergrund der Behandlung stehen Heilpflanzen mit schmerzlindernden und krampflösenden Eigenschaften. **Weidenrinde** zum Beispiel besitzt schmerzlindernd wirkende Salicylsäureverbindungen ähnlich der Acetylsalicylsäure aus Aspirin®, ohne aber blutverdünnend zu wirken. Krampfartige Unterleibsschmerzen können darüber hinaus mit **Gänsefingerkraut, Schafgarbe** und **Kamille** wirksam gelindert werden. In der Volksheilkunde überliefert ist außerdem der Einsatz von **Frauenmantelkraut** bei krampfartigen Unterleibsschmerzen.

**2. Entspannung, Ruhe und Wärme:** Wärme löst die Krämpfe und entspannt die Muskulatur. Sie verstärkt die Wirkung ätherischer Öle wie die des beruhigenden **Lavendelöls** und des mild durchwärmenden **Majoranöls**.

### ❀ Nach der Erfahrung der Heilpraktikerin

**Mädesüß** wird üblicherweise bei Erkältungskrankheiten sowie zur Behandlung von Gicht empfohlen. Bei Patientinnen, die von Menstruationsbeschwerden betroffen waren, hat die Einnahme von Mädesüß ebenfalls die Symptome deutlich gebessert. Die Verwendung als Schmerzmittel erscheint wegen der darin enthaltenen Salicylsäure plausibel (siehe oben).

Patientinnen profitierten darüber hinaus von **Erdrauchkraut,** das entspannend auf die glatte Muskulatur wirkt und daher durchaus ebenso bei Gebärmutterkrämpfen hilfreich sein kann.

## Weitere Empfehlungen

**Ausdauersport** wie etwa Radfahren, Schwimmen oder Walking senkt, wenn er regelmäßig praktiziert wird, die generelle Empfindlichkeit gegenüber Schmerzen. Positiven Einfluss auf den Prostaglandinhaushalt hat eine Ernährung, die reich an **Omega-3-Fettsäuren** ist. Sie sind unter anderem in pflanzlichen Ölen und Seefisch enthalten. Hohe Anteile an Omega-3-Fettsäuren besitzen beispielsweise auch Borretschsamen- und Nachtkerzenöl oder das etwas günstigere Leinöl. Täglich 1 TL zu den Mahlzeiten (ins Müsli oder in den Joghurt geben oder pur) einnehmen. Schmerzverstärkend wirken dagegen tierische Fette.

## Ärztliche Hilfe

Treten starke Symptome vor dem Einsetzen der allerersten Menstruation auf, kann es sein, dass das Menstruationsblut in der Scheide aufgestaut ist, weil das Jungfernhäutchen aufgrund einer angeborenen Fehlbildung keine Öffnung enthält. Medizinisch abgeklärt werden sollte auch, wenn Beschwerden abrupt im Erwachsenenalter auftreten, vor allem auch zusammen mit Fieber. Organische Veränderungen an Gebärmutter und Eierstöcken sowie eine mögliche Schleimhautwucherung (Endometriose) können die Ursache der Beschwerden sein. Lassen sich die Menstruationsschmerzen nicht durch die hier beschriebenen Heilverfahren bessern oder beginnen sie schon einige Tage vor der Menstruation, sollten Sie sich unbedingt vom einer Frauenärztin untersuchen lassen.

# Bewährte Anwendungen

Schmerzlindernde und krampflösende Pflanzen kommen als Tee gut zur Wirkung. Weidenrindenextrakt gibt es auch als Fertigpräparat. Besonders effektiv ist die Kombination innerer Arzneien mit äußerlichen Anwendungen, also Bädern, feuchtwarmen Wickeln oder Massagen.

### Teemischungen

#### ❀ Mit Mädesüß und Erdrauch

Diese Teemischung kombiniert krampflösende und schmerzlindernde Heilpflanzen, deren Wirkung sich in dieser Zusammensetzung optimal ergänzt.

**Zusammensetzung:** 60 g Mädesüßblüten, 25 g Erdrauchkraut, 25 g Gänsefingerkraut, 15 g Frauenmantelkraut und 10 g Heidekrautblüten.

**Anwendung:** 1 gehäuften TL der Teemischung mit 1 großen Tasse heißem (nicht mehr kochendem) Wasser übergießen, 10 bis 12 Minuten zugedeckt ziehen lassen und abseihen. 3 bis 5 Tage vor der Periode 2 bis 4 Tassen täglich trinken (möglichst vor oder zu den Mahlzeiten).

**Gegenanzeigen und Wechselwirkungen:** Nicht bei Überempfindlichkeit gegen Salicylsäureverbindungen.

#### ✤ Mit Schafgarbe und Kamille

Diese geschmacklich milde Rezeptur wirkt krampflösend und schmerzlindernd. Das enthaltene Majorankraut gibt der Mischung einen warmen Unterton, der als wohltuend und beruhigend empfunden wird.

**Zusammensetzung:** 40 g Fenchelfrüchte, 35 g Schafgarbenblüten, 25 g Kamillenblüten und 20 g Majorankraut.

**Anwendung:** 1 gehäuften TL der Teemischung

mit 1 großen Tasse heißem (nicht mehr kochendem) Wasser übergießen, 10 bis 12 Minuten zugedeckt ziehen lassen und abseihen. 3 bis 5 Tage vor der Periode 2 bis 4 Tassen täglich trinken (zwischen den Mahlzeiten).

**Tipp:** Aus dieser Rezeptur lässt sich mit den gleichen Mengen an Heilpflanzen auch eine Tinktur herstellen, da sich die ätherischen Öle sehr gut in 40-prozentigem Alkohol lösen (siehe Seite 237). Die Tinktur kann pur, aber auch zur Wirkungsverstärkung zusammen mit dem Tee eingenommen werden. Davon 2- bis 4-mal täglich 10 bis 15 Tropfen im Tee oder in Wasser gelöst einnehmen.

**Nebenwirkungen und Gegenanzeigen:** In sehr seltenen Fällen allergische Reaktionen; nicht bei Überempfindlichkeit gegen Fenchel.

## Wickel

### ✤ Majoran

Die feuchte Wärme dieses Wickels wird durch die mild durchblutungsfördernden Eigenschaften des Majorans unterstützt.

**Anwendung:** 2 Handvoll Majorankraut in die Mitte eines Baumwolltuchs legen und kurz in nicht mehr kochendes Wasser tauchen, sodass die Kräuter gut durchnässt werden. Das Tuch vorsichtig ausdrücken, etwas abkühlen lassen und auf den Unterbauch legen. Damit die Wärme nicht zu schnell entweicht, auf das Tuch eine Wärmflasche legen. Zur Fixierung ein großes Handtuch um den Körper legen. Den Wickel 20 bis 30 Minuten wirken lassen.

**Nebenwirkungen:** Bei längerer Anwendung sind Kopfschmerzen möglich.

## Sitzbad

### ✤ Schafgarbe

**Anwendung:** 40 g Schafgarbenblüten mit 2 Liter heißem (nicht mehr kochendem) Wasser übergießen, zugedeckt 10 Minten ziehen lassen, abseihen und in eine Wanne mit 10 Liter Wasser geben. Täglich 1- bis 2-mal bei 37 °C baden.

**Nebenwirkungen:** In seltenen Fällen allergische Reaktionen auf Korbblütler.

## Präparate aus der Apotheke

### ✤ Weidenrindenextrakt

Der flüssige Extrakt oder Dragees mit dieser Substanz sind gut verträglich.

**Anwendung:** Die Anwendung (z. B. als Assalix®-Dragees) erfolgt gemäß Beipackzettel.

**Nebenwirkungen und Gegenanzeigen:** In sehr seltenen Fällen allergische Reaktion auf Salicylsäureverbindungen. Bei Asthma bronchiale die Einnahme vorher mit der Ärztin abklären.

## Aromatherapie

### ✤ Mit Majoran- und Lavendelöl

Diese Aromamischung kombiniert die entspannend und leicht krampflösend wirkenden Öle aus Majoran und Lavendel mit dem angenehm fruchtigen, mild-holzigen Duft des Rosenholzes.

**Zusammensetzung:** 12 Tropfen Rosenholzöl *(Aniba rosaeodora)*, 10 Tropfen Majoranöl *(Origanum majorana)*, 8 Tropfen Lavendelöl *(Lavandula officinalis)* und 30 ml Mandel- oder Avocadoöl.

**Anwendung:** Diese Mischung einen Tag vor Einsetzen der Menstruation und dann weiterhin 1- bis 2-mal täglich bis zum Abklingen leicht in den Unterbauch einmassieren.

**Wichtig:** Ätherische Öle sind Vielstoffgemische mit kräftiger Wirkung. Hier die Dosierung bitte genau beachten!

**Gegenanzeigen und Wechselwirkungen:** Nicht in der Schwangerschaft anwenden, da Majoran die Gebärmutter stimuliert.

# Schmerzen und Entzündungen der weiblichen Brust

*Unangenehme Spannungsgefühle oder auch Schmerzen in der Brust hängen zumeist mit einem hormonellen Ungleichgewicht zusammen. In der Regel sind sie harmlos. Sie sollten jedoch immer ärztlich abgeklärt werden, um ernsthafte Erkrankungen auszuschließen.*

## Ursachen und Symptome

Setzen die Beschwerden vor der beginnenden Monatsblutung ein, so handelt es sich um eine **Mastodynie**, verursacht durch einen Östrogenüberschuss bei gleichzeitigem Progesteronmangel. Auch das Hormon Prolaktin kann erhöht sein. Betroffen sind vor allem Frauen ab 30 Jahren bis kurz vor Eintritt der Wechseljahre (siehe Seite 126). Jede zweite oder dritte Frau in diesem Alter weist auch gutartige Veränderungen des Drüsengewebes auf: eine **Mastopathie**. Eine Brustdrüsenentzündung **(Mastitis)** wird durch Bakterien hervorgerufen und betrifft meist stillende Frauen. Schmerzen kann die Brust bei stillenden Müttern auch infolge eines **Milchstaus**, wenn es durch nicht ausreichendes Entleeren der Brust zu Verhärtungen kommt. Die Wechseljahre machen sich bei einigen Frauen mit **Zysten** in den Brüsten bemerkbar, die an- und abschwellen. **Knötchen** sind Teil des prämenstruellen Syndroms (siehe Seite 110) und außen an der Brust zu ertasten. Nach Abklingen der Blutung verschwinden sie wieder. Der beste Zeitpunkt für die regelmäßige Untersuchung der Brüste als Krebsvorsorge ist daher sieben Tage nach dem Ende der Blutung.

## Behandlungsstrategien

### ✤ Wissenschaft und Tradition

**1. Ausgleich des Hormonhaushalts:**
Wenn vonseiten der Ärztin abgeklärt ist, dass die Gewebeveränderungen gutartig sind und auch keine Entzündung dahintersteckt, dann kann man mit **Mönchspfeffer** die Ausschüttung des Hormons Prolaktin bremsen.

**2. Schmerzlinderung und lokale Kühlung:**
Eine Linderung der Beschwerden ermöglichen kühlend wirkende pflanzliche Heilmittel, wie das Gel aus der **Aloe-vera-Pflanze** sowie **Pfefferminzöl**. Letzteres wirkt über die Kälterezeptoren der Haut kühlend und lokal betäubend.

**3. Entzündungslinderung:**
**Ringelblumenblüten** wirken erwiesenermaßen antientzündlich, ihr Einsatz ist vor allem bei einer Mastitis zu empfehlen. Ist die Entzündung gelindert, geht auch die Schwellung zurück.

### Weitere Empfehlungen

Einmal im Monat, am besten sieben Tage nach der Menstruation, sollten Frauen ihre Brust vor einem Spiegel **abtasten**. Generell empfehlenswert, insbesondere bei sportlicher Betätigung, ist auch ein gut sitzender **BH**. Stress erhöht den Prolaktinspiegel im Blut, welcher für das Spannungsgefühl der Brust in der zweiten Zyklushälfte verantwortlich ist. Versuchen Sie also, Stress gezielt entgegenzuwirken, etwa mit Entspannungsübungen. Wohltuend ist schon ein zweiminütiges »Innehalten«, das Sie zweimal täglich anwenden sollten: Dazu einfach die Augen schließen und tief ein- und ausatmen. Für **Entspannung** sorgen auch einige **Tees** (siehe Seite 132 ff.). Bei gutartigen Geschwulsten der Brüste hat sich gezeigt, dass eine Ernährungsumstellung mit fettarmer Kost und Verzicht auf Kaffee bei bis zu 80 Prozent der Frauen eine Verbesserung der Symptome bewirken. Kaffee und tierische Fette können nämlich zu einem Hormonungleichgewicht führen und begünstigen Entzündungsreaktionen.

### Ärztliche Hilfe

Regelmäßige ärztliche Untersuchungen zur Früherkennung von unerwünschten Gewebeveränderungen sind in jedem Fall ratsam. Unbedingt zur Ärztin gehen sollten Sie, wenn Sie Knoten bei der Selbstuntersuchung entdecken. Ebenso bedarf es der Untersuchung bei Fieber und Rötung und Schwellung der Brust. Tritt ohne Schwangerschaft Sekret aus den Brüsten, muss auch dies von der Ärztin abgeklärt werden.

## Bewährte Anwendungen

Bei zyklusbedingten Brustschmerzen ist ein Fertigpräparat Mittel der Wahl. Unterstützend kann ein Gel oder eine Auflage eingesetzt werden.

### Auflage

#### ✤ Quark und Pfefferminzhydrolat

Diese schmerzlindernde und kühlende Auflage hat sich in den Wechseljahren bewährt und kann auch in der Stillzeit auf schmerzende Brüste aufgetragen werden. Weniger reizend als Pfefferminzöl ist ein Pfefferminzhydrolat.

Anwendung: Auf die Mitte einer Mullbinde 500 g Quark (wirkt ebenso kühlend) mit einem Esslöffel verteilen und 6 bis 8 Sprühstöße Pfefferminzhydrolat (z. B. von Maienfels) auf den Quark geben. Die Mullbinde einmal längs zusammenfalten und kreisförmig um die Brust legen, sodass der Quark nicht direkt auf der Haut aufliegt und die Brustwarzen frei bleiben.

Vorsicht: Keinesfalls in der Stillzeit ein Pfefferminzöl anstelle des Pfefferminzhydrolats verwenden. Zumindest sollte dann 2 Stunden nach dieser Anwendung nicht gestillt werden. Anderenfalls kann es zu einem gefährlichen Atemstillstand des Säuglings kommen. Wenn der Säugling im selben Raum wie die Mutter schläft, sollte auf Pfefferminzöl ganz verzichtet werden.

### Gel

#### ✤ Aloe vera und Ringelblumenöl

Anwendung: Je 30 ml Aloe-vera-Gel aus der Apotheke und 30 ml Ringelblumenöl vermischen. Vor jeder Anwendung kräftig schütteln und großzügig die Brust einreiben, nicht abwischen, sondern einziehen lassen. Das Gemisch ist im verschließbaren Glas im Kühlschrank aufbewahrt 1 Woche haltbar.

Tipp: Das Gel können Sie auch selbst herstellen, in dem Sie ein großes Blatt einer Aloe-vera-Pflanze abschneiden und das Innere mit einem Küchenmesser vorsichtig herausschaben und durch ein Sieb drücken.

Nebenwirkungen: In seltenen Fällen allergische Reaktionen auf Korbblütler.

### Präparate aus der Apotheke

#### ✤ Mönchspfefferextrakt

Anwendung: Mönchspfefferfrüchte gibt es als Dragees, Kapseln oder Tinktur (z. B. Agnucaston®, Femicur® N, Agnolyt®), die gemäß Beipackzettel eingenommen werden.

Gegenanzeigen: Nicht in Schwangerschaft und Stillzeit.

# Scheidenentzündung

*So gut wie jede Frau, von der Pubertät bis ins hohe Alter, ist mindestens einmal in ihrem Leben von einer Scheidenentzündung (Vaginalentzündung) betroffen. Sind ernsthafte Erkrankungen ausgeschlossen (siehe unten), kann sie sehr gut mit Heilpflanzen behandelt werden.*

## Ursachen und Symptome

Die inneren Schamlippen, der Scheideneingang und die Scheidenschleimhaut sind mit einer natürlichen »Vaginalflora« ausgestattet, die sich vor allem aus Milchsäurebakterien zusammensetzt. Dort findet sich immer auch eine geringe Zahl von Keimen, wie Viren (z. B. der Herpes-simplex-Virus) und Pilze. Erst wenn die körpereigenen Schutzmechanismen beeinträchtigt sind, kann es zu einer Entzündung kommen: etwa wenn das Immunsystem geschwächt ist und sich das Gleichgewicht aus natürlich vorkommenden Bakterien zugunsten krank machender (pathogener) Keime verschiebt. Auch ein Östrogenmangel in den Wechseljahren oder infolge der Mikropille vermindert die Abwehrfunktion der Scheidenschleimhaut, die dann oft dünn und trocken ist. Typische Symptome sind Schmerzen beim Gehen, Geschlechtsverkehr oder Wasserlassen. Verbunden damit ist ein Juckreiz, häufig ist die Haut gerötet und trocken. Daneben tritt oft ein verfärbter Ausfluss *(Fluor vaginalis)* auf. Bei lange bestehenden Entzündungen können sich Pickel und Bläschen im Scheidenbereich bilden. Viele Erreger, vor allem Pilze und Viren, lieben ein feuchtwarmes Milieu, weshalb mangelnde Hygiene und luftundurchlässige synthetische Materialien der Unterwäsche ihre Ausbreitung fördern. Weitere häufige Ursachen sind Ansteckung beim sexuellen Kontakt sowie Überempfindlichkeit gegen Seife und Waschmittel, aber auch übertriebene Hygiene. Andauernder Stress und seelische Belastungen begünstigen die Beschwerden noch. Meistens ist eine Kombination der genannten Faktoren auslösend für eine Entzündung oder Infektion.

## Behandlungsstrategien

### Ärztliche Hilfe

Leiden Sie zum ersten Mal an einer Scheidenentzündung, sollten Sie immer von einer Frauenärztin eine genaue Diagnose stellen lassen. Häufig sind gleichzeitig verschiedene Entzündungserreger nachweisbar, die gezielt behandelt werden müssen. Immer wiederkehrende Scheidenentzündungen können auf Diabetes, Eisenmangel oder eine chronische Allgemeinerkrankung hinweisen. Sind solche Ursachen ausgeschlossen, können Scheidenentzündungen gut selbst behandelt werden.

### ✤ Wissenschaft und Tradition

#### 1. Schmerz- und Juckreizlinderung:

Gegen Scheidenentzündungen helfen in erster Linie gerbstoffreiche Pflanzen, wie **Walnuss, Taubnessel, Himbeere** und auch **Melisse,** mit ihren juckreizlindernden und wundheilungsfördernden Eigenschaften. Da die Gerbstoffe mit den Eiweißstoffen der Schleimhäute reagieren, entziehen sie den Erregern zudem den Nährboden, auf dem sie sich vermehren können. Daher wirken sie auch keimhemmend.

**2. Keimhemmung:**
Bakterien-, viren- und pilzhemmende ätherische Öle wirken der Ausbreitung von krankheitsauslösenden Erregern entgegen, sodass sich wieder eine gesunde Vaginalflora durchsetzen kann. Vor allem **Salbei-, Muskatellersalbei**-, Rosenholz- und auch **Melissenöl** haben stark keimhemmende Eigenschaften.

**3. Entzündungslinderung:**
Entzündungshemmende Heilpflanzen wie die **Ringelblume** helfen, die Beschwerden zu verringern. Das komplexe Inhaltsstoffgemisch der Ringelblume hat außerdem einen schleimhautpflegenden Effekt.

**4. Stärkung des Immunsystems:**
Ein intaktes Immunsystem sorgt dafür, dass sich die Keime nicht übermäßig vermehren können. Sinnvoll sind daher immunstärkende Heilpflanzen (siehe Seite 148).

### ❀ Nach der Erfahrung der Frauenheilkundlerin

Gute Praxiserfahrung gibt es mit **Granatapfelsamen** bei Frauen mit einer Scheidenentzündung aufgrund von Östrogenmangel. Granatapfelsamen werden besonders in der arabischen Volksheilkunde gerne eingesetzt. Es gibt Hinweise darauf, dass sie östrogenartig wirken.

## Weitere Empfehlungen

Damit sich die Partner nicht immer wieder gegenseitig beim sexuellen Kontakt mit Erregern anstecken, ist zumindest eine zeitweilige Nutzung von **Kondomen** ratsam. Da Seifen basisch sind, bauen sie den natürlichen Säureschutzmantel der Scheidenschleimhaut ab. Deshalb ist es am besten, den Intimbereich **nur mit Wasser** zu waschen. Reinigen Sie den Bereich immer vom Schambein aus zum Darmausgang. Stoffe aus natürlichen Materialien sollten gegenüber synthetischer Kleidung bevorzugt werden. Achten Sie zum Beispiel darauf, dass der Zwickel bei Strumpfhosen aus Baumwolle ist, damit es zu einer ausreichenden Durchlüftung kommt. Bei einer sitzenden Tätigkeit wird der Genitalbereich meist nicht genügend durchblutet, was eine Minderversorgung der Muskulatur und der Vaginalschleimhaut mit wichtigen Nährstoffen und Sauerstoff nach sich ziehen kann. **Laufen** Sie also zwischendurch immer etwas herum.

## Bewährte Anwendungen

Als sehr wohltuend werden lauwarme Sitzbäder empfunden. Für die lokale Anwendung werden auch gerne Zäpfchen eingesetzt.

### Sitzbäder

#### ✣ Mit Walnuss und Taubnessel

Dieses keimhemmende Sitzbad kombiniert stark und sanft wirkende Gerbstoffpflanzen miteinander. Die enthaltenen Taubnesselblüten besitzen zudem Schleimstoffe, die sich schützend auf die Schleimhäute legen und so pflegend auf die Haut wirken.

**Zusammensetzung:** 60 g Walnussblätter, 50 g Himbeerblätter und 25 g Taubnesselblüten.

**Anwendung:** 2 Handvoll der Kräutermischung in 2 Liter heißes (nicht mehr kochendes) Wasser geben, 10 bis 12 Minuten zugedeckt ziehen lassen und abseihen. Den Sud in das lauwarme Wasser in einer Sitzwanne geben und 7 bis 12 Minuten darin baden.

**Wichtig:** Nicht öfter als 3- bis 4-mal innerhalb von 1 Woche anwenden, da die enthaltenen Gerbstoffe die Haut stark strapazieren.

**Gegenanzeigen und Wechselwirkungen:** Keine bekannt.

### ✤ Mit Melisse und Ringelblume

Alternativ können Sie dieses leicht keimhemmende und schleimhautpflegende Sitzbad bei einer Scheidenentzündung einsetzen.

Zusammensetzung: 40 g Melissenblätter, 35 g Ringelblumenblüten und 20 g Salbeiblätter.

Anwendung: 2 Handvoll der Kräutermischung in 2 Liter heißes (nicht mehr kochendes) Wasser geben, 10 bis 12 Minuten zugedeckt ziehen lassen und abseihen. Den Sud in das lauwarme Wasser in einer Sitzwanne geben und 10 bis 15 Minuten darin baden.

Nebenwirkungen: In seltenen Fällen kann eine allergische Reaktion auf Korbblütler (wie der Ringelblume) auftreten.

## Vaginalzäpfchen

### ✤ Rosenholz- und Palmarosaöl

Zur Vorbeugung geeignet (besonders bei starkem Waschzwang) sind Vaginalzäpfchen mit Rosenholzöl *(Aniba rosaeodora)* und Palmarosaöl *(Cymbopogon martinii var. martinii)*, denn sie wirken zum einen stark keimhemmend auf Bakterien, Viren und Pilze. Zum anderen stellt sich durch die Öle wieder ein Gefühl von Sauberkeit ein, ohne dass reizende Seifen benutzt werden müssen, denn beide haben einen angenehmen Duft. In der Apotheke gibt es Plastikformen für je zehn Zäpfchen.

Zubereitung: Für 10 Zäpfchen à 2,5 g werden 25 bis 30 g Kakaobutter benötigt. Kakaobutter langsam im Wasserbad schmelzen (nicht zu heiß, weil sie sonst schlecht aushärtet). Sobald die Butter geschmolzen und durchsichtig ist, 15 Tropfen Rosenholz- sowie 5 bis 7 Tropfen Palmarosaöl in die warme Kakaobutter hineingeben, umrühren und in die Zäpfchenformen gießen. Das Ganze zum Abkühlen in den Kühlschrank stellen. Verschlossen sind die Vaginalzäpchen bis zu 3 Monate haltbar.

Anwendung: 1- bis 2-mal täglich ein Zäpfchen in die Scheide einführen. Diese Anwendung sollte nicht länger als 5 bis 7 Tage hintereinander durchgeführt werden.

Wichtig: Ätherische Öle sind Vielstoffgemische mit kräftiger Wirkung. Hier die Dosierung bitte genau beachten!

Nebenwirkungen: Rosenholzöl ist sehr gut verträglich. Dasselbe gilt für Palmarosaöl, jedoch kann in sehr seltenen Fällen die Vaginalschleimhaut leicht gereizt reagieren. Dann einfach Palmarosaöl geringer dosieren oder ganz weglassen.

## Präparate aus der Apotheke

### ✤ Granatapfelsamenzäpfchen

Bei einer Scheideninfektion und trockener Scheide in den Wechseljahren oder Einnahme der Mikropille ist ein Versuch mit diesen östrogenartig wirkenden Granatapfelsamenzäpfchen lohnenswert (z. B. als delima® feminin Vaginalzäpfchen).

Anwendung: Die Anwendung erfolgt gemäß Beipackzettel.

Gegenanzeigen: Überempfindlichkeit gegen einen der Inhaltstoffe.

## Aromatherapie

### ✤ Muskatellersalbeiöl

Das ätherische Öl aus dem Muskatellersalbei *(Salvia sclarea)* zeichnet sich durch seine sehr gute Verträglichkeit und seine stark keimhemmende Wirkung aus.

Anwendung: 2 bis 4 Tropfen Muskatellersalbeiöl direkt auf eine Slipeinlage tröpfeln.

Wichtig: Ätherische Öle sind Vielstoffgemische mit kräftiger Wirkung. Hier die Dosierung bitte genau beachten!

# Schwangerschaft

*Eine Schwangerschaft ist eine wichtige Episode im Leben einer Frau, doch kaum eine Frau wird sie ganz ohne Beschwerden durchlaufen. Häufig beklagt wird Übelkeit und Schwindel zu Beginn der Schwangerschaft, oft treten auch Wassereinlagerungen auf. Diese Begleiterscheinungen hängen mit der großen hormonellen Veränderung in der Schwangerschaft zusammen, auf die sich der Körper erst einstellen muss.*

## Behandlungsstrategien

### ✤ Tradition

**1. Verbesserung des allgemeinen Wohlbefindens und Entspannung:**

Es gibt kaum wissenschaftliche Studien zur Wirkweise von Heilpflanzen bei Schwangeren. Von der Mehrzahl der Hebammen werden jedoch einige pflanzliche Heilmittel, die das Wohlbefinden steigern können, wegen ihrer guten Verträglichkeit empfohlen. Dazu gehören **Frauenmantelkraut, Himbeerblätter** und Taubnesselblüten. Wegen ihrer sanft beruhigenden und angstlösenden Eigenschaften werden auch **Melissenblätter** und Passionsblumenkraut eingesetzt, die bei Nervosität und Unruhegefühl helfen.

**2. Linderung der Übelkeit:**

Gegen plötzliche Übelkeit in den ersten drei Monaten der Schwangerschaft wird nach der Erfahrungsheilkunde **Pfefferminze, Kamille** und Melisse empfohlen. Wirksame Helfer, die Hebammen gerne nutzen, sind zudem ätherische Öle aus Zitrusfrüchten.

**3. Stärkung des Bindegewebes:**

**Schachtelhalmkraut** mit seinem hohen Gehalt an Kieselsäure kann das Bindegewebe kräftigen. Das erweist sich vor allem im letzten Drittel der Schwangerschaft als nützlich, wenn die Beckenbodenmuskulatur und Bänder der Gebärmutter das zunehmende Gewicht des Säuglings und der Gebärmutter auffangen müssen.

**4. Geburtsvorbereitung:**

Überliefert ist der äußerliche Einsatz von **Lavendel-** und **Rosenblütenöl** zusammen mit Trägerölen wie Mandelöl, die das Gewebe der Scheide weich und dehnbar machen sollen.

### Weitere Empfehlungen

**Gemüsesäfte** liefern wichtige Vitamine und Mineralstoffe und tragen zum Wohlbefinden in der Schwangerschaft bei. Täglich zwei Gläser Saft zur Hälfte mit Wasser mischen und während der gesamten Schwangerschaft trinken. **Wechselduschen** oder kalte Beingüsse stärken zudem den Kreislauf und regen den Stoffwechsel an, wodurch ein besseres Körpergefühl entsteht und Kreislaufbeschwerden – oft in Verbindung mit Übelkeit – gemildert werden.

### Ärztliche Hilfe

Jegliche Auffälligkeiten in der Schwangerschaft sollten unbedingt ärztlich abgeklärt werden (v. a. anhaltende Übelkeit, Blutungen, Schmerzen).

## Bewährte Anwendungen

Gegen Unwohlsein in der Schwangerschaft kommen in erster Linie Teemischungen zum Einsatz. Unterstützend kann eine Aromatherapie und zur Geburtsvorbereitung ein Heilpflanzenöl angewendet werden.

## Teemischungen

### ✤ Mit Frauenmantel und Himbeere

Diese Teemischung sorgt für mehr Wohlbefinden und ein kräftigeres Bindegewebe in der Schwangerschaft. Eibischwurzel sorgt durch ihre Schleimstoffe für einen milden Geschmack.
**Zusammensetzung:** 35 g Eibischwurzel, 30 g Frauenmantelkraut, 30 g Himbeerblätter, 30 g Schachtelhalmkraut und 20 g Taubnesselblüten.
**Anwendung:** 1 EL der Teemischung mit 1 Kanne heißem (nicht mehr kochendem) Wasser übergießen, 7 bis 10 Minuten ziehen lassen und abseihen. Im Laufe des Tages trinken.
**Gegenanzeigen und Wechselwirkungen:** Keine bekannt.

### ✤ Mit Kamille und Melisse

Bei Übelkeit und Schwangerschaftserbrechen hat sich ein Tee aus diesen Kräutern bewährt.
**Zusammensetzung:** 20 g Kamillenblüten, 20 g Melissenblätter und 20 g Pfefferminzblätter.
**Anwendung:** 1 gehäuften TL der Teemischung mit 1 Tasse heißem Wasser übergießen, 10 bis 15 Minuten ziehen lassen und abseihen. Bis zu 5 Tassen täglich trinken.
**Tipp:** Wer möchte, kann in den Tee etwas Ingwerwurzel hineinreiben.
**Nebenwirkungen:** In sehr seltenen Fällen allergische Reaktionen.

## Öl

### ✤ Lavendel- oder Rosenöl

Im Handel erhältlich zur Geburtsvorbereitung ist ein Auszug von Lavendel- oder Rosenblütenöl in Mandelöl (z. B. von LUNASOL).
**Anwendung:** In den letzen zwei Schwangerschaftsmonaten jeden Abend die Scheide mit sanftem Druck einreiben und massieren (es dürfen dabei keine Schmerzen auftreten). Achten Sie dabei jedoch auf ausreichend Hygiene (Hände waschen). Lassen Sie sich bei Fragen von Ihrer Hebamme beraten.
**Gegenanzeigen und Wechselwirkungen:** Keine.

## Aromatherapie

### ✤ Grapefruit-, Limetten-, Orangenöl

Vor allem bei Übelkeit, aber auch bei depressiven Verstimmungen oder Angst helfen die frischen Düfte der Zitrusgewächse.
**Anwendung:** Eine Schale mit heißem Wasser füllen und 4 bis 6 Tropfen ätherische Öle hineingeben, die Schale in der Raummitte aufstellen. Duftlampen sind weniger empfehlenswert, da sie das ätherische Öl zu stark erhitzen.
**Wichtig:** Ätherische Öle sind Vielstoffgemische mit kräftiger Wirkung. Hier die Dosierung bitte genau beachten!

## UNSER TIPP

**Keimzumpe zur Entspannung**

Besonders bewährt zur Entspannung in der Schwangerschaft hat sich eine aus der anthroposophischen Medizin stammende Pflanze, die Keimzumpe (auch Bryophyllum genannt). Sie hilft beim Einnisten des Embryos in den ersten drei Monaten, wirkt entspannend auf die Gebärmuttermuskulatur und schützt in den letzten drei Monaten vor einer zu frühen Wehentätigkeit. 2-mal täglich 1 Messerspitze des Bryophyllum 50 % Pulvers (z. B. von Weleda) im Mund zergehen lassen oder in den Tee geben. Sehr selten wurde von einer Überempfindlichkeitsreaktion berichtet.

# Wechseljahre

*Rund um das 50. Lebenjahr lässt die Produktion der Geschlechtshormone nach – diese Phase im Leben einer Frau wird als Wechseljahre bezeichnet. Jede Frau empfindet das Auf und Ab in dieser Zeit individuell auf ihre Art: Mal können die körperlichen Veränderungen im Vordergrund stehen, dann sind es wieder seelische Aspekte. Hinzu kommen die Veränderungen im privaten Umfeld, da die Kinder nun auf eigenen Beinen stehen oder das fortschreitende Altern der eigenen Eltern auf schmerzliche Weise miterlebt wird. Wichtig ist es, sich dann immer wieder Ruhe und Zeit für Rück- und Vorschau zu gönnen. Und mit der richtigen Gesundheitspflege liegen noch viele erfüllte Jahre vor einem.*

## Ursachen und Symptome

In dieser Phase im Leben einer Frau lässt die Bildung der Hormone Östrogen und Progesteron in den Eierstöcken nach. Zwischen dem 45. und 55. Lebensjahr werden die Blutungen daher unregelmäßig, länger oder kürzer, schwächer oder stärker. Insgesamt können sich die Wechseljahre über zehn Jahre erstrecken, in dieser Zeit liegt die letzte Blutung, die Menopause. Die Scheide ist jetzt weniger feucht und elastisch. Infolge der hormonellen Veränderungen können plötzliche Hitzewallungen gefolgt von Frösteln auftreten. Dazu kommen oft Herzrasen oder -stolpern, Schwindel oder ein Anschwellen der Gelenke, aber auch psychische Beschwerden wie Gereiztheit und depressive Verstimmungen. Nicht selten sind Schlafprobleme, die sich tagsüber auch mit Erschöpfung und Konzentrationsstörungen äußern. Der zunehmende Östrogenrückgang beeinflusst im Laufe der Jahre zudem den Knochenstoffwechsel, was sich in einer weniger dichten Knochenstruktur mit schnelleren Knochenbrüchen (Osteoporose) bemerkbar machen kann.

## Behandlungsstrategien

Bei vielen Frauen genügt die alleinige Behandlung mit Heilpflanzen zusammen mit einem bewussten Lebensstil, um die Symptome der Wechseljahre zu lindern.

### ✤ Wissenschaft und Tradition

**1. Regulierung des Hormonhaushalts:**
Mit einigen Heilpflanzen kann man die Hormonschwankungen und die Symptome ausgleichen, die durch den insgesamt sinkenden Östrogenspiegel hervorgerufen werden. Da ihre Inhaltsstoffe wie Östrogene wirken, werden sie auch als Phytoöstrogene bezeichnet (siehe Seite 105). Sie knüpfen an dieselben Rezeptoren wie die Östrogene an oder greifen in den Stoffwechsel der Östrogene ein, sodass sie – über komplexe Rückkoppelungsmechanismen – den Hormonhaushalt beeinflussen. Phytoöstrogene werden besonders von Frauen bevorzugt, die synthetische Hormone nicht vertragen oder für die sie zu risikoreich (z. B. Brustkrebsrisiko) sind. Sie wirken etwa tausendmal schwächer als Östrogene und sind insgesamt gut verträglich. Sie sollen auch »adaptogen«, das heißt ausgleichend sein, und mal sanft und mal stark wirken, je nachdem, ob der Körper genug eigenes Östrogen bildet oder ob mehr Östrogen benötigt wird. Nicht alle Phytoöstrogene (z. B. Soja-Präparate) sind jedoch für jede Frau geeignet.

Augrund der in Studien erwiesenen guten Verträglichkeit der **Traubensilberkerze** wird diese hormonausgleichende Pflanze für eine längere Einnahme während der Wechseljahre empfohlen. Die Pflanze bessert Symptome wie Hitzewallungen, Stimmungsschwankungen und auch Schweißausbrüche. Anders als andere östrogenartig wirkende Pflanzen beeinflusst sie den Hormonhaushalt indirekt über bestimmte Neurotransmitter (im Hypothalamus und über Dopamin-Rezeptoren).

Die Phytoöstrogene aus **Rotklee** wirken direkt auf die Östrogenrezeptoren, wenn auch deutlich schwächer als die natürlichen Östrogene. Auch bei **Hopfen** wurden spezielle östrogenartige Wirkungen festgestellt.

**2. Hemmung der Schweißbildung:**
Gegen die Hitzewallungen helfen schweißhemmende Pflanzen wie der **Salbei**.

**3. Entspannung:**
Stimmungsschwankungen, insbesondere depressive Verstimmungen lassen sich Studien zufolge gut mit **Johanniskraut** behandeln. Sinnvoll bei nervöser Unruhe oder Gedankenzudrang, die oft in Schlaflosigkeit münden, sind auch **Passionsblume** oder Melisse mit ihren entspannenden, antidepressiven und angstlösenden Eigenschaften (siehe Seite 130 ff.). Die Erfahrungsheilkunde setzt gerne **Hopfen** bei Nervosität und Schlafstörungen während der Wechseljahre ein. Weiterhin empfehlenswert gegen depressive Verstimmungen und zur Konzentrationssteigerung ist eine Aromatherapie mit **ätherischen Ölen aus Zitrusfrüchten** wie Grapefruit, Zitrone, Orange oder Bergamotte.

**4. Schutz von Herz und Blutgefäßen:**
Die Herz-Kreislauf-Beschwerden lindern einige gefäßschützende und herzstärkende Heilpflanzen (siehe Seite 162 und 168).

**5. Körperliche und geistige Stärkung:**
Auch bei Erschöpfung und Konzentrationsstörungen kann mit Heilpflanzen gezielt vorgegangen werden (siehe Seite 138).

## ❀ Nach der Erfahrung der Heilpraktikerin

Das Gel der **Aloe-vera-Pflanze** wird oft eingesetzt bei entzündlichen Hauterkrankungen, Wunden und leichten Verbrennungen. Wegen seiner feuchtigkeitsspendenden Eigenschaften leistet es aber auch gute Dienste bei einer durch den Östrogenrückgang bedingten trockenen Scheidenschleimhaut.

## ❀ Nach der Erfahrung der Frauenheilkundlerin

Gute Praxiserfahrungen bei Frauen mit trockener Scheide in den Wechseljahren gibt es auch mit den in der arabischen Volksheilkunde gängigen **Granatapfelsamen** (siehe Seite 122).

## Weitere Empfehlungen

Sport und Bewegung (z. B. leichte Gartenarbeit), welcher Art auch immer, sollten als Bestandteile eines gesunden Lebensstils spätestens jetzt kultiviert werden. **Ausdauersport** schützt vor Herz-Kreislauf-Erkrankungen und gilt speziell für Frauen mit schwachem Bindegewebe als gefäßpflegend. **Krafttraining** sollte indes auch nicht vernachlässigt werden, denn Zug und Druck, die über die Muskeln an die Knochen weitergeleitet werden, regen die die Knochensubstanz aufbauenden Zellen an. Auch eine Ernährungsumstellung lohnt sich: Essen Sie reichlich Obst und Gemüse, die Ihnen wertvolle Vitamine und Mineralstoffe sowie Ballaststoffe liefern. Dann werden Sie automatisch weniger fett- und zuckerhaltige Lebensmittel zu sich nehmen. Das ist jetzt wichtig, da Ihr Energiebedarf sinkt. Einige Lebensmittel sind in den Wechseljahren besonders zu empfehlen, etwa **Soja** oder frisch geschrotete **Leinsamen**, da sie ebenfalls Phytoöstrogene enthalten. Versuchen Sie, Ihren Speiseplan damit anzureichern, etwa in dem Sie Salat mit Sojabohnen (nicht mehr als 200 g pro Woche) essen oder Leinsamen ins Müsli geben (1 bis 2 EL täglich). Bewährt hat es sich auch, den Kaffee- und Alkoholkonsum einzuschränken, da sie Vitamin- und Mineralstoffräuber sind und Hitzewallungen verstärken. Die Hitzewallungen lindern kann man mit regelmäßigem **Wechselduschen** und Trockenbürsten.

### Ärztliche Hilfe

Auch in den Wechseljahren und danach sollten regelmäßige gynäkologische Untersuchungen stattfinden, um schleichende chronische Erkrankungen oder Krebs rechtzeitig zu erkennen.

## Bewährte Anwendungen

Im Vordergrund der Behandlung steht ein Fertigpräparat aus Traubensilberkerze. Je nach Art und Ausprägung der Symptome können darüber hinaus unterstützend Tees, Bäder, ein Gel oder eine Aromatherapie sinnvoll sein.

### Teemischungen

#### ✤ Mit Melisse und Hopfen

Die Kombination von Melisse, Hopfen und Passionsblume sorgt für die besonders angstlösenden, schlaffördernden und beruhigenden Eigenschaften der traditionellen Teemischung. Die Hopfenzapfen scheinen zudem dabei zu helfen, die Hormonschwankungen auszubalancieren.

Zusammensetzung: 50 g Melissenblätter, 30 g Hopfenzapfen und 20 g Passionsblumenkraut.

Anwendung: 1 EL der Teemischung mit 1 großen Tasse heißem (nicht mehr kochendem) Wasser übergießen, 7 bis 12 Minuten zugedeckt ziehen lassen und abseihen. Täglich 1 bis 2 Tassen ab dem Nachmittag trinken und nach Geschmack mit Honig süßen.

Gegenanzeigen und Wechselwirkungen: Keine bekannt.

#### ✤ Mit Rotklee und Salbei

Der Wirkungsschwerpunkt dieser ebenfalls traditionellen und gut verträglichen Rezeptur liegt auf Symptomen wie Hitzewallungen und nervöse Unruhe.

Zusammensetzung: 50 g Heidekrautblüten, 35 g Salbeiblätter, 25 g Rotkleeblüten und 10 g Zitronenverbenenblätter.

Anwendung: 1 gehäuften EL der Teemischung mit 1 Kanne heißem Wasser übergießen, 7 bis 10 Minuten zugedeckt ziehen lassen und abseihen. Bis zu 4 Wochen täglich im Laufe des Vormittags trinken. Soll der Tee in erster Linie gegen die Schweißausbrüche helfen, empfiehlt es sich, ihn kalt zu trinken.

Gegenanzeigen und Wechselwirkungen: Bei Brustkrebs und genetischer Veranlagung dazu sollte die Einnahme vorher mit der Ärztin abgeklärt werden.

### Bad

#### ✤ Salbei

Frauen schwören auf dieses angenehm erfrischende Bad, das aus der traditionellen Heilpflanzenkunde stammt. Nach einem anstrengenden, heißen Sommertag, der geschwollene Beine und Hitzewallungen mit sich brachte, ist es eine Wohltat für Körper und Sinne.

Anwendung: 2 Handvoll frische Salbeiblätter und 3 bis 5 EL grobkörniges Meersalz in das

lauwarme Badewasser geben. 15 bis 20 Minuten baden. Danach keine Aktivitäten mehr durchführen und am besten gleich ins Bett gehen.
Gegenanzeigen und Wechselwirkungen: Keine.

## Gel

### ❀ Aloe vera

Diese individuelle Empfehlung hat sich bei trockener Scheidenschleimhaut bewährt.
Anwendung: Morgens und abends etwas Gel (aus der Apotheke) auf die Vaginalschleimhaut auftragen. Eine Einführhilfe mit großer Öffnung, die in der Apotheke erhältlich ist, erleichtert das Einführen des Gels, sollte aber immer nur einmalig benutzt werden, um Keimen keine Chance zu geben.
Tipp: Das Gel können Sie selbst herstellen, in dem Sie ein großes Blatt einer Aloe-vera-Pflanze abschneiden und das Innere mit einem Küchenmesser vorsichtig herausschaben und durch ein Sieb drücken. Dieses Gel kann für eine Woche, in einem sauberen Glas mit Deckel im Kühlschrank aufbewahrt werden.
Nebenwirkungen: Aloe-vera-Gel ist sehr gut verträglich, selten können allergische Reaktionen auftreten. Fertigpräparate enthalten jedoch immer Konservierungsstoffe, was bei sensibler Vaginalschleimhaut zusätzlich zu Hautirritationen führen könnte.

## Präparate aus der Apotheke

### ✤ Traubensilberkerzenextrakt

Fertigpräparate (z. B. Klimadynon®, Remifemin®) sollten hier unbedingt gegenüber Teezubereitungen bevorzugt werden, um mit einer standardisierten Menge an Inhaltsstoffen auch eine Wirkung zu garantieren.
Anwendung: Die Anwendung erfolgt gemäß Beipackzettel. Bei Einnahme weiterer Medikamente die Anwendung mit der behandelnden Frauenärztin absprechen.
Tipp: Stehen depressive Verstimmungen im Vordergrund der Symptome, kann man Traubensilberkerze mit dem stimmungsaufhellenden Johanniskraut kombinieren (z. B. als Remifemin® plus).
Nebenwirkungen und Gegenanzeigen: In seltenen Fällen Magenbeschwerden. Bei östrogenabhängigem Brustkrebs sollten Sie die Anwendung vorher mit Ihrer Frauenärztin absprechen.

### ✤ Granatapfelsamenöl

Bei einer Scheideninfektion und trockener Scheide in den Wechseljahren oder Einnahme der Mikropille lohnt sich ein Versuch mit diesen östrogenartig wirkenden Kapseln (z. B. als delima® Kapseln).
Anwendung: Die Anwendung erfolgt gemäß Beipackzettel.
Gegenanzeigen und Wechselwirkungen: Überempfindlichkeit gegen einen der Inhaltstoffe.

## Aromatherapie

### ✤ Grapefruit-, Limetten-, Orangenöl

Die ätherischen Öle aus Grapefruit *(Citrus paradisi)*, Limette *(Citrus medica)*, Orange *(Citrus sinensis)* oder Bergamotte *(Citrus aurantium)* vertreiben depressive Verstimmungen.
Anwendung: Eine Schale mit heißem Wasser füllen und 3 bis 5 Tropfen ätherische Öle hineingeben und die Schale in der Mitte des Raums aufstellen. Duftlampen sind weniger empfehlenswert, da hier das ätherische Öl zu stark erhitzt wird und dann eher schädlich ist.
Gegenanzeigen und Wechselwirkungen: Nur als Raumduft verwenden, da ein Auftragen auf die Haut zusammen mit Licht schädigend (phototoxisch) wirkt.

# Für Psyche und Nerven

*Die nervliche Sensibilität der Frau ist als »Hysterie» zu einem sprichwörtlichen Markenzeichen des weiblichen Geschlechts geworden, auch wenn dieses auf sehr diffusen Symptomen beruhende Krankheitsbild schon lange als überholt gilt. Schuld, glaubte Hippokrates, der wichtigste Arzt des griechischen Altertums, sei ein Stau der Säfte in der Gebärmutter. Auch Galen, ein Arzt der Antike, machte das Ausbleiben der Menstruation für viele verschiedene Symptome verantwortlich, welche heute der Depression, Angst, Schizophrenie oder Psychosen zugeordnet würden. Hildegard von Bingen erforschte im späten Mittelalter systematisch den Zusammenhang nervlicher Symptome mit speziellen »Frauenleiden«. Im 18. Jahrhundert glaubte man, die wechselhaften Launen der Frauen seien durch Blähungen (vapeurs), die bis ins Gehirn reichten, verursacht. Berühmt wurde die »Hysterie« durch Sigmund Freud, der sich als Arzt für körperliche Symptome interessierte, für die man keine organische Erklärung fand – und daraus die Psychoanalyse entwickelte. Die Hormone als Mittler zwischen Nerven und Geschlechtsorganen waren noch nicht bekannt, erst recht nicht der Begriff »Stress«. Erst in den letzten Jahren beginnt man die Zusammenhänge zwischen der Psyche, den Botenstoffen und dem Immunsystem durch die Erkenntnisse der modernen Psychoneuroimmunologie zunehmend zu verstehen.*

Schon vor der Geburt, im Embryo, dienen Nervenzellen dazu, Informationen aus der Umwelt wahrzunehmen, sie zu speichern und zu verarbeiten. Als zentrales Nervensystem (ZNS) entwickeln sich Gehirn und Rückenmark als übergeordnete Schaltzentrale. Das periphere Nervensystem (PNS) verbindet es mit Organen und Beinen und Armen. Dieses steuert sowohl vegetative (unbewusste) Körperfunktionen wie Atmung, Verdauung und Stoffwechsel als auch willentliche (somatische) Reaktionen, etwa gezielte Bewegungen. Ein wichtiger Teil des vegetativen Nervensystems ist das sogenannte »Bauchgehirn«, ausgeprägte Nervenstränge rund um den Darm, die Erfahrungen mit der Umwelt speichern, innere wie äußere. Sie werden als Intuition dem Gehirn bewusst. Vermittler dieser miteinander verschalteten Regelkreise sind eine Reihe von Botenstoffen und Hormonen, die unter anderem von der Hypophyse, der Hirnanhangsdrüse, produziert werden.

## Psychische Krankheitsbilder bei Frauen

Weil die »psychosomatischen« Symptome, in denen sich nervliche Belastungen äußern, nicht nur von den Hormonen, sondern auch stark von sozialen und kulturellen Faktoren beeinflusst werden, prägten immer auch Rollenverständnis und geschlechtsspezifische Belastungen die psychischen Krankheitsbilder der Frau. Tierversuche zeigen außerdem biologische Besonderheiten: Zumindest reagieren weibliche Ratten sensibler auf Stress. Die Bindung eines Stresshormons (Corticotropin Releasing Factor, CRF) an die Rezeptoren der Nervenzellen des Gehirns ist deutlich nachhaltiger als bei männlichen Ratten. Dadurch wird die unbewusste und nicht kontrollierbare Flucht-oder-Kampf-Reaktion, die den Körper in kürzester Zeit in höchste Anspannung versetzt, länger vom Nervensystem unterhalten. Sie führt dazu, dass sich die Herzfrequenz erhöht, die Atmung schneller wird und die Muskeln sich verspannen. Vermittelt werden all diese Reaktionen über den Nervenstrang Sympathikus. Ein anderer Nervenstrang, der Parasympathikus, führt zu Entspannung. Sein wichtigster Botenstoff ist das Acetylcholin.

## Stress, Immunsystem und Hormone

Chronischer Stress führt zu einem erhöhten Spiegel des Stresshormons Kortisol. Außerdem verändert sich das Verhältnis der Botenstoffe: Zunächst steigt der Noradrenalin-Spiegel deutlich an, bei gleichzeitigem Abfall von Adrenalin. Bei weiterer Belastung sinkt auch das Noradrenalin, jetzt gemeinsam mit dem als »Glückshormon« bezeichneten Dopamin, ab.

Nervliche Belastungen haben auch Einfluss auf das Immunsystem: Während kurzfristiger Stress die Aktivität der Immunzellen erhöht (weshalb manche Krankheiten erst im Urlaub, unter Entspannung, auftreten), hemmt langfristig ein erhöhter Kortisolspiegel im Blut die Funktionen des Abwehrsystems.

Weil ihre Geschlechtshormone Frauen empfindlicher für nervliche Belastungen machen, leiden sie auch häufiger als Männer unter Autoimmunerkrankungen (Krankheiten, wie z. B. Rheuma, die auf einem überschießenden Immunsystem basieren, sodass es körpereigenes Gewebe wie Fremdkörper bekämpft). Zusätzlich bewirken die Hormone ein emotionales Ungleichgewicht – gesteuert über die Rückkopplung der Hormone über Nerven und Botenstoffe an das limbische System, das Gefühlszentrum im Gehirn.

## Die Bedeutung von Entspannungsverfahren

Entspannungsverfahren, wie autogenes Training, Meditation, Yoga oder Qigong, wirken dämpfend auf nervliche Überreizung. Sie beeinflussen deshalb viele Erkrankungen und Symptome positiv. Bei regelmäßiger Übung können sie diejenigen Nervenbahnen verstärken, welche das Stresssystem abbremsen. Diese Umkehr des Stressmechanismus heißt »relaxation response« (Entspannungsantwort).

Unterstützt werden kann die Entspannung auch durch Naturheilverfahren, zum Beispiel **Kneipp-Wickel**. Sie führen dazu, den Körper und seine Reaktionen wieder bewusst wahrzunehmen, und helfen, die Selbstregulation anzuregen. Heilpflanzen liefern eine Fülle von beruhigenden Substanzen, am bekanntesten ist der **Baldrian** (siehe Seite 132 bis 145). Eine besondere Rolle kommt in der Phytotherapie dabei der **Stärkung der Leber** als wichtigstem Stoffwechselorgan zu. Sie kann durch feuchtwarme Wickel oder Diät, aber auch durch Teekuren zur Entgiftung angeregt und damit längerfristig entlastet werden.

# Nervöse Unruhe

*Auf Anspannung reagiert der Körper mit der Ausschüttung von Hormonen: Adrenalin und Noradrenalin aus dem Niebennierenmark, Kortisol aus der Nebennierenrinde und Testosteron aus den Eierstöcken und der Nebenniere (bei Männern aus den Hoden). Unseren frühen Vorfahren aus der Jäger- und Sammlerzeit half diese Reaktion, bedrohlichen Lebenssituationen zu entkommen. Denn vermittelt durch die Hormone stieg die Herz- und Atemfrequenz, der Blutdruck steigerte sich, die Muskeln spannten sich an und der Stoffwechsel verlangsamte sich – all das brachte den Körper blitzschnell in die Lage, zu kämpfen oder zu fliehen (Kampf-oder-Flucht-Reaktion). War die Belastungssituation dann vorbei, pegelten sich Hormone und körperliche Reaktionen wieder auf Normalsituation ein. In unserem modernen Leben geht es aber nicht mehr darum, aus einer Stresssituation zu fliehen oder zu kämpfen. Herz- und Atemfrequenz und all die Folgereaktionen auf Stress laufen aber trotzdem ab, die Entspannung danach bleibt aus. Ist die Belastung dann noch dauerhaft, gelangt das komplexe Regelwerk der Botenstoffe ganz durcheinander – mit negativen Folgen für Immunabwehr, Körperfunktionen und Psyche. Wenn diese Regulationsmechanismen im Körper nicht mehr funktionieren, wird der Stress chronisch, und wir werden schließlich krank.*

## Ursachen und Symptome

Vermittelt über Hormone und Botenstoffe aktiviert Stress das vegetative Nervensystem. Man reagiert reizbarer, ist unruhig und hastig, auch das Urteilsvermögen nimmt mitunter ab. Weitere psychische Folgen können auftreten, etwa Schlaf- und Konzentrationsstörungen (siehe Seite 135 und 138) oder Niedergeschlagenheit. Auf körperlicher Ebene machen sich die Folgen von Stress zum Beispiel in Form eines erhöhten Blutzuckerspiegels, eines dauerhaften Bluthochdrucks (siehe Seite 168), eines erhöhten Pulses sowie als Erkrankungen des Verdauungssystems bemerkbar (z. B. Magenschleimhautentzündung oder Reizdarm, siehe Seite 174 ff.). Unwillkürlich verkrampfen viele Menschen bei Stress und haben Rückenschmerzen (siehe Seite 213), andere neigen zu einer Reizblase (siehe Seite 202). Zudem verringert sich die Leistungsfähigkeit des Immunsystems (siehe Seite 148).

Die Ursachen für Stress sind vielfältig und hängen von der individuellen Fähigkeit einer Person ab, mit Stress umzugehen. So können Mobbing am Arbeitsplatz, Lärm und familiäre Probleme ebenso zu Stress führen wie Überforderung oder Termindruck im Beruf.

## Behandlungsstrategien

Die Behandlung mit Heilpflanzen kann leichte nervös bedingte Unruhezustände eine Zeit lang verbessern und sogar die Anfälligkeit für Stress minimieren. Pflanzliche Heilmittel sind auch deshalb zu empfehlen, da sie anders als synthetische Beruhigungsmittel nicht abhängig machen. Jedoch ersetzt dies nicht eine grundlegende Stressreduktion im Alltag.

### ✤ Wissenschaft und Tradition

**1. Beruhigung des vegetativen Nervensystems:**

Einige Heilpflanzen bringen Entspannung für das überreizte Nervensystem: Dazu zählt die

**Passionsblume** mit ihrem Wirkstoffgemisch. Auch die Inhaltsstoffe des **Baldrians** (v. a. Lignane und Valepotriate) verleihen ihm eine erwiesenermaßen entspannende Wirkung, indem sie einen direkten Einfluss auf die Nervenzellen ausüben und dort ähnliche Wirkung erzielen wie ein synthetisches Beruhigungsmittel – ohne dabei allerdings abhängig zu machen.
Aus der Erfahrungsheilkunde ist das **Herzgespann** bekannt, das nicht nur bei vegetativ bedingten Herzbeschwerden hilfreich ist, sondern insgesamt auch beruhigend wirkt. Diese Eigenschaften verdankt es den enthaltenen Alkaloiden und Gerbstoffen. In der **Melisse** sind es ätherische Öle, die für ihre leicht beruhigende Wirkung sorgen.

**2. Senken der Stressfolgen:**
Die **Taigawurzel** bewirkt eine Senkung des Adrenalinpegels im Blut, sie erhöht insgesamt die körperlichen und psychischen Widerstandskräfte. Empfehlenswert sind auch **Ginkgoblätter:** Sie verbessern die Leistungsfähigkeit und das Wohlbefinden in belastenden und geistig sowie körperlich herausfordernden Situationen.

## Weitere Empfehlungen

In einer stressigen Situation ist es als unmittelbare Reaktion das Beste, sich kurzfristig körperlich zu betätigen, indem man ein paar Schritte geht oder die Treppen auf und ab steigt. So gewinnt man einerseits Abstand zur Situation, andererseits werden über die Bewegung Stresshormone (Adrenalin und Kortisol) abgebaut. Auch bewusstes und tiefes Atmen hilft: Fünfmal langsames Ein- und Ausatmen genügt bereits, um deutlich zur Ruhe zu kommen. Unterstützen können dabei auch Affirmationen wie »Alles ist gut und ich bin beschützt« oder »Ich weiß, dass ich es kann und schaffe es auch«. Das klingt zunächst banal, aber das Gehirn verarbeitet diese positiven Aussagen, sodass sich schließlich Entspannung einstellt.
Auch wer dauerhaft unter starkem Stress steht, etwa durch eine belastende familiäre Situation oder ein größeres berufliches Projekt, sollte unbedingt Vorkehrungen treffen, damit Stress erst gar nicht entsteht. Hierzu gehören **regelmäßige Pausen,** um Hobbys zu pflegen oder **Freunde** zu treffen, ebenso wie regelmäßiger Schlaf. Auf diese Weise sorgen Sie dafür, dass Stress Sie nicht beherrscht, und werden automatisch gelassener. Man spürt diese Gelassenheit schnell, wenn man sich in einer stressigen Situation vor Augen führt, dass im Vergleich zu dem, was in der Welt geschieht, die eigene Situation sehr unbedeutend erscheint.
Stress ist ein Mineralstoffräuber. Deshalb ist es wichtig, auf Kaffee, Alkohol oder Softdrinks, die dem Körper wertvolle Mineralstoffe entziehen, zu verzichten. Essen Sie vermehrt Vollkornprodukte, die viele wertvolle Mineralstoffe und Vitamine liefern, und trinken Sie magnesiumreiches Mineralwasser. Selbst bei einer ausgewogenen Ernährung hat es sich als hilfreich erwiesen, zusätzlich Magnesium einzunehmen, da es die Nerven deutlich beruhigen kann (Tagesbedarf 300 bis 400 mg oder 15 mmol). Fragen Sie bei Magnesiumpräparaten in der Apotheke nach organisch gebundenem Magnesium (z. B. Citrat, Orotat, Aspartat). Das kann der Körper besser verwenden als die anorganischen Salze (Oxid, Sulfat, Carbonat). Wenn der Stuhl zu flüssig wird, reduzieren Sie die Dosis.

## Ärztliche Hilfe

Bei ständig wiederkehrenden körperlichen oder psychischen Symptomen, wie Verdauungsbeschwerden oder Herzklopfen sowie anhaltender Lustlosigkeit, Traurigkeit oder depressiven Verstimmungen, sollte eine Ärztin aufgesucht werden (siehe auch Seite 144).

## Bewährte Anwendungen

Heilpflanzen zur Behandlung von nervösen Unruhezuständen kommen hier in erster Linie als Tee zum Einsatz. Wer wenig Zeit hat oder viel unterwegs ist und sich nicht ohne Weiteres einen Tee zubereiten kann, für den eignet sich auch ein Fertigpräparat.

### Teemischung

#### ✤ Mit Herzgespann und Passionsblume

Diese Teemischung beruhigt das vegetative Nervensystem und lindert Herzklopfen. Da anhaltende Unruhezustände über einen längeren Zeitraum (mehrere Monate) das Herz belasten können, ist hier Weißdorn vorbeugend zur Herzkräftigung enthalten.

**Zusammensetzung:** 40 g Herzgespannkraut, 40 g Passionsblumenkraut, 35 g Melissenblätter sowie 30 g Weißdornblätter und -blüten.

**Anwendung:** 1 gehäuften TL der Teemischung mit 1 Tasse heißem (nicht mehr kochendem) Wasser übergießen, 8 bis 12 Minuten zugedeckt ziehen lassen und abseihen. 3 bis 4 Wochen morgens und abends 1 bis 2 Tassen trinken.

**Gegenanzeigen und Wechselwirkungen:** Keine bekannt.

### Mono-Tee

#### ✤ Taigawurzel

Der Tee kann vorbeugend vor einer Stresssituation getrunken werden, um die Widerstandskräfte zu stärken.

**Anwendung:** 2 TL Taigawurzel 3 bis 5 Minuten in 400 ml Wasser köcheln lassen, dann 10 Minuten ziehen lassen und abseihen. Für eine vollständige Wirkung täglich 2 Tassen trinken. Nicht länger als 3 Monate anwenden. Danach eine Pause von 2 Monaten einhalten, damit sich das Immunsystem wieder erholen kann. Dann ist eine erneute Anwendung möglich.

**Gegenanzeigen und Wechselwirkungen:** Nicht in der Schwangerschaft. Bei Bluthochdruck die Einnahme vorher mit Ihrer Ärztin abklären.

### Präparate aus der Apotheke

#### ✤ Baldrianextrakt

Da ein reiner Baldriantee nicht gerne getrunken wird, empfiehlt sich hier ein Fertigpräparat.

**Anwendung:** Die Anwendung (z. B. als Baldurat® überzogene Tabletten oder Cefan® überzogene Tabletten) erfolgt gemäß Beipackzettel.

**Tipp:** Alternativ kann Baldrian auch in Kombination mit dem ebenfalls beruhigend wirkenden Hopfen eingenommen werden (z. B. als Allunapret® Filmtabletten).

**Gegenanzeigen und Wechselwirkungen:** Nicht zusammen mit verschreibungspflichtigen Schlaf- und Beruhigungsmitteln einnehmen.

#### ✤ Ginkgoextrakt

Wichtig ist hier, dass Sie den Gingkoextrakt nicht aus billigen Internetangeboten beziehen, um sicher zu sein, dass es sich nicht um Heilpflanzenverfälschungen handelt und kein Methylpyridoxin enthalten ist, das zu epileptischen Anfällen führen kann.

**Anwendung:** Die Anwendung (z. B. als Tebonin® intens Tabletten, Gingopret® Filmtabletten, Rökan® plus Tabletten, Kaveri® Tabletten) erfolgt gemäß Beipackzettel.

**Nebenwirkungen:** In seltenen Fällen können Magen-Darm-Beschwerden, Kopfschmerzen oder allergische Reaktionen der Haut auftreten.

# Nervös bedingte Schlafstörungen

*Die innere Uhr des Menschen wird durch Hell-Dunkel-Phasen auf den 24-stündigen Rhythmus eingestellt. Dadurch sind wir tagsüber wach und nachts müde. Um gesund zu bleiben, benötigen wir im Durchschnitt täglich etwa sieben Stunden Schlaf. Von Schlafstörungen spricht man hingegen, wenn man schlecht einschläft oder lange dazu braucht, einzuschlafen, oder nachts wach wird und dann nur schwer wieder einschläft. Verbunden ist das meist mit Tagesmüdigkeit.*
*Diese leichteren Schlafstörungen sind von ernsthaften Schlafproblemen zu unterscheiden, die länger anhalten und ärztlich behandelt werden müssen. Vorübergehende, leichte Schlafstörungen sind meist selbst gut behandelbar; halten sie aber länger als vier Wochen an, sollte man sie ärztlich untersuchen lassen, damit sie nicht chronisch werden.*

## Ursachen und Symptome

Ernährung und Lebensweise, eine schwere Krankheit, bestimmte Arzneimittel (z. B. Betablocker, Kortison oder Antidepressiva), Schmerzen, selbst eine schlechte Matratze oder Lärm – all dies kann zu Schlafstörungen führen. Ebenso können hormonelle Störungen, etwa eine Überfunktion der Schilddrüse, solche primären Schlafstörungen hervorrufen. Meist liegen einer vorübergehenden Schlafstörung jedoch innere Anspannung, Angst oder eine Depression zugrunde. Sekundäre Schlafstörungen treten als Begleitsymptom bei verschiedenen, häufig nur sehr schwer zu diagnostizierenden Krankheiten auf. Daher sollte immer den Ursachen einer Schlafstörung nachgegangen werden, vor allem wenn sie länger anhält.

## Behandlungsstrategien

Die Anwendung von Heilpflanzen besitzt eine lange Tradition bei nervös bedingten Einschlafstörungen. Noch dazu werden pflanzliche schlaffördernde Mittel sehr viel besser vertragen und machen nicht abhängig wie manche synthetische Schlafmittel.

### ✤ Wissenschaft und Tradition

**1. Verbesserung des Ein- und Durchschlafens:**

Der Klassiker der pflanzlichen Schlafmittel, **Baldrian,** hilft gleich auf mehreren Ebenen: Mit der Gesamtheit seiner Inhaltsstoffe verkürzt er die Einschlafzeit, wirkt nächtlichem Erwachen entgegen und verbessert die Schlafqualität. Im Vordergrund seiner Wirkung steht auch das Aufhalten störender und immer wiederkehrender Gedanken, die das Einschlafen erschweren. Anders als bei synthetischen Medikamenten tritt dabei kein narkotisierender Effekt am Tag auf, man fühlt sich im Gegenteil ausgeruht und erfrischt. Außerdem empfehlenswert ist **Hopfen**. Er aktiviert die Bildung von Melatonin, ein Hormon, das bei Dunkelheit vermehrt im Körper ausgeschüttet wird und den Schlaf fördert. Die Wirkung des Hopfens geht auf die Inhaltsstoffe Humulon und Lupulon zurück.

**2. Entspannung:**

Daneben gilt es, das überreizte Nervensystem zu beruhigen, wofür einige Heilpflanzen zur Verfügung stehen (siehe Seite 132). Speziell bei Schlafstörungen und nervöser Unruhe hilft erwiesenermaßen auch das beruhigend wirkende ätherische Öl des **Lavendels**.

### Weitere Empfehlungen

Es gibt viele kleine Faktoren, die ein entspanntes Einschlafen ermöglichen. Wer einen sehr niedrigen Blutdruck hat, dem kann am Abend ein Cappuccino das Einschlafen erleichtern. Mitunter macht auch ein »Betthupferl« durchaus Sinn, da eine nächtliche Unterzuckerung das Durchschlafen stören kann. Für die meisten gilt jedoch eher: abends möglichst leicht essen. Das heißt, auf große Mahlzeiten mit vielen Kohlenhydraten (Nudeln) und viel Fett sollte verzichtet werden zugunsten einer schneller verdaubaren eiweißhaltigen Kost, wie etwa Joghurt oder Fisch. Wichtig ist auch, dass die Sinne durch Fernsehen nicht überreizt werden. Eine entspannende Lektüre am Abend ist dann die bessere Alternative. Um die Anspannungen des Tages zu lösen, kann auch ein Spaziergang oder leichte sportliche Betätigung guttun. Wichtig ist außerdem, die Themen des Tages nicht mit in das Bett zu nehmen. Sie können sich zum Beispiel eine Liste für den kommenden Tag notieren und sich dann ganz bewusst die Erlaubnis geben, jetzt auch geistig Feierabend zu machen.

### Ärztliche Hilfe

Wer länger als vier Wochen fast jede Nacht nicht schlafen kann, sollte einen Arzt oder Psychologen aufsuchen.

## Bewährte Anwendungen

Zur Behandlung von Schlafstörungen mit Heilpflanzen empfiehlt sich in erster Linie ein Tee, der mit einem Fertigpräparat kombiniert werden sollte. Das Bereiten eines Tees stellt zugleich ein entspannungsförderndes Ritual dar. Wem es guttut, der kann es bei Bedarf auch mit einem Entspannungsbad versuchen.

### Teemischungen

#### ✤ Mit Baldrian und Hopfen

Diese Mischung hilft, wiederkehrende Gedanken loszulassen, wirkt beruhigend und kann sowohl bei Schlafstörungen als auch bei Nervosität getrunken werden. Melisse und grüner Hafer, dessen Wirkung in der Volksheilkunde überliefert wurde, unterstützen die entspannende Wirkung der Teemischung.

**Zusammensetzung:** 90 g Baldrianwurzel, 20 g Hopfenzapfen, 20 g grüner Hafer, 15 g Melissenblätter und 15 g Passionsblumenkraut.

**Anwendung:** 2 TL der Teemischung mit 1 Tasse heißem (nicht mehr kochendem) Wasser übergießen, 10 bis 12 Minuten zugedeckt ziehen lassen und abseihen. Für eine vollständige Wirkung mindestens 2 Wochen lang morgens 1 Tasse und abends 2 Tassen trinken.

**Gegenanzeigen und Wechselwirkungen:** Nicht zusammen mit verschreibungspflichtigen Schlaf- und Beruhigungsmitteln einnehmen.

#### ✤ Mit Lavendel

Wer den Geschmack von Baldrian und Hopfen nicht mag, für den kann diese milde und wohlschmeckende Teemischung eine Alternative sein. Die Zitronenverbenenblätter dienen darin als Geschmacksträger und können auch weggelassen werden.

**Zusammensetzung:** 40 g Lavendelblüten, 40 g Passionsblumenkraut, 30 g Melissenblätter und 20 g Zitronenverbenenblätter.

**Anwendung:** 1 bis 2 TL der Teemischung mit 1 Tasse heißem (nicht mehr kochendem) Wasser übergießen, 8 bis 10 Minuten zugedeckt ziehen lassen und abseihen. Für eine vollständige Wirkung mindestens 2 Wochen morgens 1 Tasse und abends 2 Tassen trinken.

**Gegenanzeigen und Wechselwirkungen:** Keine.

## Bad

### ✣ Lavendelöl

Die ätherischen Öle des Lavendels gelangen bei einem Bad über den Geruchssinn und die Haut in den Körper und wirken dann wunderbar entspannend.

**Anwendung:** 10 bis 15 Tropfen ätherisches Lavendelöl *(Lavandula angustifolia)* mit 50 ml Sahne mischen und ins 37 bis 38 °C warme Badewasser geben. Vor dem Zubettgehen 20 bis 30 Minuten baden.

**Tipp:** Im Handel erhältlich sind fertige Lavendelbäder, die ebenfalls empfehlenswert sind. Für ein Vollbad 3 EL Lavendel-Entspannungsbad verwenden.

**Gegenanzeigen und Wechselwirkungen:** Keine bekannt.

## Präparate aus der Apotheke

### ✣ Tinktur mit Baldrian

In einer Tinktur kommen Wirkstoffe zum Tragen, die im Tee nicht gelöst werden können. Diese Tinktur mit Baldrian, die auch grünen Hafer enthält, hilft, abends eingenommen, die Anspannungen des Tages zu lösen, und verbessert das Ein- und Durchschlafen. Sie ist ebenfalls empfehlenswert bei nervöser Unruhe und kann deshalb auch bei Prüfungen tagsüber eingenommen werden. Wenn der Schlaf oder die beruhigende Wirkung sich nicht einstellt, ist dies in vielen Fällen auf eine zu geringe Dosierung zurückzuführen.

**Anwendung:** Die Anwendung (z. B. als Avena sativa comp. Tinktur von Weleda) erfolgt gemäß Beipackzettel. Tinkturen können allein oder zur Wirksamkeitsverstärkung mit einem Tee kombiniert werden.

**Gegenanzeigen und Wechselwirkungen:** Nicht bei Alkoholkrankheit anwenden.

**Tipp:** Baldrian kann auch gut mit Melisse kombiniert werden (z. B. als Euvegal®).

### ✣ Mit Lavendelöl

Um die im ätherischen Öl vorkommenden Wirkstoffe Linalool und Linalylacetat in einer optimalen Dosierung zu erhalten, empfiehlt sich hier ein Fertigpräparat (z. B. als Lasea® Kapseln), das in einem speziellen Prozess hergestellt wurde.

**Anwendung:** Die Anwendung erfolgt gemäß Beipackzettel.

**Nebenwirkungen:** In seltenen Fällen vorübergehende Übelkeit.

## UNSER TIPP

**Duft-Schlafkissen**

Besonders bei Kindern, aber auch bei Erwachsenen hat sich bei Schlafproblemen ein Duftkissen bewährt. Ideal ist folgende Füllungsmischung: 40 g Lavendelblüten, 15 g Hopfenzapfen und 10 g Zitronenverbenenblätter. Die Zitronenverbene darin sorgt für einen frischen Duft. Man kann sich das Kissen gut aus dünnem Baumwollstoff oder Gaze aus dem Bastelgeschäft selbst herstellen. Je nachdem, wie intensiv der Duft sein soll oder wie er als angenehm empfunden wird, legt man das Duftkissen in das Bett neben das Kopfkissen, auf den Nachttisch oder auf ein in der Nähe befindliches Regal.

Das Duftkissen ist so lange haltbar, wie die Kräuter noch deutlich duften (in der Regel zwei bis sechs Monate).

# Erschöpfung und Konzentrationsstörungen

*Phasen schnellerer Ermüdbarkeit und Erschöpfung treten nach einer Infektionserkrankung, nach den Wintertagen oder nach einer anstrengenden Lebensphase auf. Oftmals dauert es dann noch eine gewisse Zeit, bis Körper und Geist wieder voll funktionsfähig sind.*

## Ursachen und Symptome

Die Ursachen für eine verringerte Leistungsfähigkeit und frühe Erschöpfung sind vielfältig. So kann schnelle **Erschöpfung** mit Konzentrationsstörungen nach einer Infektionserkrankung oder infolge einer Blutarmut (Anämie) auftreten. Aber auch hormonelle Störungen, wie eine Unterfunktion der Schilddrüse oder Hormonschwankungen vor der Menstruation (PMS, siehe Seite 110) können phasenweise zu Erschöpfung führen. Ebenfalls kann eine permanente Überforderung des Immunsystems, wie beispielsweise bei einer Neurodermitis, eine frühzeitige Erschöpfung bedingen. Eine Sonderform, die in ärztliche Behandlung gehört, stellt das chronische Erschöpfungssyndrom dar. Es wird vermutlich durch anhaltenden Stress, hormonelle Störungen oder Erreger hervorgerufen, kann aber auch Begleiterscheinung einer schweren Krankheit sein (z. B. von Krebs).

Druck und Überforderung ebenso wie Sorgen sind es, die zu **Konzentrationsstörungen** führen können. Manchmal kann auch ein niedriger Blutdruck Konzentrationsstörungen bedingen (siehe Seite 170). Oft treten sie infolge der hormonellen Veränderungen während der Wechseljahre auf. Außerdem können sie die Folge von einem Mangel an bestimmten Nährstoffen (z. B. an Vitaminen der B-Gruppe) sowie von Umweltgiften und Elektrosmog sein.

## Behandlungsstrategien

Die Heilpflanzenkunde hat ausgesprochen gute Erfolge mit konzentrationssteigernden und stärkenden Heilpflanzen bei Erschöpfungszuständen aufzuweisen. Am erfolgreichsten ist es, wenn man sie mit weiteren naturheilkundlichen Empfehlungen kombiniert (siehe Seite 139).

### ✤ Wissenschaft und Tradition

**1. Kräftigung des Körpers:**
Zu den am besten untersuchten pflanzlichen Heilmitteln, die den Körper widerstandsfähig gegenüber verschiedensten Stressoren machen sollen, gehört die **Ginsengwurzel,** die traditionell in der europäischen und asiatischen Heilkunde zu Hause ist. Sie wirkt kräftigend und sorgt für eine kürzere Erholungsphase nach körperlicher Anstrengung, wofür hauptsächlich die sogenannten Ginsenoside aus der Wurzel verantwortlich gemacht werden. Wissenschaftlich belegt ist auch die positive Wirkung der **Taigawurzel** (Sibirischer Ginseng) bei Schwächezuständen und schneller Erschöpfung.

**2. Förderung der Konzentrationsfähigkeit:**
Daneben gibt es eine Reihe von Heilpflanzen, die mit ihrem Inhaltsstoffgemisch direkt auf das Gehirn einwirken und dessen Leistungsfähigkeit erhöhen: Auch hier steht an erster Stelle

der Ginseng, der aktivierend auf das Gehirn und die Hirnrinde wirkt, indem er die Menge an bestimmten Botenstoffen (Dopamin, Serotonin und das Stresshormon Noradrenalin) im Gehirn erhöht. Ähnlich kann die Taigawurzel bei nachlassender Leistungsfähigkeit helfen.

Einen das Gedächtnis und das Lernvermögen steigernden Effekt wird zudem den **Ginkgoblättern** zugesprochen. Sie wirken schützend auf Nerven und können die altersbedingte Abnahme von Rezeptoren für bestimmte Botenstoffe aufhalten. Interessant ist die Wirkung von **Baldrian,** dem Klassiker bei Schlafstörungen, der ebenso konzentrationsfördernde Eigenschaften für den Tag besitzt.

### Weitere Empfehlungen

Wer häufig erschöpft ist und dann auch unter Konzentrationsschwäche leidet, sollte versuchen, mehr und vor allem frühzeitig auf die Bedürfnisse des eigenen Körpers zu achten. Ist es ein zu hoher Anspruch an sich selbst? Wie viel Freizeit steht zur Verfügung, und wie sieht es mit der Zeit für die schönen Dinge im Leben aus? Überdenken Sie auch den eigenen Arbeitsrhythmus und zu welcher Tageszeit Ihnen die Dinge am einfachsten von der Hand gehen. Schon ein kurzer Mittagsschlaf von weniger als einer halben Stunde wirkt ausgesprochen erfrischend, sodass es danach auch wieder besser mit der Konzentration klappt. Ein immer wichtiger werdender Faktor in unserer heutigen Zeit ist, einen Sinn in den Tätigkeiten, die man ausführt, zu sehen. Wird dieser nicht erkannt, fällt es umso schwerer, die anfallenden Arbeiten auszuüben – und das Gefühl der Erschöpfung wird immer größer. Eine abwechslungsreiche Ernährung, die reich an Eiweiß und mehrfach ungesättigten Fettsäuren ist, ist bei Erschöpfungszuständen nicht zu unterschätzen. Quark, Joghurt, naturbelassene Getreide, wie Hirse oder Dinkel, und Nüsse liefern viele Mineralstoffe, Vitamine und Fettsäuren, die für eine gut funktionierende Hirnleistung wichtig sind. Versuchen Sie auch regelmäßig Sport zu treiben, am besten an der frischen Luft.

### Ärztliche Hilfe

Wenn es für die Erschöpfung und Konzentrationsstörungen keine Erklärungen gibt, sollten eine Stoffwechselstörung (z. B. Unterfunktion der Schilddrüse) oder andere Erkrankungen ausgeschlossen werden.

## Bewährte Anwendungen

Die Kombination von Tees und Fertigpräparaten ist am besten geeignet, einer Erschöpfung mit Konzentrationsschwäche zu begegnen. Allerdings ist etwas Geduld erforderlich, damit Körper und Geist das volle Potenzial der Wirkstoffe aus den Heilpflanzen nutzen können. Zur Unterstützung kann auch ein Bad oder ein Pulver zur Anwendung kommen.

### Teemischung

#### ✤ Mit Taigawurzel und Baldrian

Diese Teemischung besitzt nervenberuhigende und zugleich konzentrationsfördernde Eigenschaften und kräftigt den gesamten Organismus. Heidekraut ist hier als sogenannte Schmuckdroge eingesetzt, daneben soll es auch die Nerven beruhigen.

**Zusammensetzung:** 60 g Taigawurzel, 50 g Heidekrautblüten, 40 g Baldrianwurzel, 30 g grüner Hafer und 20 g Melissenblätter.

**Anwendung:** 1 gehäuften TL der Teemischung mit 1 Tasse heißem (nicht mehr kochendem) Wasser übergießen, 15 Minuten zugedeckt ziehen lassen und abseihen. Für eine Kur nach starker Erschöpfung 3 Wochen täglich 2 bis 3 Tassen trinken.

**Gegenanzeigen und Wechselwirkungen:** Bei Bluthochdruck, Nierenerkrankungen und in der Schwangerschaft die Einnahme vorher mit der Ärztin absprechen.

## Mono-Tee

### ✤ Wermut

Bewährt hat sich dieser Tee zur Kräftigung des Organismus nach der Geburt. Er ist auch geeignet bei rascher Erschöpfung am Arbeitsplatz.

**Anwendung:** 1 TL Wermutkraut mit 1 Tasse heißem (nicht mehr kochendem) Wasser übergießen, 3 bis 5 Minuten zugedeckt ziehen lassen und abseihen. 1 Tasse täglich vor dem Essen trinken. Bei Erschöpfung nach einer Geburt ½ Tasse täglich vor dem Mittagessen trinken.

**Gegenanzeigen und Wechselwirkungen:** Nicht bei Gallensteinleiden, akuter Magenschleimhautentzündung, Magen-Darm-Geschwür und keinesfalls in der Schwangerschaft trinken, da die Bitterstoffe wehenauslösend wirken.

## Bad

### ✤ Heidekraut und grüner Hafer

Die traditionelle Heilpflanzenkunde empfiehlt Hafer und Heidekraut gerne als Badezusatz.

**Zusammensetzung:** 60 g Heidekrautblüten und 40 g grüner Hafer.

**Anwendung:** 2 Handvoll der Kräutermischung mit 2 Liter Wasser übergießen, 15 bis 20 Minuten ziehen lassen, abseihen und ins 36 bis 38 °C warme Badewasser geben. 20 bis 30 Minuten baden, danach unmittelbar ins Bett legen.

**Gegenanzeigen und Wechselwirkungen:** Keine bekannt.

## Präparate aus der Apotheke

### ✤ Ginsengextrakt

Ginsengpräparate gehören zu den Mitteln erster Wahl bei Erschöpfungszuständen und Konzentrationsstörungen. Kaufen Sie hier aber keine billigen Fertigpräparate, da hierbei die volle Wirkstoffkonzentration nicht garantiert ist.

**Anwendung:** Die Anwendung (z. B. als Ardeyaktiv Pastillen, Ginsana® Weichkapseln, Gintec® Extraktpulver, Tai-Ginseng® N Dragees) erfolgt gemäß Beipackzettel.

**Gegenanzeigen und Wechselwirkungen:** Keine bekannt. Berichte über Nebenwirkungen Hautausschläge, Leberentzündung) werden auf minderwertige Präparate zurückgeführt.

### ✤ Ginkgoextrakt

Ginkgo zeigte in einigen Studien sehr positive Wirkungen auf die Konzentrationsfähigkeit, die Belastbarkeit und eine Verbesserung des Kurz- und Langzeitgedächtnisses. Die Einnahme muss jedoch mindestens 6 bis 8 Wochen lang erfolgen, damit die volle Wirkung eintritt. Wichtig ist auch hier, dass Sie ihn nicht aus billigen Internetangeboten beziehen, um sicher zu sein, dass er keine Heilpflanzenverfälschungen und kein Methylpyridoxin enthält, die zu epileptischen Anfällen führen können.

**Anwendung:** Die Anwendung (z. B. als Tebonin® intens Tabletten, Gingopret® Filmtabletten, Rökan® plus Tabletten, Kaveri® Tabletten) erfolgt gemäß Beipackzettel.

**Nebenwirkungen und Gegenanzeigen:** In seltenen Fällen Magen-Darm-Beschwerden, Kopfschmerzen oder allergische Reaktionen der Haut. Von der Einnahme des Ginkgos als Tee ist abzuraten, da durch die Zubereitung mit heißem Wasser unerwünschte Stoffe aus den Ginkgoblättern herausgelöst werden.

# Angststörungen

*Angst ist eine natürliche Reaktion, die den Menschen vor Gefahren schützt. Sie kann aber, wenn sie nicht abgewehrt wird, bis zu einer Panikattacke führen. Der Begriff »Angststörung« wurde von der WHO zur Abgrenzung von schwerwiegenden, körperlichen Störungen, die bei einer psychischen Erkrankung auftreten können, gewählt. Angststörungen sind gerade bei Frauen häufig: Fast jede fünfte Frau in Deutschland leidet darunter.*

## Ursachen und Symptome

Es gibt verschiedene Formen von Angststörungen, etwa solche, die in bestimmten Situationen auftreten, wie Platzangst (Agoraphobie), aber auch solche, die nicht an einen Anlass oder Gegenstand gebunden sind, etwa die Angst, an einer gefährlichen Herzerkrankung zu leiden (Herzphobie). Die Angst davor, die Kontrolle zu verlieren, gar sterben zu müssen, dominiert. Daneben treten Angstzustände bei Frauen im Zusammenhang mit hormonellen Schwankungen auf. Nicht zu unterschätzen sind eine Schwangerschaft und das Wochenbett, die als Auslösefaktoren von Angststörungen eine Rolle spielen können.

Manche Menschen leiden unter Panikattacken, also klar abgrenzbaren Episoden von intensiver Angst, bei denen die genannten Symptome abrupt auftreten und innerhalb weniger Minuten ein Maximum erreichen können. Körperliche Begleitsymptome – infolge vegetativer Übererregbarkeit und körperlicher Anspannung – zeigen sich in Form von Schwitzen, Mundtrockenheit, Herzrasen, Magen-Darm-Beschwerden, zu schnellem Atmen, Schlafstörungen, Zittern oder Kopfschmerzen und ständiger Unruhe.

## Behandlungsstrategien

Bevor mit Heilpflanzen behandelt wird, muss sichergestellt sein, dass keine psychiatrische oder körperliche Krankheit Ursache der Angstzustände ist. Auch schwere Depressionen gehören nicht in die Selbstbehandlung. Die beruhigenden Eigenschaften von Heilpflanzen auf das Nervensystem sind jedoch sehr gut erforscht. Da Heilpflanzen noch dazu gut verträglich sind, hat ihr Einsatz neben anderen therapeutischen Maßnahmen wie Entspannungsverfahren einen wichtigen Stellenwert. Heilpflanzen helfen meist eher langfristig bei Angststörungen, sodass etwa 7 bis 10 Tage erforderlich sind, bis ihr volles Potenzial zum Tragen kommt. Ein Riechsalz mit ätherischen Ölen kann allerdings einen akuten Angstzustand durchaus abwenden.

### ✤ Wissenschaft und Tradition

**1. Verknüpfung mit positiven Emotionen:**
Ätherische Öle können mit ihrem intensiven Duft vom Geschehen ablenken, insbesondere dann, wenn mit dem Duft ein angenehmes Erlebnis verknüpft ist. Gelangen die Duftmoleküle in die Nase, wird ein Nervenimpuls an das limbische System weitergeleitet, also an die Steuerzentrale im Gehirn für Empfindungen. Das limbische System erzeugt Emotionen und speichert Erinnerungen. Besonders beliebt sind frischer **Mandarinen-** und Orangenduft oder erdige Walddüfte, wie **Kiefer** *(Pinus sylvestris)* oder **Fichte** *(Abies sibirica)*.

**2. Lösen der Angst:**
Gut belegt ist der Einsatz von **Johanniskraut** bei Angstzuständen (siehe auch Depressionen

Seite 144). Seine Wirkung geht auf verschiedene Inhaltsstoffe von Hypericin, Hyperforin und Flavonoiden bis hin zu ätherischem Öl zurück. Neuere Studien schreiben auch dem ätherischen **Lavendelöl** angstlösende Eigenschaften zu, wenn es innerlich angewendet wird. Empfehlenswert ist zudem die **Passionsblume** mit ihrem Vielstoffgemisch.

**3. Entspannung:**
Angstzustände treten häufig mit verstärkter Unruhe auf. Hier können beruhigende Heilpflanzen zum Einsatz kommen (siehe Seite 132).

**4. Lösen von Beklemmungsgefühlen:**
Oftmals sind Angstsymptome mit beklemmenden Gefühlen in der Herzgegend verbunden. Hier können die Empfehlungen aus dem Kapitel Herz-Kreislauf-Beschwerden von Seite 160 ff. weiterhelfen. Traditionell wird bei nervös bedingten Beschwerden in der Herzgegend das **Herzgespann** eingesetzt.

## Weitere Empfehlungen

Angst ist eine Art Angewohnheit, die durch spezielle Verknüpfungen im Gehirn unterstützt wird. Wenn sich die Angst noch nicht zu sehr festgesetzt hat, kann man sie sich mit regelmäßig durchgeführten Übungen auch abgewöhnen. Die beste Methode dabei ist, sich der Angst mit kleinen Herausforderungen zu stellen. Dabei ist es hilfreich, eine vertraute Person an der Seite zu haben, die zeigen kann, dass Marktplätze, geschlossene Räume oder auch das Abschließen von Toilettentüren, keine Gefahr darstellen. Gute Erfahrungen werden auch mit der medizinischen Heilhypnose gemacht, wobei das Unterbewusstsein auf vertraute Bilder und gewohnte, sichere Situationen angesprochen wird, sodass dann Alltagssituationen gestärkt entgegengetreten werden kann.

## Ärztliche Hilfe

Angstzustände sollten immer ernst genommen werden. Wenn Sie auf Unverständnis in einer ärztlichen Praxis stoßen, sollten Sie nicht zögern, woanders professionelle Hilfe zu suchen. Denn Angst kann in eine Depression münden, die spätestens dann professionelle psychologische Hilfe notwendig macht.

# Bewährte Anwendungen

In einer akuten Situation hat sich ein Duftsalz bestens bewährt. Für langfristige Unterstützung ist das Trinken eines Tees in Kombination mit einem Fertigpräparat am sinnvollsten.

### Teemischungen

#### ✣ Mit Baldrian und Johanniskraut

Die Heilpflanzen dieser Teemischung besitzen alle angstlindernde sowie nervenberuhigende Eigenschaften, die sich in dieser Zusammensetzung noch verstärken. Die entspannenden Eigenschaften des Hopfens gehen auf seine Wirkstoffe Humulon und Lupulon zurück.

**Zusammensetzung:** 50 g Baldrianwurzel, 35 g Johanniskraut, 30 g Passionsblumenkraut und 15 g Hopfenzapfen.

**Anwendung:** 2 TL der Teemischung mit 1 großen Tasse heißem (nicht mehr kochendem) Wasser übergießen, 10 bis 12 Minuten zugedeckt ziehen lassen und abseihen. Morgens und abends 1 Tasse über einen Zeitraum von 4 bis 6 Wochen trinken.

Deutliche Wirkungen zeigen sich bei täglicher Einnahme erst nach etwa 7 bis 10 Tagen. Kurmäßig kann der Tee 4 bis 6 Wochen getrunken werden. Damit kein Gewöhnungseffekt eintritt, sollte danach 1 bis 2 Wochen mit der Einnahme pausiert werden.

**Gegenanzeigen und Wechselwirkungen:** Keine bekannt.

### ✤ Mit Herzgespann und Melisse

Vor allem bei nervös bedingten Herzbeschwerden, aber auch bei einem Beklemmungsgefühl in der Herzgegend hat sich diese Teemischung bewährt. Das Herzgespann wird hier mit der klassischen Heilpflanze bei Herzbeschwerden, dem Weißdorn, und der entspannend wirkenden Melisse sowie mit dem angstlösenden Lavendel kombiniert.

**Zusammensetzung:** 40 g Herzgespannkraut, 35 g Lavendelblüten, 30 g Weißdornblätter und -blüten und 15 g Melissenblätter.

**Anwendung:** 2 TL der Teemischung mit 1 großen Tasse heißem (nicht mehr kochendem) Wasser übergießen, 8 bis 10 Minuten zugedeckt ziehen lassen und abseihen. Morgens und abends 1 Tasse über einen Zeitraum von 4 bis 6 Wochen trinken. Deutliche Wirkungen zeigen sich bei täglicher Einnahme erst nach etwa 7 bis 10 Tagen. Kurmäßig kann der Tee 4 bis 6 Wochen getrunken werden. Damit kein Gewöhnungseffekt eintritt, sollte danach 1 bis 2 Wochen mit der Einnahme pausiert werden.

**Gegenanzeigen und Wechselwirkungen:** Keine bekannt.

## Präparate aus der Apotheke

### ✤ Passionsblumentinktur

Die Wirkstoffe lösen sich in Alkohol besser als in Wasser, weshalb die Einnahme als Tinktur – zusätzlich zum Tee – sinnvoll ist.

**Anwendung:** Die Anwendung (z. B. als Passiflora Curarina® Fluidextrakt) erfolgt gemäß Beipackzettel.

**Gegenanzeigen und Wechselwirkungen:** Keine bekannt.

### ✤ Mit Lavendelöl

Um eine optimale Wirkung und korrekte Dosierung des ätherischen Öls zu garantieren, hat sich auch hier ein Fertigpräparat bewährt. Die volle angstlindernde Wirkung tritt nach etwa 2 Wochen ein.

**Anwendung:** Die Anwendung (z. B. als Lasea® Kapseln) erfolgt gemäß Beipackzettel.

**Nebenwirkungen:** In seltenen Fällen vorübergehende Übelkeit.

## Aromatherapie

### ✤ Mandarinen- und Orangenöl

Dieses Riechsalz kann überall mitgenommen werden und kann unauffällig immer dann zum Einsatz kommen, wenn sich die ersten Angstsymptome bemerkbar machen. Die Mischung duftet eher fruchtig und frisch.

**Anwendung:** 2 El grobes Meersalz in eine Dose (Apotheke) geben, je 5 Tropfen Mandarinenöl *(Citrus reticulata)* und Orangenöl *(Citrus sinensis)* darüber träufeln, gut durchschütteln und verschließen. Bei den allerersten Anzeichen einer Angstattacke am Riechsalz riechen.

**Alternative:** Statt des Mandarinen- und Orangenöls können auch Fichtenöl *(Abies sibirica)* und Kieferöl *(Pinus sylvestris)* verwendet werden. Diese Mischung erinnert an standfeste Bäume, die Halt geben.

**Wichtig:** Ätherische Öle sind Vielstoffgemische mit kräftiger Wirkung. Hier die Dosierung bitte genau beachten!

**Gegenanzeigen und Wechselwirkungen:** In dieser Anwendungsform keine. Die Duftmischungen sollten nach ca. 4 Wochen erneuert werden, da sie durch den Luftkontakt schnell verderben.

# Depressionen

*Nach Erkenntnissen der Weltgesundheitsorganisation (WHO) leiden etwa 300 Millionen Menschen weltweit an Depressionen. Frauen sind dreimal so häufig wie Männer betroffen. Verheiratete Frauen sollen öfter depressiv sein als unverheiratete, während für Männer das Gegenteil zutrifft.*

## Ursachen und Symptome

Depressionen können als anhaltende Melancholie auftreten, aber auch abwechselnde Zustände von Euphorie und Verzweiflung sind bekannt. Bei manchen Menschen äußern sie sich in körperlichen Beschwerden oder ausgeprägten Angstzuständen, andere quält eine motorische Unruhe. Die Zahl der Symptome, deren Schweregrad und der Verlauf der Erkrankung sind letztlich entscheidend für die Feststellung, ob es sich um eine leichte, mittelschwere oder schwere Depression handelt. Einige Depressionen treten gehäuft in der dunklen Jahreszeit auf (Winterdepressionen), da durch den Lichtmangel der Haushalt des Schlafhormons Melatonin durcheinandergerät. Bei Frauen spielen auch hormonelle Faktoren eine Rolle, so bei der Schwangerschaftsdepression, beim Babyblues, beim prämenstruellen Syndrom und in den Wechseljahren. Psychosoziale Risikofaktoren (z. B. Mehrfachbelastung) scheinen maßgeblich an Depressionen bei Frauen beteiligt zu sein.

## Behandlungsstrategien

Leichte bis mittelschwere Depressionen (insbesondere Winterdepressionen) sind mit Heilpflanzen recht gut in den Griff zu bekommen. Noch dazu sind sie im Vergleich zu synthetischen Medikamenten sehr gut verträglich und machen nicht abhängig. Allerdings setzt die stimmungsaufhellende Wirkung erst nach 2 bis 6 Wochen ein. Bevor mit Heilpflanzen behandelt wird, sollte sichergestellt sein, dass es sich nicht um eine schwere Depression handelt, die unbedingt in ärztliche oder psychologische Behandlung gehört.

### ✤ Wissenschaft und Tradition

**1. Aufhellung der Stimmung:**
Das **Johanniskraut** ist die einzige Heilpflanze, deren Wirkung bei Depressionen belegt ist. Die stimmungsaufhellende Wirkung wird dabei hauptsächlich dem Hyperforin und den verschiedenen Hypericinen zugesprochen. Johanniskraut besitzt einen Einfluss auf den Hirnstoffwechsel und die Verfügbarkeit wichtiger Botenstoffe im Gehirn.

**2. Verbesserung des Wohlbefindens:**
Die Erfahrungsheilkunde schätzt auch die Wirkung von ätherischen Ölen, deren Duftmoleküle direkt in das limbische System gelangen, einen Bereich des Gehirns, der für Emotionen zuständig ist. Bei depressiven Verstimmungen gerne eingesetzt werden insbesondere das ätherische Öl der **Römischen Kamille** und das **Bergamotteöl**.

**3. Unterstützung der Leber:**
In der traditionellen Pflanzenheilkunde wird eine zu schwache Lebertätigkeit mit Melancholie und depressiven Verstimmungen in Verbindung gebracht, sodass Maßnahmen, die die Leberfunktion unterstützen, zusätzlich sinnvoll sind (siehe Seite 190).

## Weitere Empfehlungen

Antriebsschwäche sollte mit Spaziergängen, am besten mit einer vertrauten Person, der Sorgen mitgeteilt werden können, begegnet werden. Denn das unterstützt gleich auf mehreren Ebenen: über den sozialen Kontakt, die Bewegung und das Licht. Licht erhöht den Spiegel des stimmungsaufhellenden Hormons Serotonin und senkt den des Schlafhormons Melatonin. Neben dieser natürlichen Lichttherapie gibt es für die dunklere Jahreszeit auch spezielle Lampen, die sich zur Behandlung eignen. Auch eine Psychotherapie sollte bei anhaltenden Depressionen in Erwägung gezogen werden. Hilfreich ist zudem eine gesunde Ernährung mit viel Mineralstoffen, besonders Magnesium (in Vollkornprodukten, Gemüse), Vitaminen des B-Komplexes (in Eigelb, Fleisch, Vollkornprodukten) und Ölen mit einem hohen Anteil an Omega-3-Fettsäuren (z. B. in Seefisch, Raps- und Leinöl, Walnüssen). Diese Nährstoffe sind wichtig für den Hirnstoffwechsel und dienen als Baustoff für Botenstoffe (Neurotransmitter) im Gehirn. Da bei vielen Patienten mit Depressionen ein Vitamin-D-Mangel beobachtet wurde, empfiehlt sich die Einnahme von Vitamin-D-Präparaten (täglich mindestens 2000 IE).

## Ärztliche Hilfe

Wenn die traurige Verstimmtheit mit einer zunehmenden Antriebsschwäche, Hoffnungslosigkeit bis hin zu Selbstmordgedanken einhergeht, ist eine fachärztlich-psychotherapeutische Behandlung unerlässlich.

# Bewährte Anwendungen

Bei der Behandlung leichter depressiver Verstimmungen mit Heilpflanzen können ein Tee und eine Aromatherapie gute Dienste leisten. Hilft beides nicht, ist ein Fertigpräparat zu empfehlen.

### Teemischung

**✤ Mit Baldrian und Johanniskraut**

Zusammensetzung: 85 g Baldrianwurzel, 60 g Johanniskraut und 25 g Passionsblumenkraut.

Anwendung: 1 gehäuften TL der Teemischung mit 1 Tasse heißem (nicht mehr kochdendem) Wasser übergießen, 10 bis 12 Minuten zugedeckt ziehen lassen und abseihen. Täglich 2 bis 3 Tassen trinken.

Gegenanzeigen und Wechselwirkungen: Keine bekannt.

### Präparate aus der Apotheke

**✤ Johanniskrautextrakt**

Um eine vollständige Wirkung des Johanniskrauts zu garantieren, empfiehlt sich ein Fertigpräparat. Bei bekannter Winterdepression sollte die Einnahme rechtzeitig im Herbst beginnen.

Anwendung: Die Anwendung (z. B. als Jarsin® 450 Tabletten, Laif® 900 Tabletten, Neuroplant® AKTIV) erfolgt gemäß Beipackzettel.

Gegenanzeigen und Wechselwirkungen: Obwohl eine erhöhte Lichtempfindlichkeit der Haut bei der äußeren Anwendung von Johanniskraut nicht erwiesen ist, sollte danach eine intensive Sonnenbestrahlung vermieden werden.

### Aromatherapie

**✤ Mit Bergamotteöl**

Anwendung: Eine Schale mit heißem Wasser füllen, je 3 Tropfen Bergamotteöl *(Citrus aurantium)* und Römisches Kamillenöl *(Anthemis nobilis)* hineingeben und in der Raummitte aufstellen.

Wichtig: Ätherische Öle haben eine kräftige Wirkung. Hier die Dosierung genau beachten!

Gegenanzeigen und Wechselwirkungen: Keine.

# Erkältungskrankheiten

*Besonders in der nasskalten Jahreszeit haben es viele Menschen mit einer laufenden Nase, mit Halskratzen oder -schmerzen oder lästigem Husten zu tun. Fast immer sind diese Erkältungskrankheiten durch Viren verursacht. Antibiotika, die sich gegen Bakterien richten, sind dann keine Lösung. Auch andere synthetische Heilmittel unterdrücken die Symptome in erster Linie und helfen nur kurzfristig, sodass der Körper anschließend schlecht vor der nächsten Erkältungswelle geschützt ist. Gerade bei infektiösen Atemwegserkrankungen kommt pflanzlichen Heilmitteln daher eine wichtige Rolle zu. Sie lösen den Schleim, lindern Entzündungen oder stillen den Husten. Vor allem aber setzt die Pflanzenheilkunde auch auf eine Stärkung des Immunsystems (siehe auch Seite 148).*

Mit jedem Atemzug gelangen Viren aus der Raumluft in unseren Körper. Schütteln wir jemandem die Hand, werden sie leicht durch Kontakt mit dem Gesicht an die Schleimhäute der Nase befördert. Wir haben es also ständig mit Keimen aller Art zu tun. Ob wir krank werden oder nicht, hängt jedoch davon ab, wie der Körper mit dieser »Tröpfcheninfektion« fertig wird und die Balance zwischen seinen Abwehrkräften und den Angriffen der Erreger aus der Umgebung halten kann.

Die gute Nachricht: Frauen scheinen zumindest besser als Männer gegen infektiöse Erreger gerüstet zu sein. Interessant ist auch die Erkenntnis, dass Lachen und psychisches Wohlbefinden ausschlaggebend dafür sind, ob sich eine Erkältung einstellt oder nicht. Wissenschaftler konnten nämlich feststellen, dass das Immunsystem nach einer schlechten Nachricht oder Stress für mehrere Stunden (!) in einer Art Lähmung verharrt und sich erst nach und nach wieder regeneriert. Dies ist dann häufig jener Moment, in dem Viren Tür und Tor weit geöffnet werden.

## Typischer Verlauf einer Erkältung

Haben es die Viren dann geschafft, die Schutzbarrieren des Körpers (siehe Seite 150) zu überwinden, zeigen sich die ersten Erkältungssymptome in einer triefenden Nase mit allgemeinem Erschöpfungsgefühl und zunehmenden Halsschmerzen. Ebenso können Herpesbläschen an der Lippe erste Anzeichen für eine Erkältung sein. Im weiteren Verlauf treten oft Kopf- und Gliederschmerzen auf, später setzt meist noch ein Husten ein. Je nach Konstitution kann sich daraus eine Hals- oder sogar Mandelentzündung mit Fieber entwickeln oder eine akute Bronchitis mit krampfartigen Hustenanfällen. An den entzündeten und strapazierten Schleimhäuten siedeln sich leicht Bakterien an, sodass es zusätzlich zu einer bakteriellen Infektion kommen kann.

Von einer normalen Erkältung, dem banalen Infekt, muss die echte Virusgrippe (Influenza) unterschieden werden, eine ernste Erkrankung, die mitunter tödlich enden kann.

## Training des Immunsystems

Wenn wir ein- oder zweimal im Jahr, vornehmlich im Frühjahr und Herbst, eine Erkältung haben, ist das normal. Unterdrückt man die Erkältung aber zu oft und zu früh mit synthetischen Arzneimitteln, hindert man das Immunsystem und den Körper insgesamt daran, sich an den auslösenden Reizen, zum Beispiel den Viren, zu »reiben«, ein Training findet nicht statt. Dann sind wir schlecht vor den nächsten Angriffen der Erreger gewappnet, und wir werden wieder krank. Das Immunsystem hatte nicht die Möglichkeit bekommen, aus einem Infekt gestärkt herauszugehen. Ärzte beobachten deshalb heute eine hohe Zahl banaler Infekte, die chronisch werden und die laut Studien immer jüngere Altersstufen betreffen.

## Rechtzeitig vorbeugen

Damit aus einer einfachen Erkältung keine chronische Erkrankung der Atemwege wird oder sich der Infekt verschlimmert, ist es wichtig, bereits bei den ersten Erkältungszeichen das Immunsystem in seiner Arbeit zu unterstützen und Körper und Seele zu stärken (siehe Seite 148).

In der nasskalten Jahreszeit sind generell vorbeugende Maßnahmen gegen Erkältungskrankheiten zu empfehlen:

Gönnen Sie sich ausreichende **Erholungsphasen**: Machen Sie zwischendurch im Alltag ein paar Minuten Pause, um zur Ruhe zu kommen, geben Sie Ihrem Körper den Schlaf, den er braucht, und tun Sie sich als Ausgleich etwas Gutes, wenn Sie Stress haben (z. B. kreatives Arbeiten, Sport treiben). Ebenso gehört **bewusstes, tiefes Atmen** dazu, denn das pflegt die Lungen. Wenn Sie mehrmals am Tag zwei bis vier tiefe Atemzüge machen, am besten am offenen Fenster, hat das gleich zwei positive Effekte: Die bessere Durchlüftung der Lunge regt die Bewegung der feinsten Härchen (Zilien) in den Bronchien an, die unablässig damit beschäftigt sind, kleinste Partikel (auch Viren) nach außen zu befördern. Das tiefe Aus- und Einatmen bewegt zudem das Zwerchfell mit dem darunter liegenden Magen-Darm-Trakt und fördert so die Verdauung. Die Raumluft kann noch dazu mit **ätherischen Ölen desinfiziert** werden (siehe Seite 152). Gerade in der Erkältungszeit sollten Sie sich zur besseren Keimabwehr auch öfter die **Hände** mit heißem Wasser **waschen**.

Reize in Form von **Kälte und Hitze** regen den Organismus an, die Selbstheilungskräfte zu mobilisieren, und aktivieren die Abwehrkräfte. Dies können Spaziergänge an der frischen Luft, durchaus auch bei Minusgraden, sein oder Saunagänge sowie regelmäßiges heiß-kaltes Wechselduschen (kalt aufhören).

Genauso wichtig ist eine ausgewogene **Ernährung** mit viel Gemüse, Obst und pflanzlichen Fetten wie Nüssen anstelle von zu viel tierischem Fett. So erhalten Sie ausreichend immunstärkende Vitamine und Mineralstoffe und verringern insgesamt die Entzündungsbereitschaft des Körpers. Da ein Großteil unseres Immunsystems im Darm angesiedelt ist, gehört auch die Darmpflege dazu: Mit reichlich Ballaststoffen (z. B. Trockenobst) und Probiotika (z. B. Buttermilch) unterstützen Sie die Darmflora. **Scharf schmeckende Gewürze** und Heilpflanzen wie Meerrettich oder Ingwer besitzen nachweislich virenabtötende Wirkstoffe. Daneben sollte viel **Flüssigkeit** am besten in Form von abwehrstärkenden Tees aufgenommen werden (siehe nachfolgende Seiten).

# Die Rolle des Immunsystems

*Tag für Tag ist unser Körper einer Vielzahl von Krankheitserregern ausgesetzt. Doch nur manchmal sind wir von einem Infekt betroffen. Dafür sorgt unser hocheffizientes Immunsystem. Es besteht aus Organen wie der Milz im linken Oberbauch und der Thymusdrüse, die sich zwischen Brustbein und Herz befindet. Auch bestimmte Gewebe gehören zum Immunsystem: die Lymphknoten am Hals, unter den Armen und in der Leiste, die Mandeln, das Knochenmark, der Wurmfortsatz am Blinddarm und das lymphatische Gewebe im Darm. 70 Prozent der Immunzellen haben ihren Sitz im Darm, was deutlich macht, welch zentrale Rolle er für das Immunsystem hat (siehe auch Seite 174 ff.).*

Neben den Organen und dem Gewebe gibt es auch bewegliche zelluläre Bestandteile des Immunsystems, allen voran die weißen Blutkörperchen (Leukozyten). Nur 10 Prozent von ihnen befinden sich im Blut, die restlichen 90 Prozent sind als Reserve in speziellen Geweben gelagert, vor allem im Knochenmark. Dort entwickeln sie sich zu weiteren differenzierten Zellarten, nämlich den Granulozyten, den Lymphozyten, den Monozyten. Jede dieser Zellen besitzt ganz bestimmte Aufgaben in der Abwehr von eindringenden Keimen und Erregern.

## Anregung und Regeneration

Angelockt durch bestimmte Stoffwechselprodukte (Zytokine), die der Körper bei einer Gefahr freisetzt, wandern Abwehrzellen zu den infizierten Stellen im Körper. Der Körper kann auf diese Weise effizient und schnell auf eindringende Erreger reagieren. Ganz ähnlich wirken übrigens immunstärkende Heilpflanzen: Sie »locken« die Abwehrzellen aus ihren Reserven oder sorgen dafür, dass der Körper mehr von ihnen nachproduziert.

Das Immunsystem darf jedoch nicht überreizt werden, denn ab einem bestimmten Punkt sind die Reserven leer – der Körper ist noch nicht schnell genug nachgekommen, neue Abwehrzellen zu produzieren. Erst einmal benötigt er jetzt etwas Ruhe, damit sich wieder genügend Zellen nachbilden können.

## Vernetzt nach innen und außen

Mit all seinen Bestandteilen interagiert das Immunsystem wie ein komplexes Netzwerk – gesteuert über Botenstoffe – mit Nerven, Gehirn und Organen. Faktoren wie Stress, Entspannung und die Hormone können dieses Netzwerk beeinflussen. Auch ein intaktes soziales Umfeld mit familiärem Rückhalt, Freunden oder verständnisvollen Kollegen wirkt sich positiv auf das Immunsystem aus. Ebenso können Heilpflanzen einen sehr nützlichen Beitrag zur Kräftigung der Abwehrkräfte übernehmen.

## Abwehrstärkende Heilpflanzen

**1. Die Zistrose:** In Zeiten akuter Ansteckungsgefahr hat sich diese Heilpflanze mit ihrem hohen Gerbstoffgehalt als überaus nützlich erwiesen. Aktuelle Forschungen haben ergeben, dass die Zistrose in der Lage ist, ein Enzym (Neuraminidase) zu hemmen, das insbesondere Grippeviren für ihre Vermehrung brauchen. Dies geschieht bereits in der Mundschleimhaut, weshalb ein langsames Trinken und Verweilen des Tees im Mund sehr wichtig ist. Dafür 1 gehäuften TL Zistrosenkraut mit 1 Tasse heißem Wasser übergießen, 8 bis 12 Minuten zugedeckt ziehen lassen und abseihen. Täglich 2 bis 3 Tassen während einer Grippewelle trinken. Nebenwirkungen sind keine bekannt. Die Anwendung kann auch in Form eines Fertigpräparats (z. B. Cystus 052® Halspastillen von Dr. Pandalis) erfolgen.

**2. Der Purpurne Sonnenhut:** Seine Wirkung beruht auf einer Steigerung von Zahl und Aktivität bestimmter Abwehrzellen, auch blockiert er entzündliche Botenstoffe. Am besten sollte er präventiv in der kalten Jahreszeit zum Einsatz kommen. Um eine standardisierte Menge des Wirkstoffs zu garantieren, sind nur Fertigpräparate empfehlenswert. Damit allerdings ein wirksamer Effekt erzielt wird, ist ein spezieller Anwendungsplan nötig:
Bei den ersten Symptomen einer Erkältung an 3 aufeinanderfolgenden Tagen 3-mal täglich 50 bis 80 Tropfen Sonnenhut-Tinktur (z. B. Echinacea Stada® classic Tropfen, Esberitox® mono Tropfen, Echinacin® Liquidum) einnehmen. Dann die Dosis senken: 3 Tage 3-mal täglich 30 bis 50 Tropfen. Danach sollte eine Pause von 2 Wochen eingelegt werden. Eine sechstägige Folgeanwendung von 3-mal täglich 30 Tropfen ist sinnvoll. Insgesamt kann diese kurmäßige Einnahme 6 Wochen erfolgen. Nicht einnehmen bei Multipler Sklerose, Bindegewebserkrankungen und Schwangerschaft.

**3. Die Taigawurzel:** In Russland wird diese Wurzel Kampfpiloten zur Erhöhung der Widerstandskräfte und gegen Stress verabreicht. Und tatsächlich haben Studien bestätigt, dass Zubereitungen aus Taigawurzel die Anzahl und Aktivität der Lymphozyten steigern, Viren hemmen und leistungssteigernd in Zeiten starker körperlicher und geistiger Erschöpfung wirken.
Für einen Tee 2 TL zerkleinerte Taigawurzel mit 1 großen Tasse heißem Wasser übergießen, 3 bis 5 Minuten kochen lassen, zusätzlich 10 Minuten ziehen lassen und abseihen. Für eine Kur 2 bis 3 Tassen 4 bis 6 Wochen einnehmen, danach eine Pause von 2 Wochen einhalten. Die Anwendung kann auch in Form eines Fertigpräparats (z. B. Eleu Curarina® Tropfen, Eleutherococcus-Kapseln Bio Diät, Vital-Kapseln-ratiopharm®) erfolgen. Taigawurzel sollte jedoch nicht in der Schwangerschaft und bei Bluthochdruck angewendet werden.

**4. Der Löwenzahn:** Oft wird bei einer Antibiotikagabe oder einem Infekt des Magen-Darm-Trakts das Gleichgewicht der Darmbakterien gestört, was zu einer Minderung der natürlichen Abwehr (lymphatisches Gewebe im Darm) führen kann. Hier kann die Löwenzahnwurzel helfen, denn sie besitzt reichlich Inulin, eine langkettige Zuckerverbindung, die die Darmbakterien gut verwerten können. Dadurch trägt sie zu einer Stärkung des Immunsystems bei.
Am besten ist es, nach einer Antibiotikabehandlung oder Verdauungsstörung kurmäßig über 2 bis 3 Wochen 1 bis 2 Tassen Löwenzahnwurzeltee zu trinken. Hierfür 1 gehäuften TL mit heißem (nicht mehr kochendem) Wasser übergießen, 12 bis 15 Minuten ziehen lassen und abseihen. Nicht einnehmen bei Gallensteinen.

# Schnupfen

*Die ersten Anzeichen einer Erkältung zeigen sich häufig in Form eines Schnupfens, von dem wohl jeder mehr als einmal in der kalten Jahreszeit betroffen ist. Ein normal verlaufender Schnupfen schädigt den Organismus nicht, im Gegenteil ist es sogar wichtig, das Immunsystem von Zeit zu Zeit mit banalen Infekten zu trainieren, denn das schützt wiederum vor schwerwiegenderen Infekten.*

## Ursachen und Symptome

Ein Schnupfen entsteht, wenn Viren das Nasensekret und die Schutzschleimhaut der Nase überwunden haben. Wenn die Schleimhautzellen befallen sind, reagiert der Körper mit einer Entzündung. Die Durchblutung erhöht sich, die Gefäße werden erweitert, und große Mengen an Flüssigkeit werden in das Gewebe abgegeben. Mit dem erhöhten Blutstrom gelangen auch die Abwehrstoffe schnell an den Infektionsort. Gleichzeitig befördert der Schleim die Eindringlinge nach außen. Dies wiederum bewirkt ein Anschwellen der Nasenschleimhaut, was nicht nur die Atmung behindert, sondern auch die Zugänge zu Nebenhöhlen und Mittelohr verschließen kann. Als Begleiterscheinung treten dann oft noch tränende Augen auf. Eine Austrocknung des Nasensekrets ist ebenfalls ungünstig, da dann auch dieser Schutz fehlt.

Der Wechsel von trockener Heizungsluft und kalten, feuchten Außentemperaturen ist häufig ein auslösender Faktor. Dazu kommen überfüllte Räume oder das klassische Erkälten, wenn nasse Haare oder nass geschwitzte Kleidung den Körper auskühlen. Gerade ältere Menschen sind dann anfällig für Infekte.

## Behandlungsstrategien

### ✤ Wissenschaft und Tradition

**1. Stärkung des Immunsystems:**
Eine Unterstützung des Abwehrsystems ist jetzt ganz wichtig. Hier kann die Heilpflanzenkunde mit einigen wirkungsvollen Mitteln aufwarten (siehe Seite 148).

**2. Wärme und Durchblutungsförderung:**
Aus der Volksheilkunde bekannt ist eine Schwitzkur zur Anregung des Stoffwechsels bei den ersten Anzeichen eines Schnupfens. In der Tat helfen schweißtreibende pflanzliche Heilmittel wie **Holunder-** oder **Lindenblüten**, um den Schnupfen (wie auch den Husten) zu lindern.

**3. Desinfektion und Virenhemmung:**
In zweiter Linie gilt es, der weiteren Ausbreitung der Erkältungsviren entgegenzuwirken. Gute Erfolge gibt es hier zum einen mit **Zistrosenkraut,** das auf physikalische Art wirkt: Seine Inhaltsstoffe, allen voran die Polyphenole, besetzen Rezeptoren in der Mundschleimhaut, in denen sich normalerweise Schnupfenviren zur Vermehrung einnisten. Zum anderen macht man sich hier die erwiesenermaßen stark keimhemmende und desinfizierende Wirkung ätherischer Öle, wie **Thymian**-, Majoran, Rosenholz- oder **Ravintsaraöl,** zunutze.

**4. Lösen des Nasensekrets:**
Wenn das Nasensekret schon dickflüssig geworden ist, ist es wichtig, dafür zu sorgen, dass das Sekret wieder gut abläuft. Hier hat sich der **Weiße Senf** bewährt, der, äußerlich angewendet, zunächst die Durchblutung fördert und dann indirekt über Reflexe zu einer Vermehrung des Nasensekrets führt. Zum Lösen des Nasense-

krets kommen auch saponinhaltige Pflanzen wie **Süßholz** zum Einsatz.

## Ärztliche Hilfe

Bei stechenden Schmerzen im Stirnbereich kann sich Sekret in der Stirnhöhle angesammelt und festgesetzt haben, was zusätzlich zu Kopfschmerzen oder Ohrenschmerzen führt. In diesem Fall sollten die Nebenhöhlen und die Ohren ärztlich untersucht werden.

# Bewährte Anwendungen

Um den Schnupfen zu lindern, sind schweißtreibende Tees, Nasenspülungen oder eine Senfmehlauflage zu empfehlen. Unterstützen kann man die Behandlung mit einer Aromatherapie. Nachfolgend ist nur eine Auswahl der wichtigsten Rezepturen aufgeführt, mit denen es gute Praxiserfahrungen gibt. Weitere Präparate aus der Apotheke, die helfen können, sind zum Beispiel: Rinupret® Pflege Nasenspray, Sinupret® forte oder GeloMyrtol®.

## Teemischungen

### ✤ Mit Zistrose und Salbei

Zur Vorbeugung von Schnupfen ideal ist diese traditionelle Teemischung, die allgemein keimhemmende und antivirale Heilpflanzen enthält.

**Zusammensetzung:** 40 g Zistrosenkraut, 25 g Wasserdostkraut, 15 g Taigawurzel, 10 g Schafgarbenkraut und 10 g Salbeiblätter.

**Anwendung:** 2 TL der Teemischung mit 1 großen Tasse heißem (nicht mehr kochendem) Wasser übergießen, 8 bis 12 Minuten zugedeckt ziehen lassen und abseihen. Täglich 2 bis 3 Tassen langsam und in kleinen Schlucken trinken.

**Gegenanzeigen und Wechselwirkungen:** Keine bekannt.

### ✤ Mit Holunder und Süßholz

Bei dieser Teemischung kommen gleich verschiedene Strategien der Heilpflanzen zum Einsatz: eine Schwitzkur, das Lösen von Schleim und die Keimhemmung.

**Zusammensetzung:** 40 g Holunderblüten, 40 g Süßholzwurzel, 20 g Lindenblüten und 20 g Thymiankraut.

**Anwendung:** 1 bis 2 TL der Teemischung mit 1 großen Tasse heißem Wasser übergießen, 8 bis 12 Minuten zugedeckt ziehen lassen und abseihen. Täglich 2 bis 4 Tassen trinken.

**Gegenanzeigen und Wechselwirkungen:** Süßholzwurzel nicht länger als 4 Wochen anwenden, da sonst Kaliumverlust, Bluthochdruck und Wassereinlagerungen möglich sind. Bei Einnahme weiterer Medikamente die Anwendung vorher mit der Ärztin absprechen.

### ✤ Zistrose und Süßholz

Bemerkenswert ist die in Studien beschriebene Wirkung der Zistrose gegen Vogel- und Schweinegrippeviren (H5N1-Viren) sowie gegen Bakterien. Da die Wirkung rein physikalisch abläuft (siehe Seite 150), ist eine Resistenzbildung nicht zu befürchten.

**Zusammensetzung:** 50 g Zistrosenkraut und 20 g Süßholzwurzel.

**Anwendung:** 1 gehäuften TL der Teemischung mit 1 Tasse heißem (nicht mehr kochendem) Wasser übergießen, 8 bis 12 Minuten zugedeckt ziehen lassen und abseihen. Täglich 2 bis 3 Tassen trinken.

**Gegenanzeigen und Wechselwirkungen:** Süßholzwurzel nicht länger als 4 Wochen anwenden, da sonst Kaliumverlust, Bluthochdruck und Wassereinlagerungen möglich sind. Bei Einnahme weiterer Medikamente die Anwendung vorher mit der Ärztin absprechen.

## Auflage

### ✤ Weißer Senf

Diese Auflage empfiehlt sich besonders bei festsitzendem Schnupfen.

Anwendung: 2 EL Weißes Senfpulver mit 25 ml lauwarmem Wasser zu einer Paste verrühren. Die Paste von der Mitte aus auf ein Baumwoll- oder Leinentuch auftragen (auf eine Fläche von ca. 5 x 5 cm). Das Tuch nun so auf den Nacken legen, dass die Seite mit der Paste vom Körper abgewandt ist (nicht direkt auf die Haut). Die Anwendungsdauer (ca. 3 Minuten) wird von Person zu Person als unterschiedlich angenehm empfunden. Keinesfalls sollte die Senfauflage länger als 10 Minuten verweilen. Danach die Haut vorsichtig mit Wasser reinigen.

## UNSER TIPP

**Auch an Zahnprobleme denken**

Treten zusätzlich zu einer stark verschleimten Nase noch Kopfschmerzen oder Schmerzen oberhalb der Wange und in der Stirnhöhle auf, hat sich womöglich eine Nasennebenhöhlenentzündung entwickelt. Da sie leicht chronisch werden kann, zumal die Erreger ein optimales Milieu von Feuchtigkeit und Wärme vorfinden, sind desinfizierende Nasenspülungen (siehe Text rechts) sehr zu empfehlen. Wenn die Behandlung der Nebenhöhlen nicht anschlägt, sollte ein Gang zum Zahnarzt in Betracht gezogen werden. Oft können nämlich Zahnwurzeln, die bis in die Nebenhöhlen reichen können, jahrelang unerkannt Probleme bereiten.

Vorsicht: Auf keinen Fall darf der Senf mit den Schleimhäuten (v. a. Augen) in Kontakt kommen. Wenn Sie einen Juckreiz oder ein Brennen auf der Haut spüren, sollten Sie die Anwendung sofort abbrechen.

Gegenanzeigen und Wechselwirkungen: Nicht bei Kindern unter 12 Jahren anwenden, da die Senfölglykoside durchaus reizend wirken, und nicht länger als 2 Wochen, um das Nierengewebe nicht zu schädigen.

## Spülung

### ✤ Salzlösung

Nasenspülungen mit einer Salzlösung (in Apotheken erhältlich) zusammen mit keimhemmenden ätherischen Ölen haben sich in der ersten Phase des Schnupfens, aber auch bei chronischen Nasennebenhöhlenentzündungen als äußerst effektiv herausgestellt.

Anwendung: Eine Nasendusche und die passende Salzlösung wird von der Firma LOTA angeboten und hat sich seit vielen Jahren in der Praxis sehr bewährt. Die Anwendung erfolgt gemäß Beipackzettel.

Gegenanzeigen und Wechselwirkungen: Keine.

Tipp: Anstelle einer Nasendusche kann die Nasenschleimhaut auch mit Sesamöl angefeuchtet werden (z. B. Weleda Nasenöl).

## Aromatherapie

### ✤ Mit Rosenholz- und Thymianöl

Die ätherischen Öle aus Rosenholz *(Aniba rosaeodora)*, Thymian *(Thymus vulgaris CT Linalool)* und Ravintsara *(Cinnamomum camphora)* wirken gegen ein breites Spektrum von Erregern.

Anwendung: Je 2 Tropfen in eine Schüssel mit heißem Wasser tröpfeln und verdunsten lassen.

Gegenanzeigen und Wechselwirkungen: Nicht bei Kindern unter 3 Jahren anwenden.

# Hals- und Rachenentzündung

*Die Entzündung im Hals- und Rachenbereich gehört zu den häufigsten Erkrankungen in der kalten Jahreszeit und tritt oft in Verbindung mit einem Schnupfen oder einem Husten auf.*

## Ursachen und Symptome

Ist der Rachen vom Virenbefall mitbetroffen, reagiert seine Schleimhaut mit einer Entzündung (Pharyngitis), die sich in Heiserkeit, einer geröteten Schleimhaut, starken Halsschmerzen und Schluckbeschwerden äußert. Dem viralen Infekt kann eine durch Bakterien hervorgerufene »Superinfektion« folgen.

Eine Rachenschleimhautentzündung kann nicht nur als Teil einer Erkältung entstehen, sondern ebenso durch Rauchen und durch langen Aufenthalt in trockenen, heißen oder sehr kalten Räumen.

## Behandlungsstrategien

Wenn schon bei den ersten Anzeichen reagiert wird, können Halsschmerzen und Rachenentzündung mit Mitteln auf pflanzlicher Basis meist mit gutem Erfolg behandelt werden.

### ✤ Wissenschaft und Tradition

**1. Stärkung des Immunsystems:**

Spätestens jetzt ist es angezeigt, die körpereigenen Abwehrkräfte mit Heilpflanzen zu unterstützen (siehe Seite 148).

**2. Hemmung der Entzündung:**

Zunächst geht es darum, die Entzündung zurückzudrängen. Dabei helfen gerbstoffreiche Heilpflanzen wie **Salbei** oder der in der Volksheilkunde als »Sängerkraut« hochgelobte **Odermennig**. Die Gerbstoffe verändern die Eiweißstruktur der Zellen, sodass sie abdichtend wirken und die darunter liegende Mund- und Rachenschleimhaut vor weiteren Erregern schützen. Hilfreich ist auch die **Kamille** mit ihren entzündunglindernden und wundheilungsfördernden Eigenschaften, die sie ihren ätherischen Ölen und Flavonoiden verdankt.

**3. Schmerzlinderung:**

Damit man wieder besser schlucken kann, ist es wichtig, die Schmerzen zu lindern. Sinnvoll sind dafür vor allem schleimstoffhaltige Pflanzen wie **Isländisch Moos** oder **Eibisch** sowie die Ringelblume mit ihrem Wirkstoffgemisch.

**4. Keimhemmung:**

Wegen seiner keimhemmenden Senfölglykoside wird **Meerrettich** gerne bei Hals- und Rachenentzündung eingesetzt; auch bei einer Bronchitis findet er häufig Anwendung.

### Ärztliche Hilfe

Sobald sich die Schluckbeschwerden verstärken und Fieber hinzukommt, sollte man sich in ärztliche Behandlung begeben, das gilt ebenso bei länger anhaltendem Räuspern und Heiserkeit. Auch wenn sich trotz Behandlung nach sieben Tagen keine Besserung einstellt, ist ein Arztbesuch angeraten.

## Bewährte Anwendungen

Zur Schmerz- und Entzündungslinderung kommen Heilpflanzen als Gurgellösung und als Tee zum Einsatz. Unterstützend helfen ein Sirup aus Meerrettich sowie Pastillen zum Lutschen.

## Teemischung

### ✣ Mit Eibisch und Holunder

Dieser schmerz- und entzündungslindernde Tee ist auch für Kinder geeignet. Der Holunder darin soll einen leicht immunmodulierenden Effekt haben und sorgt für einen guten Geschmack.

**Zusammensetzung:** 60 g Eibischwurzel, 60 g Holunderblüten und 30 g Kamillenblüten.

**Anwendung:** 2 TL der Teemischung mit 1 großen Tasse heißem (nicht mehr kochendem) Wasser übergießen, 10 bis 15 Minuten zugedeckt ziehen lassen und abseihen. Täglich 2 bis 4 Tassen in kleinen Schlucken trinken.

**Gegenanzeigen und Wechselwirkungen:** Keine.

## Lösungen zum Gurgeln

### ✣ Mit Salbei und Odermennig

Bei dieser Lösung ergänzen sich die Heilpflanzen zu einer optimalen entzündungslindernden und keimhemmenden Wirkung. Nach dem Gurgeln die Teemischung mit Eibisch und Holunder (siehe oben) trinken, deren Schleimstoffe sich schützend auf die schmerzempfindliche Rachenschleimhaut legen.

**Zusammensetzung:** 50 g Salbeiblätter, 30 g Kamillenblüten und 30 g Odermennigkraut.

**Anwendung:** 1 Handvoll der Kräutermischung mit 1 Liter kochendem Wasser übergießen, 10 bis 12 Minuten zugedeckt ziehen lassen und abseihen. Diesen Sud in eine Flasche abfüllen und mehrmals täglich zum Gurgeln verwenden. Den Sud täglich frisch herstellen. Zur Vorbeugung kann 1-mal täglich gegurgelt werden.

**Nebenwirkungen:** In sehr seltenen Fällen allergische Reaktionen.

### ✣ Ringelblume

Ein Sud aus Ringelblumenblüten ist eine weitere Alternative zum Gurgeln.

**Anwendung:** 1 Handvoll Ringelblumenblüten mit 1 Liter kochendem Wasser übergießen, 10 bis 12 Minuten zugedeckt ziehen lassen und abseihen. Diesen Sud in eine Flasche abfüllen und mehrmals täglich zum Gurgeln verwenden. Den Sud täglich frisch herstellen.

**Nebenwirkungen:** In seltenen Fällen allergische Reaktionen.

## Sirup

### ✣ Frischer Meerrettich

Meerrettichwurzel sollte für eine optimale keimhemmende Wirkung dieses Sirups möglichst in frischer Form eingesetzt werden.

**Anwendung:** 5 gehäufte TL frisch geriebene Meerrettichwurzel mit 250 ml Honig vermischen. Die Lösung nach ca. 24 Stunden abfiltern. Der Sirup ist in einem Schraubglas im Kühlschrank bis zu 3 Wochen haltbar. 2 bis 3 TL täglich nach den Mahlzeiten einnehmen.

**Tipp:** Alternativ zum Sirup kann auch ein Fertigpräparat mit Meerettich und Kapuzinerkresse angewendet werden (z. B. Angocin® Anti-Infekt N [Repha]).

**Gegenanzeigen und Wechselwirkungen:** Nicht länger als 3 Wochen einnehmen, da die Senfölglukosinolate die Magenschleimhaut reizen.

## Präparate aus der Apotheke

### ✣ Isländisch Moos

Beim Lutschen lösen sich die Schleimstoffe aus den Pastillen (z. B. Isla-Moos®-Pastillen) und legen sich schützend über die schmerzende Rachenschleimhaut. Isländisch Moos zeichnet sich außerdem durch seine leicht bakterien- und virenhemmenden Eigenschaften aus.

**Anwendung:** Die Anwendung erfolgt gemäß Beipackzettel.

**Gegenanzeigen und Wechselwirkungen:** Keine.

# Husten

*Husten ist ein natürlicher Schutzreflex des Körpers, mit dem er versucht, Fremdkörper wie Staub, Speisekrümel oder Schleim aus den Bronchien zu entfernen. Meist ist er jedoch das Symptom einer Bronchitis, einer Entzündung der Schleimhaut in den Bronchien und in der Luftröhre.*

## Ursachen und Symptome

Eine Bronchitis wird wie ein Schnupfen und ein grippaler Infekt von Viren verursacht. Da das vermehrte Bronchialsekret einen idealen Nährboden für Bakterien bietet, wird eine durch Viren hervorgerufene Bronchitis nach einigen Tagen oft zusätzlich von einer bakteriellen Entzündung begleitet.

Die ersten Symptome einer akuten Bronchitis sind Halsschmerzen und Heiserkeit. Ab dem Folgetag kommt **Reizhusten** hinzu, der sich als trockener Husten ohne Auswurf äußert und zwei bis drei Tage anhält. Der Reizhusten geht in der Folge in den **Schleimhusten** (produktiver Husten) mit Auswurf über. Hält der Husten länger als acht Wochen an, spricht man von chronischem Husten.

## Behandlungsstrategien

Wird Husten frühzeitig behandelt, kann er oft allein mit Heilpflanzen behandelt werden.

### ✤ Wissenschaft und Tradition

**1. Stärkung des Immunsystems:**
An erster Stelle steht, wie bei allen anderen Erkältungskrankheiten auch, die Stärkung des Immunsystems (siehe Seite 148).

**2. Dämpfen des Hustenreizes:**
Bei einem trockenen Husten stützt sich die Pflanzenheilkunde auf schleimstoffhaltige Pflanzen, die einen Schutzfilm über die gereizten Schleimhäute in Mund und Rachen legen und so den Hustenreiz dämpfen. Vor allem **Süßholz, Eibisch,** Isländisch Moos und Kamille kommen hier zum Einsatz, da sie noch dazu entzündungslindernd wirken.

**3. Verflüssigen des Bronchialsekrets:**
Bei Husten mit starker Produktion von Schleim, der oftmals zäh werden kann, helfen saponinhaltige Pflanzen. Dazu zählen **Schlüsselblume** und **Süßholz**. Sie erleichtern das Abhusten des Bronchialsekrets. Einen anderen Effekt macht man sich bei der äußerlichen Anwendung von **Weißem Senf** zunutze: In Wasser gelöst, setzt er Senföl frei, das gefäßerweiternd wirkt und die Durchblutung und den Stoffwechsel anregt. Das führt letztlich dazu, dass der Schleim flüssiger wird und leichter abgehustet werden kann.

**4. Keimhemmung:**
Eine Reihe von Heilpflanzen besitzen ätherische Öle mit stark keimhemmenden Eigenschaften auf Bakterien und Viren: wie **Ravintsara**- und **Thymianöl** sowie Rosenholz-, Anis- und Fenchelöl. Sie regen außerdem die Bewegung der feinen Härchen (Zilien) in der Bronchialschleimhaut an und wirken so auswurffördernd.

### Ärztliche Hilfe

Jeder Husten, der länger als drei Wochen anhält, sollte ärztlich untersucht werden. Das gilt auch, wenn Fieber über 39,5 °C und Husten mit bräunlichem Auswurf auftritt (Verdacht auf Lungenentzündung).

## Bewährte Anwendungen

Um Husten frühzeitig aufzuhalten, hat sich ein Fußbad mit Senfmehl bewährt. Bei trockenem Husten werden die Heilpflanzen am besten als Tee und unterstützt durch Dragees angewendet. Bei Schleimhusten hilft vor allem ein auswurffördernder Tee. Mit einem Bronchialbalsam aus ätherischen Ölen erleichtern Sie des Weiteren allgemein das Abhusten.
Hier ist nur eine Auswahl der wichtigsten Rezepturen aufgeführt, mit denen es gute Praxiserfahrungen gibt. Weitere Präparate aus der Apotheke, die bei Husten helfen können, sind zum Beispiel: Cefabronchin®, GeloMyrtol® und Gelo Durat®-Salbe.

### UNSER TIPP

**Kräutermilch gegen Husten**

Im Mittelalter wurden manche Inhaltsstoffe der Heilkräuter mit Milch herausgelöst. Vor allem mit Thymian, Anis, Kamille oder Fenchel bereitete man diese Kräutermilch zu. Das Fett der Milch ist ein natürlicher Emulgator, in dem sich ätherische Öle besonders gut lösen. Diese Anwendung ist in Vergessenheit geraten, bewährt sich wegen ihrer guten Ausbeute an Wirkstoffen aber noch heute. Anstelle der hier genannten Teemischungen können Sie die Heilpflanzen also auch einmal in heißer Milch ziehen lassen (gleiche Menge Milch wie Wasser bei den Tees). Wichtig dabei ist immer, den Topf oder die Tasse abzudecken, damit die flüchtigen Öle nicht verfliegen.

### Teemischung bei trockenem Husten

**✣ Mit Anis und Thymian**

Diese Mischung enthält stark keimhemmende, entzündungs- und reizlindernde Heilpflanzen, die sich in ihrer Wirkung hier optimal ergänzen. Sie sollten diesen Tee schon bei den ersten Anzeichen von Husten regelmäßig trinken.
**Zusammensetzung:** 45 g Anisfrüchte, 45 g Kamillenblüten, 30 g Eibischwurzel, 20 g Süßholzwurzel und 20 g Thymiankraut.
**Anwendung:** 2 gehäufte TL der Teemischung im Mörser gut zerdrücken, mit 1 Tasse heißem (nicht mehr kochendem) Wasser übergießen, 7 bis 12 Minuten zugedeckt ziehen lassen und abseihen. 3 bis 4 Tassen täglich trinken.
**Tipp:** Süß schmeckende Mittel wie Honig oder Sirup dämpfen den Hustenreiz, weil sie die Speichelproduktion vermehren.
**Gegenanzeigen und Nebenwirkungen:** Nicht länger als 3 Wochen anwenden, um Nieren und Leber nicht zu belasten. In sehr seltenen Fällen allergische Reaktionen.

### Teemischung bei verschleimten Bronchien

**✣ Mit Thymian und Schlüsselblume**

Keimhemmende und auswurffördernde Heilpflanzen wurden für diese recht süße Teemischung kombiniert. Die Schlüsselblumenwurzel wirkt zudem schleimverflüssigend.
**Zusammensetzung:** 90 g Anisfrüchte, 50 g Thymiankraut, 40 g Fenchelfrüchte und 40 g Schlüsselblumenwurzel.
**Anwendung:** 2 gehäufte TL der Teemischung im Mörser gut zerdrücken, um die ätherischen Öle aus den Anis- und Fenchelfrüchten möglichst vollständig nutzen zu können. Mit 1 Tasse heißem (nicht mehr kochendem) Wasser übergießen, 7 bis 12 Minuten zugedeckt

ziehen lassen und abseihen. 3 bis 4 Tassen täglich trinken.
Gegenanzeigen und Wechselwirkungen: Keine bekannt.

## Fußbad

### ✣ Weißer Senf

Das Fußbad sorgt indirekt über Reflexe für eine bessere Durchblutung der Nase.
Anwendung: 4 EL Weißes Senfmehl in eine Fußbadewanne mit körperwarmem Wasser geben. Die Füße darin 10 Minuten baden. Anschließend die Füße mit klarem, lauwarmem Wasser abspülen und danach gut abtrocknen, um Hautreizungen zu vermeiden. Zum Schluss die Füße noch mit Öl einreiben und warme Wollsocken anziehen.
Vorsicht: Nicht innerlich anwenden! Das Senfmehl wirkt stark erhitzend, daher die Füße keinesfalls länger als 10 Minuten baden. Es besteht sonst die Gefahr von leichten Verbrennungen.
Tipp: Senfglykoside sind bei höherer Temperatur leicht flüchtig. Daher das Wasser nicht über eine Temperatur von 38 °C erwärmen.
Gegenanzeigen und Wechselwirkungen: Nur bei unverletzter Haut anwenden und nicht bei allergischen Hauterkrankungen und schweren Nierenleiden, da die Senföle das Nierengewebe schädigen können.

## Bronchialbalsam

### ✣ Mit Ravintsara- und Thymianöl

Dieser keimhemmende Balsam erleichtert das Atmen und beruhigt bei krampfartigem Husten.
Zusammensetzung: 14 Tropfen Rosenholzöl *(Aniba rosaeodora)*, 10 Tropfen Thymianöl *(Chemotyp Linalool)* und 6 Tropfen Ravintsaraöl *(Cinnamomum camphora)* sowie 50 ml Olivenöl und 5 g Bienenwachs als Konsistenzgeber.
Herstellung: Olivenöl und Bienenwachs langsam zum Schmelzen bringen (siehe auch Seite 239 oben) und die ätherischen Öle unter Rühren hinzugeben. In eine Dose abfüllen und über Nacht oder im Kühlschrank abkühlen lassen. Der Balsam ist gekühlt mindestens ein Jahr haltbar.
Anwendung: 1- bis 2-mal täglich damit den Brustbereich einreiben.
Tipp: Der Balsam ist auch sehr gut für Kinder geeignet, sie verwenden dann lediglich etwas geringere Mengen an ätherischen Ölen: 4 Tropfen Rosenholzöl *(Aniba rosaeodora)*, 2 Tropfen Ravintsaraöl *(Cinnamomum camphora)* und 6 Tropfen Thymianöl *(Chemotyp Linalool)*. Kinder ab dem 3. Lebensjahr abends den Rücken in Höhe der Schulterblätter einreiben.
Gegenanzeigen und Wechselwirkungen: Keine bekannt.

## Präparate aus der Apotheke

### ✣ Extrakt aus Isländisch Moos

Bei Atemwegserkrankungen haben sich Fertigpräparate mit Isländisch Moos (z. B. Flechtenhonig von Weleda oder Isla-Moos®-Pastillen) zum Lutschen bestens bewährt. Sie sind auch für Kinder sehr gut geeignet.
Anwendung: Die Anwendung erfolgt gemäß Beipackzettel.
Gegenanzeigen und Wechselwirkungen: Keine.

### ✣ Thymianextrakt

Eine praktische Alternative zu Tee und Bronchialbalsam mit Thymian sind Fertigpräparate, auch in Kombination mit anderen Heilpflanzen.
Anwendung: Die Anwendung (Bronchipret®, GeloBronchial®, Bronchicum® Elixier) erfolgt gemäß Beipackzettel.
Gegenanzeigen und Wechselwirkungen: Bronchipret® Sirup nicht bei Alkoholkrankheit.

# Fieber

*Vor allem bei Menschen mit einem geschwächten Immunsystem wird aus einer einfachen Erkältung rasch ein grippaler Infekt mit Fieber.*

## Ursachen und Symptome

Fieber kann ein überaus wirkungsvolles Mittel zur Unterstützung der Immunabwehr sein. Es hemmt die Viren- und zum Teil auch die Bakterienvermehrung: Bei Temperaturen über 39 °C können die Viren kaum überleben. Das Immunsystem arbeitet bei Fieber sozusagen auf Hochtouren. Zu hohes Fieber kann aber auch nachteilige Wirkungen haben und insbesondere den Kreislauf stark belasten. Gerade bei Kindern besteht bei Temperaturen, die über 39,5 °C liegen, eine Krampfgefahr (Fieberkrampf). Zu hohes Fieber sollte aus diesem Grunde langsam gesenkt werden – am besten durch die natürlichen Wirkstoffe der Heilpflanzen.

Wie hoch darf nun das Fieber steigen? Wann ist es heilsam und wann schädlich? Bei Messung am After sind Temperaturen von 38 bis 39,5 °C als natürliche (Abwehr-)Reaktion des Körpers zu betrachten, die man nicht unterdrücken sollte. Bei Temperaturen über 39,5 °C stellt das Fieber eine Gefahr für den Organismus dar. Bei einer Messung im Mund gelten die Werte von 37,3 bis 39,2 °C als heilsam, ab 39,2 °C dann als problematisch.

## Behandlungsstrategien

### ✤ Wissenschaft und Tradition

Zu hohes Fieber kann durch kühlende Wadenwickel auf sanfte und natürliche Weise gesenkt werden, ohne die Abwehrkräfte zu schädigen. Zur Unterstützung der Wirkung werden kühlende ätherische Öle eingesetzt wie **Pfefferminz**- und Lemongrassöl.

**1. Stärkung des Immunsystems:**
Immunaktivierende Maßnahmen sind auch dann wichtig, wenn sich bei einer Erkältung Fieber eingestellt hat (siehe Seite 148).

**2. Senken der Körpertemperatur:**
**Weidenrinde** und **Mädesüßblüten** besitzen Salicylsäureverbindungen, die für ihre fiebersenkenden Wirkungen verantwortlich sind. Sie helfen auch gegen die Begleiterscheinungen des Fiebers wie Glieder- und Kopfschmerzen.

**3. Schwitzen:**
Heilpflanzen wie **Holunder** und **Linde** haben als schweißtreibende Heilpflanzen eine lange Tradition in der Volksheilkunde. Ihre Wirkung ist inzwischen auch wissenschaftlich erwiesen.

### Weitere Empfehlungen

Vitamin C ist ebenfalls aktiv an der Immunantwort beteiligt. Da einzelne Pflanzenstoffe ihre positiven Effekte am besten im Zusammenspiel mit den vielen anderen Inhaltsstoffen entfalten, die eine Heilpflanze ausmachen, sind natürliche Vitamin-C-Quellen besser als synthetische. Hervorragende Vitamin-C-Lieferanten sind zum Beispiel **Sanddornfrüchte,** schwarze Johannisbeeren und Hagebuttenschalen. Trinken Sie am besten täglich 1 bis 2 Gläser Sanddorn- oder Johannisbeersaft. Oder täglich 1 TL der getrockneten und pulverisierten Hagebuttenfrüchte ins Müsli oder den Joghurt einrühren. Ein altes Rezept mit immer wieder erstaunlich durchschlagender Wirkung ist eine Hühnersuppe mit Ingwer: Dazu ein Suppenhuhn mit reichlich Ingwer und Gemüse langsam, mindestens 3 Stunden auskochen. Die Schärfe des Ingwers und die heiße Suppe regen den Stoffwechsel und das Immunsystem an und wirken insgesamt kräftigend.

### Ärztliche Hilfe

Sollte das Fieber nach zwei bis drei Tagen nicht zurückgegangen oder der Allgemeinzustand schlecht sein, ist es ratsam, eine Ärztin aufzusuchen. Bei Kindern besteht ab einer Körpertemperatur von 39,5 °C die Gefahr des Fieberkrampfes, den Sie unbedingt vermeiden müssen.

## Bewährte Anwendungen

Das wirkungsvollste natürliche Mittel gegen Fieber ist eine Schwitzkur, zum Beispiel mit schweißtreibenden Tees. Auch Wadenwickel mit ätherischen Ölen helfen. Gerade bei Kindern ist es sehr wichtig, dass sie genug trinken. Bei anhaltendem Fieber lohnt sich ein Versuch mit einem Weidenrinden-Fertigpräparat.

### Teemischung

#### ✣ Mit Mädesüß und Holunder

Dieser schweißtreibende Tee ist wegen seines angenehmen Geschmacks und der sehr guten Verträglichkeit auch für Kleinkinder geeignet.

Zusammensetzung: 50 g Mädesüßblüten, 45 g Holunderblüten und 25 g Lindenblüten.

Anwendung: 2 bis 3 EL der Teemischung mit 1 Liter heißem (nicht mehr kochendem) Wasser übergießen, 10 bis 12 Minuten zugedeckt ziehen lassen und abseihen. Langsam, so heiß wie möglich trinken (gerne mit Honig).

Wichtig: Damit Sie den Flüssigkeitsverlust durch das Schwitzen wieder ausgleichen, ist es unerlässlich, dass Sie zusätzlich viel trinken: mindestens 2 Liter am Tag.

Gegenanzeigen und Wechselwirkungen: Keine.

### Wickel

#### ✣ Pfefferminz- und Lemongrassöl

Anwendung: 2 EL grobes Salz sowie je 5 Tropfen Pfefferminzöl *(Mentha piperita)* und Lemongrassöl *(Cymbopogon flexuosus)* in eine Schüssel mit lauwarmem Wasser geben. 1 Baumwolltuch (z. B. Küchenhandtuch) eintauchen, nur leicht auswringen und faltenfrei und eng anliegend um jeweils eine Wade wickeln. Für die zweite Lage ein trockenes Baumwolltuch ebenfalls fest um den Schenkel wickeln. Nach 15 bis 20 Minuten entfernen, spätestens dann, wenn der Wickel sich erwärmt hat. Dabei darf kein Wärmestau entstehen.

Gegenanzeigen und Wechselwirkungen: Keine bekannt.

### Präparate aus der Apotheke

#### ✣ Weidenrindenextrakt

Der große Vorteil der natürlichen Salicylsäuremittel gegenüber synthetischen liegt in ihrer außerordentlich guten Verträglichkeit. Allerdings müssen die natürlichen Salicylsäureverbindungen im Körper erst verstoffwechselt werden, was etwas dauert. Oft stellt sich eine Wirkung erst nach Stunden ein.

Anwendung: Die Anwendung (z. B. als Assalix®) erfolgt gemäß Beipackzettel.

Gegenanzeigen und Wechselwirkungen: Nicht bei Kindern unter 12 Jahren.

# Für Herz und Kreislauf

*130.000 Frauen erleiden jährlich in Deutschland einen Herzinfarkt, und es stirbt jede vierte daran, deutlich mehr als zum Beispiel an Brustkrebs. Herzkreislaufleiden sind nicht nur bei Männern, sondern auch bei Frauen die Todesursache Nummer eins, was die wenigsten wissen. In vielen Fällen fehlen die bei Männern üblichen Warnzeichen. Frauen sind schwerer zu diagnostizieren: Elektrokardiogramme (EKG) zeigen ein Herzleiden bei ihnen häufig nicht an, umgekehrt liefern sie bei mehr als 40 Prozent der Frauen fälschlicherweise einen Krankheitsbefund. Wenn sie unter Diabetes leiden, haben Frauen ein dreimal höheres Risiko für einen Schlaganfall oder einen Infarkt als Männer. Auch auf die Therapie reagieren Frauen anders als Männer: Acetylsalicylsäure, ein Wirkstoff, der unter anderem zur Blutverdünnung eingesetzt wird, zeigt bei Frauen weniger Wirkung, während sie auf Digitalispräparate stärker ansprechen. Oft sind sie daher überdosiert. All dies zeigt, dass das Thema Herzgesundheit speziell bei Frauen einen großen Stellenwert hat. Umso wichtiger sind auch vorbeugende Maßnahmen.*

Herz und Blutkreislauf versorgen den gesamten Körper mit Sauerstoff aus der Lunge. Nährstoffe werden zu den Zellen und die Stoffwechselendprodukte zu den Ausscheidungsorganen transportiert: Das Kohlendioxid wird ausgeatmet, die wasserlöslichen Substanzen verlassen mit dem Urin den Körper. Nicht wasserlösliche (fette) Substanzen werden über Leber, Galle und Darm ausgeschieden. Die rechte Herzhälfte ist für den kleinen Lungenkreislauf zuständig: Das Blut wird über die Lungenarterien in die Lunge gepumpt, dort mit Sauerstoff angereichert, von Kohlendioxid entlastet und fließt dann über die Lungenvenen in die linke Herzhälfte. Diese erheblich größere und kräftigere Seite des Muskels versorgt dann über die Arterien den gesamten restlichen Körper und die Organe. Der Rückfluss zum rechten Herz erfolgt über die Venen.

Blutdruck und die Häufigkeit der Herzaktionen (Puls) können bei Bedarf, zum Beispiel bei Anstrengung, erheblich gesteigert werden: Durch die von Nerven gesteuerte Verengung kleinerer arterieller Gefäße steigt der Druck. Das Blut wird auf diese Weise bevorzugt in bestimmte Organe oder Regionen geleitet, zum Beispiel nach einem Essen in den Bauch zur Verdauung.

## Stress: besonders schädigend für das Herz

Das Herz reagiert empfindlich auf äußere Einflüsse: 90 Prozent aller Herzerkrankungen, also der überwiegende Teil der Herzleiden, sind auf den Lebensstil zurückzuführen. Das betrifft nicht nur eine falsche Ernährung, sondern vor allem auch Stress. Er führt dazu, dass sich die Gefäße verengen, der Puls sich beschleunigt und der Blutdruck steigt, vermittelt über das unbewusste Nervensystem und Stresshormone wie Adrenalin. Da dieser Effekt auch häufig beim Arztbesuch auftritt (aus Angst vor einer schlechten Diagnose), sichert der Mediziner eine Diagnose durch eine 24-Stunden-Messung ab, bevor er blutdrucksenkende Mittel verschreibt. Wer seine Werte selbst kontrolliert, sollte an mindestens sieben Tagen hintereinander messen, immer zur selben Uhrzeit.

## Herzerkrankungen bei Frauen

Frauen haben eine von Männern abweichende Struktur der Herzadern. Angina pectoris, ein anfallsartiger Schmerz in der Brust, ausgelöst durch Durchblutungsstörungen des Herzes, lässt sich deshalb bei Patientinnen schlechter behandeln. Nur bei Frauen, und zwar den älteren unter ihnen, kann auch eine infarktähnliche Erkrankung auftreten, ohne dass sich eine Durchblutungsstörung im Herz nachweisen lässt. Diese zuerst in Japan beschriebene, sehr seltene Tako-Tsubo-Kardiomyopathie tritt meist unmittelbar nach einer außerordentlichen emotionalen oder körperlichen Belastung auf. Im Unterschied zu Patientinnen mit einem klassischen Infarkt erholen sich die Betroffenen nach einigen Tagen oft vollständig. Im akuten Stadium der Erkrankung kann das Herz allerdings so geschwächt sein, dass der Kreislauf maschinell gestützt werden muss.

Arteriosklerotisch bedingte Herzleiden treten bei Frauen in der Regel erst zehn bis fünfzehn Jahre später als bei Männern auf. Vor den Wechseljahren sind sie durch ihre weiblichen Sexualhormone weitgehend vor Ablagerungen in den Gefäßen geschützt. Raucherinnen sind besonders gefährdet.

Viele Herzmedikamente wirken bei Frauen anders: Nitrate rufen bei einigen Migräne hervor, umgekehrt können Migränemittel Krämpfe (Spasmen) der Herzmuskulatur auslösen. Betablocker werden von Frauen häufig schlechter vertragen, und Kalzium-Antagonisten führen häufig zu Wasseransammlungen in den Beinen.

## Vorbeugen von Herz-Kreislauf-Erkrankungen

Besonders wichtig ist der Schutz des Herzes ab der Phase der Wechseljahre – wenn der Östrogenspiegel sinkt. Ein **ausgeglichener Alltag** kann viel dazu beitragen: regelmäßiges Aufstehen und Zubettgehen, **ausreichend Schlaf,** eine Ernährung mit wenig tierischen Fetten, aber **gesunden pflanzlichen Fetten** (Oliven-, Raps-, und Leinöl) sowie mit Nüssen und Seefisch. Letztere enthalten essenzielle Fettsäuren, die der Organismus nicht selbst herstellen kann, die aber entscheidend sind, um die Blutgefäße geschmeidig zu halten und Arteriosklerose zu vermeiden.

Wichtig für den Stressabbau sind regelmäßige **Entspannung** und **Bewegung,** besonders empfohlen werden Achtsamkeitsübungen wie Qigong oder Yoga. Bewusstes tiefes und langsames Ein- und Ausatmen sendet an das Nervensystem »Entspannung«, was über Reflexe den Herzschlag verlangsamt und den Blutdruck senkt. Besonders positiv auf den Blutdruck wirkt sich auch Ausdauersport wie Laufen oder Radfahren aus. **Kalte oder heiß-kalte Wasseranwendungen,** wie von Sebastian Kneipp beschrieben, trainieren die Blutgefäße, sich flexibel zu verengen und wieder zu weiten. Pflanzen wie Weißdorn und Buchweizenkraut stärken das Herz bei leichter Schwäche (siehe Seite 163 und 172). Knoblauch und Ginkgo schützen die Gefäße und eignen sich zur lebenslangen Vorbeugung (siehe Seite 168).

# Funktionelle Herzbeschwerden und Herzrhythmusstörungen

*Herz-Kreislauf-Erkrankungen gehören zu den Wohlstandserkrankungen der westlichen Länder. Mit funktionellen Herzbeschwerden werden mehrere Symptome von Herzbeschwerden zusammengefasst, die jedoch keine organische Ursache haben. Von Herzrhythmusstörungen spricht man bei zusätzlichen Herzschlägen oder dem scheinbaren Ausfallen eines Herzschlags (Herzstolpern). Meist sind sie harmlos, oft bemerken wir eine zusätzliche Belastung gar nicht. Doch es gibt auch Unregelmäßigkeiten des Herzschlags, die lebensbedrohlich sind und dringend ärztlich behandelt werden müssen. Eine Selbstbehandlung mit Heilpflanzen ist nur bei leichten (funktionellen) Herzrhythmusstörungen sinnvoll, die keine organische Ursache haben (hier geht es daher nur um leichte Rhythmusstörungen).*

## Ursachen und Symptome

**Funktionelle Herzbeschwerden** äußern sich als unangenehmes Gefühl im Herzbereich, beispielsweise als Druck- und Beklemmungsgefühl hinter dem Brustbein oder Herzschmerzen. Bei manchen Patienten schlägt das Herz unruhig (Herzstolpern), zuweilen tritt Herzrasen auf. Oft kommen noch Unruhe, Angstgefühle und Schlafstörungen sowie Schweißausbrüche und Erschöpfung dazu. Wegen dieser psychischen Komponente der Krankheit spricht man auch von Herzneurose. Ähnliche Symptome treten bei der koronaren Herzerkrankung, einer gefährlichen Herzkrankheit auf, weshalb Herzbeschwerden immer medizinisch abgeklärt werden müssen. Funktionelle Herzbeschwerden hingegen sind nicht wirklich bedrohlich: Sie hängen mit Stress und der psychischen Verfassung zusammen. Sie sollten jedoch als Warnzeichen des Körpers verstanden werden, damit sich daraus keine organische Erkrankung, etwa eine Herzinsuffizienz, entwickelt.

**Herzrhythmustörungen** können verschiedene Ursachen haben, wie die Einnahme bestimmter Medikamente, starker Kaffee- oder auch Alkoholkonsum. Durch die Mehrfachbelastung in Beruf und Familie ist das »Herzstolpern« bei Frauen oft vor allem psychisch verursacht. Hormonell bedingt treten Herzrhythmusstörungen besonders in den Wechseljahren oder bei einer Schilddrüsenüberfunktion auf. Weitere Ursachen können Bluthochdruck und ein Herzinfarkt sein.

## Behandlungsstrategien

Da die Schulmedizin hier oft keinen Rat weiß und es wenig Sinn macht, mit synthetischen Medikamenten, die oft Nebenwirkungen haben, gegen funktionelle Herzbeschwerden vorzugehen, kommt der Behandlung mit Heilpflanzen eine besondere Bedeutung zu. Auch bei Herzrhythmusstörungen sind Heilpflanzen sinnvoll – entweder unterstützend zur konventionellen Therapie oder sogar zur alleinigen Behandlung.

### Ärztliche Hilfe

Zuallererst sollten Sie unbedingt ärztlich abklären lassen, ob Ihre Herzbeschwerden nicht eine organische Ursache haben. Stechende Schmerzen im Brustbereich, die auch in einen oder beide Arme oder in den Rücken ausstrahlen können, gehören unbedingt in ärztliche Behandlung. Denn dann liegt möglicherweise eine koronare Herzerkrankung vor, bei der die sauerstoffversorgenden Herzgefäße verengt oder gar verschlossen sind.

## ✤ Wissenschaft und Tradition

### 1. Beruhigung von Herz und Nerven:

Da funktionelle Herzbeschwerden vor allem auf eine Überreizung des vegetativen (unwillkürlichen) Nervensystems zurückgehen, sind hier nervenberuhigende Maßnahmen sinnvoll. Traditionell wird bei nervösen Herzbeschwerden vor allem das **Herzgespann** eingesetzt. Empfehlenswert ist zudem die Kombination mit **Melisse,** mit der ebenso entspannenden **Passionsblume** und mit **Baldrian**.

### 2. Herzkräftigung:

**Weißdorn,** der Klassiker bei Herzbeschwerden, stärkt mit seinen Flavonoiden und Procyanidinen die Kontraktionskraft des Herzmuskels.

### 3. Normalisierung der Herzrhythmen:

Empfohlen bei funktionellen Herzrhythmusstörungen mit einem zu hohem Puls wird vor allem das **Besenginsterkraut,** das die Übererregbarkeit des Reizleitungssystems im Herz verringert. Seine Wirkung verdankt es vor allem einem Alkaloid, dem Spartein.

Überliefert ist die Verwendung von **Wolfstrappkraut** bei Herzrhythmusstörungen. Der Wirkmechanismus bei Herzrhythmusstörungen ist bis heute nicht geklärt. Bekannt ist, dass sein Hauptwirkstoff, die Lithospermsäure, leicht dämpfend auf die Schilddrüsenhormone wirkt. Da Herzrhythmusstörungen mit einer gesteigerten Schilddrüsenfunktion zusammenhängen können, erscheint der Einsatz hier plausibel.

## ❀ Nach der Erfahrung der Heilpraktikerin

Gehen die funktionellen Herzbeschwerden auf ein Druckgefühl im Oberbauch infolge von Blähungen zurück, helfen entblähende Heilpflanzen, sogenannte Karminativa (siehe auch Seite 179). Besonders bewährt hat sich darüber hinaus auch das alkaloidhaltige **Erdrauchkraut,** das weitend und entspannend auf die glatte Muskulatur wirkt, die sich zum Beispiel im Magen-Darm-Trakt, in den Gallen- und Harnwegen, in den Bronchien, aber auch in den Gefäßen findet. Auf diese Weise weiten sich auch die sauerstoffversorgenden Herzgefäße. Wegen ihrer krampflösenden Eigenschaften haben sich außerdem **Kalmus** und **Galgant** bewährt.

## Weitere Empfehlungen

Ausreichend Entspannung ist gerade dann besonders wichtig, wenn es um die Gesundheit des Herzes geht. Nach einer Phase der Anspannung empfiehlt es sich, immer genügend Zeit für Erholung und Pausen einzurichten, um wieder zur Ruhe kommen zu können. Sie können sich zum Beispiel nach einer fordernden Tätigkeit mit schönen Dingen belohnen, etwa einer wohltuenden Massage. Ebenso ist jegliche Art von Ausdauersport (z. B. Walken, Joggen, Rudern oder Tanzen) empfehlenswert, die aber regelmäßig ausgeübt werden sollte, damit sich ein positiver Effekt auf das Herz-Kreislauf-System einstellt. Gegen Herzrhythmusstörungen ist leichtes Krafttraining sinnvoll, dabei sollte Herz und Kreislauf jedoch nicht belastet werden. Am besten, Sie lassen sich von Ihrem Arzt zur richtigen körperlichen Belastung beraten. Um auch langfristig dabeizubleiben, sollten Sie sich eine Sportart aussuchen, die Ihnen persönlich gut liegt.

## Bewährte Anwendungen

Die Behandlung von funktionellen Herzbeschwerden wie leichten Herzrhythmusstörungen erfolgt am besten mit Tees oder Fertigpräparaten aus der Apotheke.

### Teemischungen

#### Mit Herzgespann und Wolfstrapp

Die Kombination von Wolfstrapp- und Herzgespannkraut sorgt dafür, dass sich Rhythmusstörungen wieder normalisieren. Die angenehm schmeckenden Melissenblätter wirken zudem beruhigend, was auch funktionellen Herzbeschwerden zugutekommt.

**Zusammensetzung:** 40 g Herzgespannkraut, 30 g Wolfstrappkraut, 30 g Weißdornblätter und -blüten, 20 g Melissenblätter und 20 g Passionsblumenkraut.

**Anwendung:** 1 bis 2 gehäufte TL der Teemischung mit 1 großen Tasse heißem (nicht mehr kochendem) Wasser übergießen, 10 bis 12 Minuten zugedeckt ziehen lassen und abseihen. 3 bis 6 Wochen morgens und abends 1 Tasse trinken. Sinnvoll ist eine Anwendung im rhythmischem Wechsel alle 4 Wochen mit beispielsweise Spartiol® Cardio, damit kein Gewöhnungseffekt der Heilpflanzenwirkung (nachlassende Wirkung) eintritt.

**Vorsicht:** Da Wolfstrappkraut auf die Schilddrüse wirkt, sollten Sie sich unbedingt an die hier vorgesehene Dosierung halten und das Kraut auch nur in einer Teemischung (nicht als Mono-Tee) anwenden.

**Nebenwirkungen:** Nur bei täglicher Einnahme des Tees über mehrere Monate und in sehr hohen Einzeldosen kann es bei einem plötzlichen Absetzen von Wolfstrappkraut zu einer erhöhten Ausschüttung des schilddrüsenstimulierenden Hormons (TSH) und einer übererregten Schilddrüse kommen.

#### Mit Kalmus und Galgant

Wenn die Herzbeschwerden auf Schmerzen im Oberbauch zurückgehen (Roemheld-Syndrom), kann Ihnen diese Teemischung helfen. Sie enthält gefäßerweiternde Heilpflanzen wie Erdrauch und Galgant, die beruhigend wirkende Melisse und den Kalmus, der auf den Magen-Darm-Trakt anregend und reizlindernd wirkt.

**Zusammensetzung:** 80 g Kalmuswurzel, 40 g Galgantwurzel, 30 g Erdrauchkraut und 20 g Melissenblätter.

**Anwendung:** 1 bis 2 gehäufte TL der Teemischung mit 1 großen Tasse heißem (nicht mehr kochendem) Wasser übergießen, 12 bis 15 Minuten zugedeckt ziehen lassen und abseihen. Täglich 2 bis 3 Tassen vor dem Essen trinken.

**Gegenanzeigen und Wechselwirkungen:** Keine bekannt.

### Präparate aus der Apotheke

#### Besenginstertinktur

Gute Erfahrung bei Herzrhythmusstörungen gibt es mit Spartiol® Cardio-Tinktur. Sie ist zwar als homöopathische Urtinktur ausgewiesen, enthält aber die unverdünnten wirksamkeitsbestimmenden Inhaltsstoffe (nicht potenziert).

**Anwendung:** Die Anwendung erfolgt gemäß Beipackzettel.

**Gegenanzeigen und Wechselwirkungen:** Nicht in der Schwangerschaft, da Besenginster gebärmutterstimulierend wirkt. Ebenso sollte aufgrund der blutdrucksteigernden Wirkung bei Bluthochdruck und bei Einnahme von MAO-Hemmern auf Besenginsterpräparate verzichtet werden, da es hier zu einer Blutdruckkrise kommen kann.

### ✣ Weißdornextrakt

Weißdorn ist bei allen funktionellen Herzbeschwerden empfehlenswert. Wenn eine Teezubereitung zu aufwendig ist (z. B. auf Reisen), bietet sich auch ein Fertigpräparat an (z. B. als Crataegutt® Tabletten, Esbericard® novo Dragees). Im Handel erhältlich sind Präparate mit unterschiedlichem Wirkstoffgehalt, hier muss die Tagesdosis (von 480 bis 900 mg) genau angepasst werden. Ein vollständiger therapeutischer Effekt stellt sich jedoch erst nach etwa ein- bis zweimonatiger Einnahme ein.

**Anwendung:** Die Anwendung erfolgt gemäß Beipackzettel.

**Gegenanzeigen und Wechselwirkungen:** Keine.

### ✣ Mit Weißdorn- und Baldrianextrakt

Bei Herzbeschwerden infolge einer nervlichen Überreizung ist ein Kombinationspräparat aus Weißdornextrakt und beruhigenden Pflanzenextrakten wie Passionsblumen- oder Baldrianextrakt sinnvoll. Da diesem Präparat ein Einzelwirkstoff zugesetzt wurde – ein Flavonoid (Rutosid) –, handelt es sich nicht um ein reines Phytotherapeutikum (vgl. Seite 17). Das Rutosid besitzt eine gefäßschützende Wirkung.

**Anwendung:** Die Anwendung (z. B. als Tornix® Tabletten) erfolgt gemäß Beipackzettel.

**Nebenwirkungen:** In seltenen Fällen allergische Reaktionen der Haut, Magen-Darm-Störungen oder Kopfschmerzen.

## UNSER TIPP

### Spagyrische Herztinktur

Lohnenswert sowohl bei Herzinsuffizienz als auch bei funktionellen Herzbeschwerden ist auch ein Versuch mit einer spagyrischen Essenz aus Heilpflanzen, speziell dem Solunat Nr. 5 (Cordiac). Spagyrische Essenzen werden auf unterschiedliche Weise hergestellt, ihnen gemeinsam ist, dass sie durch Destillation (wie auch bei der Gewinnung ätherischer Öle) aus den Pflanzen gewonnen werden. Dabei ist die Wirkung des Pflanzendestillats nach Vorstellung der spagyrischen Heilsysteme vergleichbar mit der Wirkung auf das Geistig-Seelische im Menschen wie auch in der Homöopathie. Aus dieser Essenz werden in einem weiteren Herstellungsschritt dieselben Wirkstoffe der Heilpflanzen wie bei einer Tinktur herausgelöst (mazeriert), die für die körperlich-materielle Wirkung zuständig sind. Insofern soll die Rezeptur das Herz in körperlicher, aber auch geistig-seelischer Hinsicht stärken.

Das Solunat Nr. 5 besteht unter anderem aus den herzmuskelkräftigenden und schlagkraftverbessernden Weißdornblättern und -blüten sowie dem bei Herzneurosen empfohlenen Herzgespannkraut. Die Essenz ergänzen Johanniskraut, Rosenblüten und Rosmarinblätter gegen vegetativ-funktionelle Herzbeschwerden, zu denen auch depressive Verstimmungen oder Herzangst gehören.

10 bis 15 Tropfen in etwas Wasser oder Tee morgens einnehmen. Da die Essenz anregende Wirkung besitzt, sollte sie nicht am Abend verwendet werden. Alkoholkranken ist die Anwendung nicht zu empfehlen.

# Herzinsuffizienz

*Eine Herzinsuffizienz ist keine eigenständige Erkrankung, sondern ein Symptomenkomplex, der durch Vorerkrankungen des Herz-Kreislauf-Systems vor allem durch Bluthochdruck bedingt wird.*

## Ursachen und Symptome

Liegt eine mangelnde Herzleistung in Form einer Herzinsuffizienz vor, äußert sich diese in Atemnot bei körperlicher Belastung. In schwersten Fällen tritt die Atemnot bereits im Ruhezustand auf. Dazu kommen Mattigkeit und Müdigkeit, weil nicht genügend sauerstoffreiches Blut in den Organismus befördert wird. Da das Herz zu wenig Blut auspumpt und auch zu wenig Blut aus den Venen aufnimmt, befindet sich zu viel davon in diesen Blutgefäßen. Der entstehende Druck presst Flüssigkeit aus den Venen schließlich in das umgebende Gewebe (Ödeme). Das Wasser wird nachts aus dem Gewebe der Beine geschwemmt, was zu nächtlichem Harndrang führt. Ursache der mangelnden Herzleistung können neben Herzklappenfehlern auch Schädigungen der Herzmuskulatur selbst sein, die zum Beispiel durch Alkohol, Viren und Bakterien, eine Lungenembolie oder akutes rheumatisches Fieber hervorgerufen werden. Anhaltender Stress, der einen erhöhten Blutdruck zur Folge hat und so auf Dauer die Arterien schädigt, ist jedoch die Hauptursache der Herzinsuffizienz.

## Behandlungsstrategien

Heilpflanzen können eine Herzinsuffizienz zwar nicht heilen, bieten jedoch wertvolle unterstützende Dienste. Die hier aufgeführten Heilpflanzen sind zudem sehr gut verträglich, auch wenn zusätzlich verschreibungspflichtige Herzmedikamente eingenommen werden müssen.

### Ärztliche Hilfe

Stechende Schmerzen im Brustbereich, die auch in einen oder beide Arme oder in den Rücken ausstrahlen können, gehören unbedingt in ärztliche Behandlung. Denn dann liegt möglicherweise eine koronare Herzerkrankung vor, bei der die sauerstoffversorgenden Herzgefäße verengt oder gar verschlossen sind. Sollten Sie aufgrund von Atemnot oder dicken Beinen den Verdacht auf eine Herzinsuffizienz haben, ist ebenfalls eine ärztliche Untersuchung angeraten.

### ✤ Wissenschaft und Tradition

#### 1. Herzkräftigung und Förderung der Durchblutung:

Von allen herzstärkenden Pflanzen hat der **Weißdorn** hier eine herausragende Rolle, denn seine Inhaltsstoffe (Flavonoide, Procyanidine) wirken gleich auf drei unterschiedlichen Ebenen auf das Herz: Sie stärken die Kontraktionskraft des Herzmuskels, sodass vermehrt sauerstoffreiches Blut in den Körper gelangt. Sie weiten die herzmuskelversorgenden Gefäße (Koronararterien), damit mehr sauerstoffreiches Blut den Herzmuskel erreicht, und sie erhöhen die Toleranz gegenüber Sauerstoffmangel, sodass das Herz Sauerstoff effizienter nutzen kann.
Äußerlich angewendet helfen zudem ätherische Öle aus **Rosmarin** und Fichtennadeln sowie dem **Kampferbaum,** die Durchblutung anzuregen. Das entlastet das Herz.

**2. Schutz der Blutgefäße und Vorbeugen von Wassereinlagerungen:**
Daneben ist es wichtig, die Blutgefäße flexibel zu halten, damit der Blutdruck an die körperlichen Anforderungen angepasst werden kann (siehe auch Seite 168). **Buchweizenkraut** hilft zum Beispiel, die Blutgefäße zu schützen, und fördert den Sauerstofftransport speziell in die kleinen Gefäßabschnitte und die Herzkranzgefäße. Zugleich bewirkt Buchweizenkraut ein Abdichten der Gefäße, was einen zu starken Flüssigkeitsverlust in das benachbarte Gewebe (Ödembildung in den Beinen) verhindert.

### Weitere Empfehlungen

Sehr günstig wirkt sich eine leichte sportliche Betätigung aus. Achten Sie aber darauf, dass Herz und Kreislauf vor allem zu Beginn des Trainings nicht zu stark belastet werden. Am besten, Sie lassen sich von Ihrer Ärztin zur richtigen körperlichen Belastung beraten. Sorgen Sie außerdem unbedingt für ausreichend Entspannung, zum Beispiel durch Yoga oder Meditation, oder einfach durch kleine Auszeiten zwischendurch. Verringern Sie Ihren Konsum von Kaffee, Nikotin oder Alkohol.

## Bewährte Anwendungen

Die Behandlung einer Herzinsuffizienz mit Heilpflanzen erfolgt am besten mit Tees oder Fertigpräparaten aus der Apotheke. Zur Unterstützung der Behandlung ist zudem eine durchblutungsfördernde Salbe zu empfehlen.

### Teemischung

#### ✤ Mit Weißdorn und Buchweizen

Diese Rezeptur kräftigt das Herz, schützt die Blutgefäße und sorgt darüber hinaus für eine bessere Durchblutung. Ein therapeutischer Effekt stellt sich allerdings erst nach mehrmonatiger Einnahme ein.

**Zusammensetzung:** 50 g Weißdornblätter und -blüten, 30 g Buchweizenkraut, 15 g Melissenblätter und 15 g Rosmarinblätter.

**Anwendung:** 1 gehäuften TL der Teemischung mit 1 großen Tasse heißem (nicht mehr kochendem) Wasser übergießen, 10 bis 12 Minuten zugedeckt ziehen lassen und abseihen. Mindestens 1 bis 2 Monate täglich 2 bis 3 Tassen trinken.

**Gegenanzeigen und Wechselwirkungen:** Keine bekannt.

### Präparate aus der Apotheke

#### ✤ Mit Rosmarinöl und Campher

Zu empfehlen ist eine Salbe auf Basis von Rosmarin- und Fichtennadelöl, Campher sowie Menthol, die die Durchblutung in der Herzgegend fördert. Sie ist in dieser Zusammensetzung in Apotheken erhältlich (z. B. als Cor-Vel® Truw-Salbe).

**Anwendung:** Die Anwendung erfolgt gemäß Beipackzettel.

**Gegenanzeigen und Wechselwirkungen:** Nicht auf verletzte Haut auftragen.

#### ✤ Weißdornextrakt

Die im Handel erhältlichen Weißdornpräparate haben einen sehr unterschiedlichen Wirkstoffgehalt, hier muss die Tagesdosis (von 480 bis 900 mg) jeweils genau angepasst werden. Ein vollständiger therapeutischer Effekt stellt sich allerdings erst nach mehrmonatiger Einnahme des Präparats ein.

**Anwendung:** Die Anwendung (z. B. als Crataegutt® Tabletten) erfolgt gemäß Beipackzettel.

**Gegenanzeigen und Wechselwirkungen:** Keine.

# Bluthochdruck

*25 Prozent der Deutschen sind von Bluthochdruck betroffen. An den Folgen sterben mehr Menschen als an Krebs. Das Gefährliche an der Erkrankung ist, dass sie lange nicht bemerkt wird, da sie zunächst keinerlei Beschwerden verursacht. Von einem erhöhten Blutdruck spricht man, wenn an mehreren aufeinanderfolgenden Messungen zur gleichen Uhrzeit ein Wert von 140/90 Millimeter Quecksilbersäule (mmHg) erreicht wird.*

## Ursachen und Symptome

Erst wenn der Blutdruck sehr stark überhöht ist, machen sich Kopfschmerzen, Herzklopfen, Sehstörungen und allgemeines Unwohlsein bemerkbar. Die Ursachen eines dauernd erhöhten Blutdrucks sind vielfältig. Bei 90 Prozent der Patienten lässt sich keine eindeutige Ursache feststellen. Arteriosklerotisch veränderte Gefäße, Übergewicht, Nierenerkrankungen, Schilddrüsenstörungen oder Dauerstress stellen nicht zu unterschätzende Risikofaktoren dar. Gerade anhaltender Stress ist gefährlich (siehe auch Seite 132).

## Behandlungsstrategien

Ständiger Bluthochdruck belastet das Herz und gehört daher unbedingt in ärztliche Hände. Bei leicht erhöhten Werten genügt manchmal allein die Veränderung des Lebensstils (siehe unten), unterstützt durch die Behandlung mit Heilpflanzen. Insgesamt hat die Pflanzenheilkunde hier nur eine begleitende Rolle, da blutdrucksenkende Heilpflanzen inzwischen nicht mehr zugelassen sind. Mit Heilpflanzen können daher lediglich die Blutgefäße geschützt und das Herz gestärkt werden. Sprechen Sie Ihre Ärztin jedoch auf mögliche Wechselwirkungen an, wenn Sie neben synthetischen Herzmedikamenten auch pflanzliche Präparate einnehmen.

### Ärztliche Hilfe

Ein erhöhter Blutdruck muss auf jeden Fall ärztlich überwacht und auch rechtzeitig behandelt werden, um Folgeerkrankungen wie Herzinfarkt und Schlaganfall entgegenzuwirken. Bei Schwindel oder Sehstörungen verbunden mit Kopfschmerzen könnte ein stark erhöhter Blutdruck vorliegen. Dann sollten Sie unbedingt eine Ärztin aufsuchen.

### ✤ Wissenschaft und Tradition

**1. Entspannung:**
Die Pflanzenheilkunde hält eine Reihe von entspannenden und beruhigenden Heilpflanzen parat (siehe Seite 132 ff.), die hier helfen.
**2. Erweiterung der Blutgefäße:**
Gefäßerweiternde Maßnahmen, wie sie in der Schulmedizin üblich sind, senken das Risiko eines Herzinfarkts oder Schlaganfalls. Knoblauch wirkt mit seinen Inhaltsstoffen, insbesondere dem Alliin und Allicin, leicht gefäßerweiternd.
**3. Schutz der Blutgefäße:**
Werden Blutgefäße flexibel gehalten, kann sich der Blutdruck durch Weiten oder Verengen der Gefäße an die körperlichen Anforderungen anpassen. **Knoblauch** und **Artischocke** wirken antioxidativ, das heißt, sie machen freie Radikale im Körper unschädlich, die die Zellen, auch die der Blutgefäße, zerstören können. Daneben hat die Artischocke leichte cholesterinsenkende

Eigenschaften und verringert schädliche Ablagerungen (Plaques) an den Gefäßinnenwänden, die zu Arteriosklerose und zu Herz- oder Hirninfarkt führen können. **Ginkgo** verbessert die Fließeigenschaften des Blutes und sorgt für eine bessere Durchblutung.

**4. Herzstärkung:**
Mit **Weißdorn** lässt sich auf Dauer das Herz sehr gut stärken. Das ist wichtig, da der Herzmuskel ständig gegen den erhöhten Blutdruck anzukämpfen hat (siehe Seite 163).

## Weitere Empfehlungen

Bei kaum einer Herz-Kreislauf-Erkrankung hat ein gesunder Lebensstil einen so hohen Stellenwert wie bei Bluthochdruck. Da bis zu 90 Prozent der Ursachen für Bluthochdruck in nervlicher Anspannung in Beruf und Alltag zu finden sind, gilt es hier in besonderem Maß, einen Ausgleich durch Entspannung zu finden. Ob Yoga geübt oder meditiert wird – damit man langfristig dabeibleibt, muss jeder die zu ihm passende Form der Entspannung finden. Wichtig hierbei ist vor allem, dass regelmäßig geübt wird. Moderater Ausdauersport sollte 2- bis 3-mal in der Woche getrieben werden. Wer länger keinen Sport getrieben hat, sollte sich jedoch vorher einem Gesundheits-Check unterziehen und auch beraten lassen, mit welcher Belastung er trainieren soll. Alkohol lässt die Blutdruckwerte steigen. Wer von Bluthochdruck betroffen ist, sollte Alkohol daher besser meiden, Frauen sollten zumindest nicht mehr als 3 bis 5 Gläser Wein oder Bier pro Woche trinken. Rauchen stellt neben Lungenerkrankungen die höchste Gefahr für chronische Gefäßerkrankungen dar. Eine fett- und zuckerreiche Ernährung kann einen Diabetes begünstigen, der in der Folge die Blutgefäße schädigen kann.

## Bewährte Anwendungen

Heilpflanzenpräparate gegen Bluthochdruck sind nur als Fertigpräparate sinnvoll: An erster Stelle steht der Knoblauch, unterstützend helfen Artischocke, Ginkgo oder Weißdorn.

### Präparate aus der Apotheke

**✣ Knoblauchextrakt**
Ein therapeutischer Effekt stellt sich erst bei einer Tagesdosis von 900 bis 1200 mg ein. Deshalb empfehlen sich hier Fertigpräparate. Die Tagesdosis kann jedoch auch mit vier bis sechs Knoblauchzehen erreicht werden.
**Anwendung:** Die Anwendung erfolgt gemäß Beipackzettel.
**Nebenwirkungen:** Durch das Allicin manchmal Magen-Darm-Beschwerden.

**✣ Artischockenextrakt**
Artischockenblätter werden als eines der besten gefäßschützenden pflanzlichen Heilmittel angesehen (z. B. Valverde® Artischocken-Dragees, Frischpflanzenpresssaft von Schoenenberger).
**Anwendung:** Die Anwendung erfolgt gemäß Beipackzettel.
**Nebenwirkungen:** Sehr selten allergische Reaktionen auf Korbblütler.

**✣ Ginkgoextrakt**
Für eine optimale Wirkstoffausbeute ist ein spezielles Herstellungsverfahren nötig. Daher sind hier nur ein Fertigpräparate sinnvoll (z. B. von Kaveri®, Rökan®, Tebonin® Filmtabletten).
**Anwendung:** Die Anwendung erfolgt gemäß Beipackzettel.
**Nebenwirkungen:** Sehr selten Kopfschmerzen, leichte Magen-Darm-Beschwerden und allergische Reaktionen der Haut.

# Niedriger Blutdruck

*Vor allem Frauen sowie Jugendliche zwischen 12 und 14 Jahren sind von niedrigem Blutdruck betroffen. Bedingt durch einen Wachstumsschub müssen sich die blutdruckregulierenden Gefäße bei den Heranwachsenden der plötzlich geänderten Körpergröße anpassen. Von einem niedrigen Blutdruck spricht man bei Werten unter 110/60 mmHg.*

## Ursachen und Symptome

Ein tendenziell niedriger Blutdruck schont einerseits Herz und Gefäße. Andererseits können die damit verbundene Schwäche, die Müdigkeit oder auch die Antriebsarmut schon ganz erheblich störend wirken. Unter niedrigem Blutdruck leidende Menschen klagen auch häufig über Ohnmachtsneigung bei plötzlichem Aufstehen (Orthostase-Syndrom) oder bei langem Stehen. Dahinter können organische Erkrankungen stecken, wie eine schwere Herzinsuffizienz, Diabetes, eine Unterfunktion der Schilddrüse, Nierenerkrankungen oder Infektionen. Liegt keine organische Ursache vor, ist ein niedriger Blutdruck konstitutionell und vegetativ bedingt. Weitere Faktoren, die zu niedrigem Blutdruck führen können, sind starker Blut-, Mineralstoff- oder Flüssigkeitsverlust, aber auch zu viel Alkohol oder starkes Rauchen sowie Medikamente.

## Behandlungsstrategien

Niedriger Blutdruck muss erst behandelt werden, wenn damit Kopfschmerzen, Müdigkeit, Schwindel oder eine allgemeine Benommenheit verbunden sind. Vor allem in der langfristigen Therapie sind Heilpflanzen hier sinnvoll.

### ✤ Wissenschaft und Tradition

**1. Anregung des Herz-Kreislauf-Systems:** Anregend riechende ätherische Öle, wie **Rosmarinöl** und das Öl des **Kampferbaums,** wirken reflektorisch über eine Reizung des Riechnervs und des dreiästeligen Gesichtsnervs (Nervus trigeminus) anregend auf Herz und Atmung.

### ❀ Nach der Erfahrung der Heilpraktikerin

Auch mit dem Einsatz von **Wermut,** der üblicherweise zur Anregung der Verdauungssäfte bei Appetitlosigkeit und bestimmten Verdauungsbeschwerden verwendet wird, gibt es gute Erfahrungen bei Patientinnen mit niedrigem Blutdruck. Die enthaltenen Bitterstoffe wirken stabilisierend und kräftigend, weshalb sich die Spannung in den glatten Muskeln der Gefäßwände erhöht und in der Folge auch der Blutdruck leicht ansteigt.

### Weitere Empfehlungen

Kneifen Sie sich bei drohenden Kreislaufstörungen mit Ohnmachtsgefahr mit den Fingernägeln von Daumen und Zeigefinger rechts und links in die Haut neben dem Nagel des kleinen Fingers der anderen Hand – so kräftig, wie Sie den Schmerz gerade aushalten. Das sendet ein »Notsignal« an das zentrale Nervensystem, welches mit einem Anstieg des Blutdrucks antwortet. Heiß-kalte Wechselduschen und Ausdauersport regulieren auf Dauer den Blutdruck in Richtung Normalwerte. Und vergessen Sie nicht, ausreichend zu trinken: mindestens 2 Liter pro Tag. Im Akutfall können Sie auch 1 Glas Wasser mit ½ TL Salz trinken.

## Ärztliche Hilfe

Treten gehäuft Schwindel, Schweißausbrüche oder ohnmachtsartige Anfälle auf (mehr als zwei- bis dreimal monatlich), sollte dies ärztlich untersucht werden.

# Bewährte Anwendungen

Für die langfristige Behandlung werden hier Tees und Bäder oder Duschen empfohlen, für den Akutfall hilft ein Fertigpräparat.

### Teemischung

**✤ Rosmarin und Zitronenverbene**

Der durchblutungsfördernde Rosmarin wird in dieser Teemischung für einen angenehmen Geschmack mit der Zitronenverbene kombiniert.

Zusammensetzung: 100 g Rosmarinblätter und 20 g Zitronenverbenenblätter.

Anwendung: 1 bis 2 gehäufte TL der Teemischung mit 1 großen Tasse heißem (nicht mehr kochendem) Wasser übergießen, 10 bis 12 Minuten zugedeckt ziehen lassen und abseihen. Morgens 1 bis 2 Tassen trinken.

Tipp: Zur Wirkungsverstärkung kann in den Tee eine Rosmarintinktur gegeben werden (z. B. CERES Rosmarinus Urtinktur)

Gegenanzeigen und Wechselwirkungen: Keine.

### Mono-Tee

**❀ Wermut**

Frauen mit niedrigem Blutdruck profitieren auch von diesem Tee. Er wirkt stimulierend auf den Geist und macht insgesamt munter.

Anwendung: ½ TL Wermutkraut mit 1 Tasse heißem (nicht mehr kochendem) Wasser übergießen, 1 bis 2 Minuten zugedeckt ziehen lassen und abseihen. Morgens vor dem oder zum Frühstück 1 Tasse trinken.

Gegenanzeigen und Wechselwirkungen: Da Wermut die Ausschüttung von Verdauungssäften fördert, nicht bei akuter Gastritis und Magen-Darm-Geschwüren und auch nicht bei Gallensteinen anwenden. Keinesfalls in der Schwangerschaft wegen des Risikos einer Frühgeburt anwenden.

### Dusche

**✤ Rosmarinöl**

Das im Rosmarinbad (z. B. von Weleda) enthaltene ätherische Öl wirkt anregend und belebend auf den Kreislauf. Noch besser als ein Bad ist eine Dusche mit Abreibungen der Beine und Arme, was die Anregung des Kreislaufs noch unterstützt. Zum Schluss so kalt wie möglich die Waden abduschen, damit sich die Venen leichter verengen.

Anwendung: Täglich mit etwas Rosmarinbad während des Duschens Arme und Beine mit einer Bürste leicht einmassieren.

Gegenanzeigen und Wechselwirkungen: Keine.

### Präparate aus der Apotheke

**✤ Campher**

Herz-Kreislauf-Tropfen auf Basis von Campher (z. B. KORODIN® Herz-Kreislauf-Tropfen, enthalten auch Weißdornfrüchte) helfen bei akuten ohnmachtsähnlichen Anfällen und werden daher auch als »Notfalltropfen« bezeichnet.

Anwendung: Die Anwendung erfolgt gemäß Beipackzettel.

Gegenanzeigen und Wechselwirkungen: Campherhaltige Mittel keinesfalls bei Säuglingen und Kleinkindern anwenden, denn sie können zu einem gefährlichen Kehlkopfkrampf (Glottisödem, Kratschmer-Reflex) mit Atemstillstand führen. Auch Asthmapatientinnen sollten das Mittel nicht einsetzen.

# Venenleiden

*Venenleiden sind weit verbreitet, immerhin 70 Prozent der Deutschen haben krankhafte Veränderungen der Venen. Gefährlich sind sie in der Regel nicht, aber durchaus lästig.*

## Ursachen und Symptome

Krampfadern entstehen infolge einer eingeschränkten Funktionsfähigkeit der Venenklappen, die den Rückfluss des venösen Blutes zum Herz unterstützen. Eine angeborene Bindegewebsschwäche fördert die Entwicklung dieses Venenleidens. Neben hormonellen Faktoren spielen weiterhin Übergewicht, Bewegungsmangel und Schwangerschaft eine Rolle. Langes Stehen lässt das Blut zu lange in den Venen verweilen, was zu einem Aussacken der dünnwandigen Venengefäße führt. Zusätzlich belastend ist die Entstehung von Ödemen (Wasseransammlungen), da Flüssigkeit aufgrund des hohen Drucks in den Venen leichter in das umliegende Gewebe gepresst wird. Schwerwiegende Venenerkrankungen treten als Spätschäden bei Diabetes, Rauchen und Alkoholkrankheit auf.

## Behandlungsstrategien

Heilpflanzen sind hier zur Vorbeugung sinnvoll. Anatomische Veränderungen wie Krampfadern können sie jedoch nicht rückgängig machen, bei leichten Venenleiden ist die Behandlung mit Heilpflanzen aber recht wirkungsvoll.

### ✤ Wissenschaft und Tradition

**1. Venenpflege:**
Die Pflanzenheilkunde hält eine Reihe von venenpflegenden Pflanzen parat: Mittel der Wahl ist hier die **Rosskastanie,** die gefäßabdichtend und vorbeugend auf Wasseransammlungen (ödemprotektiv) wirkt. Sie verdankt ihre Eigenschaften vor allem einem besonderen Saponin, dem Aescin. Ähnlich verhalten sich **Buchweizen** und **Rotes Weinlaub,** allerdings geht die Wirkung auf ihren hohen Gehalt an Flavonoiden (beim Buchweizen speziell auf das Flavonoid Rutescin) zurück. Wirksamkeitsbestimmende Inhaltsstoffe des **Steinklees** sind hingegen die reichlich vorkommenden Cumarine. Sie sind für seine blutverdünnenden Eigenschaften verantwortlich, weshalb Steinklee bei Stauungen im venösen System hilfreich ist.

**2. Entwässern:**
Gegen die Ansammlung von Wasser im Körper helfen entwässernde Pflanzen wie der **Schachtelhalm** mit seinem Wirkstoffgemisch.

### ❀ Nach der Erfahrung der Heilpraktikerin

In der traditionellen Heilpflanzenkunde geht die Behandlung der Venen zeitgleich mit einer Unterstützung der Leber einher, da das gesamte venöse Blut, bevor es in den Lungen wieder mit Sauerstoff angereichert wird, die Leber passieren muss. Vor diesem Hintergrund ist die **Schafgarbe** Mittel der Wahl. Sie regt den Gallenfluss an und entlastet so indirekt die Leber.

## Weitere Empfehlungen

Ein zwischenzeitiges Hochlagern der Beine in Verbindung mit kreisenden Füßen hilft, das Blut schneller zurückfließen zu lassen. Empfehlenswert sind auch Kompressionsstrümpfe.

Frauen, die die Pille nehmen, sollten möglichst nicht rauchen, denn sie haben ein erhöhtes Risiko, dass sich Blutgerinnsel (Thromben) bilden. Lösen sich Thromben von der Gefäßinnenwand, beispielsweise bei sportlicher Bewegung oder einer zu kräftigen Massage an den Waden, kann dies zu einer lebensbedrohlichen Lungenembolie führen.

### Ärztliche Hilfe

Leichte venöse Beschwerden und Krampfadern stellen keine akute Gefahr dar. Erst bei Bildung von Ödemen oder einsetzenden Schmerzen, die auf eine Venenentzündung hinweisen können, sollte eine ärztliche Untersuchung stattfinden. Bei deutlich sichtbaren Krampfadern sollte mit einer operativen Entfernung nicht zu lange gewartet werden – sonst leidet die Durchblutung des Gewebes und es kann ein »offenes Bein« entstehen.

## Bewährte Anwendungen

An erster Stelle steht hier ein Fertigpräparat mit Rosskastanienextrakt, die Behandlung kann mit einem Tee unterstützt werden. Um gefährlichen Blutgerinnseln vorzubeugen, empfiehlt sich ein Fertigpräparat mit Steinklee.

### Teemischung

#### ❀ Mit Buchweizen und Weinlaub

Diese Teemischung wirkt sowohl gefäßabdichtend als auch entwässernd. Das in der Mischung enthaltene Schafgarbenkraut entlastet darüber hinaus die Leber.

**Zusammensetzung:** 50 g Buchweizenkraut, 50 g Rotes Weinlaub, 30 g Schafgarbenkraut und 30 g Schachtelhalmkraut.

**Anwendung:** 2 gehäufte TL der Teemischung mit 1 großen Tasse heißem (nicht mehr kochendem) Wasser übergießen, 10 bis 12 Minuten zugedeckt ziehen lassen und abseihen. Täglich 2 bis 4 Tassen trinken, am besten zwischen den Mahlzeiten. Der Tee sollte über einen Zeitraum von mindestens 6 Wochen getrunken werden, damit ein ausreichender Effekt erzielt wird.

**Nebenwirkungen:** In seltenen Fällen können allergische Reaktionen auftreten.

### Präparate aus der Apotheke

#### ✤ Rosskastanienextrakt

Mehrere Studien mit Fertigpräparaten, die Rosskastanienextrakt enthielten, zeigten sehr gute Erfolge bei Ödemen sowie Schweregefühl in und Juckreiz an den Beinen.

**Anwendung:** Die Anwendung (z. B. als Venostasin® Gel Aescin, Venoplant® retard S oder Noricaven® retard) erfolgt gemäß Beipackzettel.

**Gegenanzeigen und Wechselwirkungen:** Keine.

#### ✤ Steinklee-Extrakt

Die Wirkstoffe des Steinklees kommen am besten in einer Tinktur zum Einsatz, die in Apotheken erhältlich ist (z. B. Steinklee-Urtinktur von ALCEA).

**Anwendung:** Die Anwendung erfolgt gemäß Beipackzettel.

**Tipp:** Aus der Steinkleetinktur können Sie auch eine Creme herstellen. Sie hilft gegen müde, schwere Beine am Abend oder an heißen Sommertagen. 10 bis 15 Tropfen davon in eine Creme (siehe Seite 239 unten) einrühren.

**Nebenwirkungen und Wechselwirkungen:** Gelegentlich können Kopfschmerzen auftreten. Bei gleichzeiter Einnahme von Markumar® die Anwendung vorher mit der Ärztin absprechen.

# Für Magen und Darm

*Die Ernährung ist ein wichtiges Thema für Frauen. Sie achten nicht nur auf Körpergewicht und Inhaltsstoffe der Lebensmittel, sondern auch auf ihre Verdauung. Denn nicht nur was, sondern auch wie wir essen, trägt entscheidend zur Gesundheit bei. Immerhin beherbergt der Darm den größten Teil des Immunsystems und viele andere Botenstoffe, die über das Gehirn auch Einfluss auf die seelischen Vorgänge haben. Außerdem ist der Darm die Quelle unserer Intuition.*

Die Verdauung beginnt im Kopf. Signale der Sinne, wie der Anblick einer saftigen Frucht, bringen das Gehirn dazu, Botenstoffe auszuschütten. Sie lassen das Wasser im Mund zusammenlaufen, Magen, Darm und Bauchspeicheldrüse werden über Nervenverbindungen und hormonelle Impulse auf die Nahrungsaufnahme vorbereitet. In der Mundhöhle wird das Essen zerkaut und bereits durch Enzyme im Speichel anverdaut. Deshalb sind gesunde Zähne und sorgfältiges Kauen so wichtig. Die Speicheldrüsen werden durch die Bewegungen des Kiefers zu verstärkter Produktion angeregt. Im Magen wird der Nahrungsbrei mit Magensaft vermengt, der überwiegend aus dem eiweißspaltenden Enzym Pepsin sowie Salzsäure besteht. Im Ruhezustand sondern die Drüsen der Magenschleimhaut etwa 10 Milliliter Magensaft pro Stunde ab. Während der Nahrungsaufnahme führen Nervenimpulse und Hormone dazu, dass sich diese Menge auf das Hundertfache steigert. Gleichzeitig produzieren Schleimdrüsen ein Sekret, das die Magenwände schützt. Das Zusammenziehen der Muskeln transportiert den Mageninhalt dann zum Pförtner, einem Schließmuskel, der sich in regelmäßigen Abständen zum Zwölffingerdarm öffnet.

In diesen ersten Abschnitt des Dünndarms fließen Gallensaft (siehe Seite 188) und das Sekret der Bauchspeicheldrüse (Pankreas). Der Pankreassaft neutralisiert den sauren Speisebrei und liefert weitere Verdauungsenzyme, um Proteine und Kohlenhydrate zu spalten. Diese lebenswichtigen Stoffe treten dann in den Blutkreislauf über. Durch die hohe Dichte an Lymphgewebe ist der Dünndarm außerdem eines der wichtigsten Organe des Immunsystems. Das Abwehrsystem muss zwischen schädlichen Fremdstoffen und Nahrung unterscheiden. Im folgenden Dickdarm werden dem Stuhlbrei 90 Prozent seiner Flüssigkeit entzogen. Die nicht verwertbaren Speisereste werden über den Enddarm und den After ausgeschieden.

## Das Bauchgehirn

Das gesamte Verdauungssystem enthält mehr als 100 Millionen Nervenzellen und übertrifft damit sogar das Rückenmark. Man spricht deshalb von einem »Bauchhirn«. Viele unbewusste Informationen und Gefühle werden hier registriert und gespeichert – oft schon, bevor sie das Gehirn wahrnimmt. Dazu tragen psychoaktive Substanzen wie Dopamin oder körpereigene Opiate bei, die nicht nur im Gehirn, sondern auch in dieser Schaltzentrale gebildet werden. Der Neurotransmitter Serotonin, häufig als »Glückshormon« bezeichnet, entsteht zu 95 Prozent im Bauchhirn.

Gesteuert wird dieses Zusmmenspiel über den Nervus vagus, einen zentralen Nervenstrang, der den Magen-Darm-Trakt mit dem Gehirn verbindet – wobei mehr Nervenstränge vom Bauch zum Kopf führen als umgekehrt.

## Darmpflege mit Präbiotika und Probiotika

Der Darm ist ein faszinierendes Feuchtbiotop: Geschätzte 100 Billionen Bakterien leben dort und tragen zur Gesundheit bei, indem sie Krankheitserreger verdrängen. Sie bilden auch wichtige Vitamine, darunter $B_1$, $B_2$, $B_6$ und $B_{12}$, die verschiedenste Körperfunktionen unterstützen. Vitamin K ist beispielsweise zentral bei der Blutgerinnung, und Biotin (auch als Vitamin $B_7$ bezeichnet) hilft gegen Depressionen.

Man kann die Bakterienflora unterstützen – zum Beispiel durch Milchsäurebakterien aus unbehandeltem Joghurt oder Kefir sowie sauer vergorenem Gemüse (z. B. Sauerkraut). Als Lebensmittelzusätze werden darmfreundliche Präbiotika verwendet (z. B. Inulin oder Oligofruktose). Sie werden aus unverdaulichen Bestandteilen von Chicoree, Schwarzwurzeln oder Topinambur gewonnen und dienen den Darmbakterien als Futter (siehe auch Seite 178 ff.).

Probiotika sind spezielle Milchsäurebakterien wie etwa Bifidus, die Milcherzeugnissen zugesetzt werden und so gezüchtet wurden, dass sie die Passage durch die Magensäure unbeschadet überstehen. Sie bereichern die Darmflora, wenn sie regelmäßig verzehrt werden.

## Vorbeugen von Magen-Darm-Erkrankungen

Um Belastungen des Magen-Darm-Trakts vorzubeugen, sind **feste Essenszeiten** wichtig: Die Mahlzeiten sollten etwa vier Stunden auseinanderliegen. Snacks zwischendurch sind ungesund, denn sie zwingen die Bauchspeicheldrüse dazu, ständig zu arbeiten, was langfristig zu Diabetes führt. **In Ruhe zu essen** entlastet den Magen, weil ein entscheidender Teil der Vorverdauung bereits im Mund passiert. Man sollte sich also immer Zeit nehmen, um bewusst zu essen, am besten auch erst eine halbe Stunde danach etwas trinken, um die Magensäfte nicht zu verdünnen. Abends sollte auf Kohlenhydrate und Salat oder frisches Obst verzichtet werden, um Darm und Leber über Nacht zu entlasten. Einmal pro Woche auf das **Abendessen ganz zu verzichten** sorgt dafür, dass durch das Absenken des Blutzuckers zellschützende Wachstumshormone gebildet werden. Zu empfehlen sind zudem wöchentliche Entlastungstage, bei denen nur ungewürzter Reis oder gedünstetes Gemüse gegessen werden. Heilfasten ist gesund, sollte aber nur in Absprache mit der Ärztin oder Heilpraktikerin erfolgen.

Heilsame Gewürze und Kräutertees sowie **feuchte Wickel** beruhigen die Nerven der empfindsamen Magen-Darm-Region. Bei akuter Magenschleimhautentzündung helfen schleimhautschützende Pflanzen wie Leinsamen, Kamillenblüten oder Süßholzwurzel. Süßholzwurzel schützt auch vor Geschwüren. Einer schlechten Verdauung wirken bitterstoffhaltiger Wermut oder Kümmel, Fenchel oder Anis entgegen. Gelbwurz hilft, Dickdarmkrebs vorzubeugen. Atemübungen bewegen über das Zwerchfell den Dünndarm und aktivieren ihn.

# Übelkeit und Erbrechen

*Ursprünglich ist Übelkeit und Erbrechen als Schutzmechanismus des Körpers gegen die Aufnahme von Giftstoffen mit der Nahrung (wie etwa übermäßige Mengen an Alkohol) und der Atmung angelegt. Ein Brechreiz wird durch das Brechzentrum im Gehirn ausgelöst, das an der Verlängerung des Rückenmarks sitzt. Es steht in Verbindung mit den Augen, der Nase, der Zunge und den Nervenenden in der Schleimhaut von Mund, Rachen und Magen – aber auch mit dem Gleichgewichtssinn.*

## Ursachen und Symptome

Auslöser eines Magen-Darm-Infekts sind Viren oder Bakterien, die durch Lebensmittel oder durch den Kontakt mit anderen Menschen übertragen wurden. Besonders Kleinkindern und älteren Menschen machen solche Infektionen dann schwer zu schaffen. Meist liegt bei Erbrechen zusätzlich eine Störung der Magen- oder Darmtätigkeit vor. Übelkeit kann ebenso durch Nervosität, emotionale Belastung, See- oder Reisekrankheit oder durch Schwangerschaft verursacht werden. Erbrechen kann aber auch ein Symptom einer anderen Erkrankung sein.

## Behandlungsstrategien

Übelkeit und leichtes Erbrechen können, wenn keine organische Erkrankung zugrunde liegt, mit Heilpflanzen allein gelindert werden.

### ✤ Wissenschaft und Tradition

**1. Anregung der Verdauung:**

Ist die Übelkeit durch eine Verdauungsschwäche bedingt, werden also zu wenige Verdauungssäfte gebildet, und stellt sich zudem ein starkes und vorzeitiges Sättigungsgefühl ein, dann sind bitterstoffhaltige Heilpflanzen wie **Wermut** ideal. Wermut wirkt außerdem beruhigend auf Magen und Gallenwege.

**2. Linderung der Übelkeit:**

Wenn nicht die Verdauungsschwäche, sondern lediglich die Übelkeit und das Erbrechen im Vordergrund stehen, hilft in besonderem Maße **Ingwer**. Mit seinen ätherischen Ölen und Scharfstoffen wirkt er direkt beruhigend auf das Brechzentrum im Gehirn. In der traditionellen Heilpflanzenkunde werden von jeher auch **Kamillenblüten** und **Pfefferminzblätter** bei Übelkeit und Brechreiz eingesetzt. Ihre Inhaltsstoffe lindern krampfartige Magen-Darm-Beschwerden, noch dazu wirken sie Entzündungen entgegen und hemmen eine Keimvermehrung. Ebenfalls beruhigend für den Magen und keimhemmend sind **Fenchelfrüchte**.

### Weitere Empfehlungen

Je nach Schwere der Übelkeit ist ein- bis dreitägiges Fasten Erfolg versprechend. Wenn Sie etwas essen, sollten Sie möglichst nur kleine Mahlzeiten zu sich nehmen und dabei gründlich kauen, um die Verdauung anzuregen.

### Ärztliche Hilfe

Akutes, starkes Erbrechen und chronische Übelkeit sollten unbedingt ärztlich untersucht werden. Da Übelkeit und Erbrechen auch Symptome anderer Erkrankungen sein können, sollte bei gleichzeitigem Auftreten von Sehstörungen, Schwindel oder Sprachausfällen eine Ärztin aufgesucht werden.

## Bewährte Anwendungen

Zur Behandlung von Übelkeit und Erbrechen mit Heilpflanzen werden in erster Linie Kräutertees empfohlen.

### Teemischung

#### ✤ Kamille und Pfefferminzöl

Diese Teemischung beruhigt den Magen und kann alternativ zu einem Wermuttee getrunken werden (siehe unten), um einem Flüssigkeitsverlust bei starkem Erbrechen entgegenzuwirken. Dank der enthaltenen Kamillenblüten wirkt der Tee zudem keimhemmend. Der Honig hilft, das Pfefferminzöl besser zu verteilen, und wirkt einer Unterzuckerung bei Erbrechen entgegen.

**Zusammensetzung:** 40 g Kamillenblüten und 40 g Fenchelfrüchte.

**Anwendung:** 1 gehäuften TL der Teemischung mit 1 Tasse heißem (nicht mehr kochendem) Wasser übergießen, 10 bis 12 Minuten zugedeckt ziehen lassen und abseihen. Dann ½ TL Honig und 1 Tropfen Pfefferminzöl in die Tasse geben und umrühren. Täglich 2 bis 3 Tassen der Teemischung trinken.

**Nebenwirkungen und Gegenanzeigen:** Selten allergische Reaktionen. Nicht bei Lebererkrankungen und Gallensteinen trinken, da Pfefferminze die Gallenblasenkontraktion anregt und wandernde Steine zu Koliken führen können.

### Mono-Tees

#### ✤ Wermut

**Anwendung:** 1 TL Wermutkraut mit 1 Tasse heißem (nicht mehr kochendem) Wasser übergießen, 3 bis 5 Minuten zugedeckt ziehen lassen und abseihen. Alle 3 bis 5 Minuten einen kleinen Schluck (1 TL) einnehmen, bis der Brechreiz sich gelegt hat, pro Tag 1 bis 2 Tassen.

**Gegenanzeigen und Wechselwirkungen:** Nicht bei Gallensteinleiden, Magenschleimhautentzündung, Magen-Darm-Geschwüren und in der Schwangerschaft.

#### ✤ Ingwer

**Anwendung:** 1 daumengroßes Stück frische Ingwerwurzel schälen, klein schneiden, mit 1 Tasse heißem (nicht mehr kochendem) Wasser übergießen, 10 bis 12 Minuten zugedeckt ziehen lassen und abseihen. Täglich 2 bis 4 Tassen langsam in kleinen Schlucken trinken.

**Gegenanzeigen und Wechselwirkungen:** Keine.

### UNSER TIPP

**Kalmus vor dem Essen**

Ein Allroundtalent bei Übelkeit ist die Kalmuswurzel. Ihrer Kombination aus aromatischen Bitterstoffen und Schleimen ist es zu verdanken, dass sie sowohl von naturheilkundlich arbeitenden Ärzten als auch in der Volksheilkunde immer dann eingesetzt wird, wenn ein aus dem Lot geratenes Verdauungssystem milde Anregung benötigt. Und das unabhängig davon, ob die Beschwerden durch verdorbenes Essen oder durch emotionale Belastung hervorgerufen wurden. Zugleich wirkt Kalmus aber auch krampflösend und beruhigend auf die durch das Brechen gereizte Magenmuskulatur. Am besten einfach 2- bis 3-mal täglich 1 Messerspitze Kalmuspulver (aus der Apotheke oder dem Kräuterladen) vor dem Essen mit etwas Flüssigkeit einnehmen. Nebenwirkungen sind nicht bekannt.

# Reizmagen und Reizdarm

*Bei rund 70 Prozent aller Magen- und Darmerkrankungen können Mediziner keine organische Ursache feststellen. Sie werden als funktionelle (oder dyspeptische) Beschwerden oder als Reizmagen und Reizdarm bezeichnet.*

## Ursachen und Symptome

Die Beschwerden eines Reizmagens hängen insofern mit der Nahrungsaufnahme zusammen, als sie vor oder nach dem Essen verstärkt oder abgeschwächt auftreten. Sie äußern sich in vorzeitigem Völlegefühl, saurem Aufstoßen, Sodbrennen, Übelkeit und Brechreiz, aber auch in diffusen Bauchschmerzen und Blähungen. Besonders oft treten sie in Stresssituationen auf.
Ein **Reizmagen** entsteht durch eine zu langsame Magenentleerung und einen zu langsamen Transport des Nahrungsbreis in den Dünndarm, wenn gleichzeitig ein Problem in der fein abgestimmten Zufuhr von Verdauungssäften vorliegt: Bei seelischen Belastungen wie Trauer, Stress oder Depressionen wird ein Stoff freigesetzt (Somatostatin), der die Arbeit von bestimmten Zellen (G-Zellen) in der Magenwand unterdrückt, wodurch weniger Magensaft produziert und die Motilität gebremst wird. Auch die Bildung von Gallensäuren kann dadurch gehemmt werden, sodass zu wenig Verdauungssäfte zur Verfügung stehen. Weitere Ursachen für einen Reizmagen können die Unverträglichkeit bestimmter Speisen, Getränke oder Medikamente sowie Tabakgenuss sein. Die Beschwerden beeinträchtigen nicht nur die Befindlichkeit, sie können auch Folgeschäden nach sich ziehen: Die Gallenzusammensetzung kann verändert werden, wodurch sich Gallensteine bilden können.
Beim **Reizdarm** zählen ebenfalls psychische Belastung, Übererregbarkeit oder ungünstige Ernährung zu den Hauptauslösern. Wenn das Immunsystem geschwächt ist und die Darmflora gestört ist (durch krank machende Erreger wie z. B. auch Pilze, siehe Seite 148 und 229), kann sich daraus ebenfalls ein Reizdarm entwickeln. Symptome sind im Zusammenhang mit Stuhldrang auftretende, oft krampfartige Bauchschmerzen und Verstopfung oder Durchfall beziehungsweise ein Wechsel zwischen Verstopfung und Durchfall.

## Behandlungsstrategien

Der Behandlung mit Heilpflanzen kommt bei Reizmagen und Reizdarm ein großer Stellenwert zu: Es gibt nur wenige wirksame synthetische Medikamente dagegen, und mit dem Einsatz von Heilpflanzen ist eine deutliche Linderung der Beschwerden möglich.

### Ärztliche Hilfe

Unbehandelt können sich Magen-Darm-Beschwerden, die länger als ein bis zwei Monate anhalten, zu lebensgefährlichen Geschwüren entwickeln. Bösartige Erkrankungen verursachen in abgemilderter Form dieselben Symptome wie ein Reizmagen oder Reizdarm. Daher steht die ärztliche Untersuchung hier an erster Stelle der Behandlungsstrategien. Auch wer plötzlich einen Widerwillen gegen Speisen bemerkt, die zuvor gerne gegessen wurden, sollte sich unbedingt untersuchen lassen.

## ✤ Wissenschaft und Tradition

**1. Anregung der Verdauung:**
Wenn sichergestellt ist, dass sich hinter den Beschwerden kein Geschwür verbirgt, können bitterstoffhaltige Heilpflanzen helfen. Sie regen verdauungsfördernde Säfte aus der Gallenblase, dem Magen sowie der Bauchspeicheldrüse an, damit der Nahrungsbrei gut aufgeschlossen wird, was wiederum vor Blähungen, Durchfall oder Verstopfung schützt. Ideale Bitterstofflieferanten sind **Wermut, Angelika,** Tausendgüldenkraut oder **Enzian**.

**2. Linderung der Blähungen:**
Gegen die Beschwerden eines Reizmagens klassischerweise eingesetzt werden »karminativ« wirkende Heilpflanzen mit ätherischen Ölen wie **Kümmel, Fenchel** und **Anis**. Das lateinische »karminativ« bedeutet übersetzt reinigend, wirkt also gegen Blähungen, Völlegefühl und aufgetriebenen Bauch.

**3. Entzündungslinderung und Keimhemmung:**
Reich an ätherischen Ölen sind auch die **Gelbwurz** und die **Kamille,** die man wegen ihrer entzündungslindernden und keimhemmenden Eigenschaften bei Reizmagen schätzt. Die große Stärke der Kamille liegt darüber hinaus in ihrer beruhigenden Wirkung bei nervösen Verdauungsbeschwerden sowie ihren schleimhautschützenden Eigenschaften. Traditionell wird auch **Myrrhe** zur Linderung von Entzündungen der Darmschleimhaut eingesetzt.

**4. Entspannung:**
Da Stress ein Auslöser von Reizmagen und Reizdarm ist, sind zusätzlich beruhigend wirkende Heilpflanzen sinnvoll (siehe Seite 130 ff.).

**5. Regulierung des Stuhlgangs:**
Gegen den Durchfall oder die Verstopfung, die beide mit einem Reizdarm einhergehen, helfen Quellstoffe wie Leinsamen oder Indische Flohsamen (siehe Seite 183 und 185).

## ❀ Nach der Erfahrung der Heilpraktikerin

Mit sogenannten Präbiotika lässt sich die Darmflora, die bei Reizdarmpatienten in der Regel aus dem biologischen Gleichgewicht gekommen ist, recht gut wiederherstellen: Empfehlenswert ist besonders die **Löwenzahnwurzel**. Das enthaltene Inulin, ein stärkeähnlicher Reservestoff der Pflanze, wird im Dünndarm nicht verdaut, sondern erst im Enddarm von Bakterien zu kurzkettigen Fettsäuren abgebaut. Sie dienen den gesunden Darmbakterien als Nahrung.

## Weitere Empfehlungen

Daneben gilt es, eventuelle Unverträglichkeiten genau zu dokumentieren und dies auch noch einmal ärztlich testen zu lassen (z. B. Milch-, Fruchtzucker- und Glutenunverträglichkeit). Versuchen Sie unbedingt, Entspannungsübungen in Ihren Alltag einzubauen oder sprechen Sie Ihre Krankenkasse auf Stressreduktionsprogramme an. Gegebenenfalls sollte auch eine Psychotherapie in Erwägung gezogen werden. Wenn die Reizmagen- und -darmbeschwerden sich nach einer Behandlung mit Karminativa und Bitterstoffen gebessert haben, ist eine Ernährungsumstellung anzustreben. Ganz wichtig ist eine Ernährung, die ausreichend Ballaststoffe enthält. Die beste Form, Ballaststoffe aufzunehmen, ist über reichlich Getreide (Vollkorn). Fangen Sie aber vorsichtig mit der Umstellung an, am Anfang treten oft noch Blähungen auf: Ab und zu eine ballaststoffhaltige Mahlzeit genügt am Anfang. Leichter verträglich als Weizen ist Dinkel, Obst und Gemüse nehmen Sie anfangs besser nur als Kompott oder leicht gedünstet zu sich. Vor allem aber sollten Sie gut kauen, denn das aktiviert die Speicheldrüsen, sodass die Nahrung durch die Verdauungsenzyme des Speichels bereits vorverdaut wird. Und gönnen Sie dem Verdauungstrakt ausreichend Essenspausen (von mindestens 4 Stunden), damit er nicht überlastet wird.

## Bewährte Anwendungen

Gegen die Symptome des Reizmagens und -darms werden Heilpflanzen am besten als Tee oder Tinktur eingesetzt, ergänzend helfen Quellstoffe (siehe Seite 183 und 185).

### Teemischungen

#### ✤ Mit Kümmel und Anis

Kümmelfrüchte besitzen die am stärksten blähungswidrigen Eigenschaften. In dieser Mischung werden sie für eine optimale Wirkung mit weiteren Karminativa und der entzündungslindernden Kamille gemischt.

**Zusammensetzung:** 60 g Kümmelfrüchte, 40 g Anisfrüchte, 30 g Kamillenblüten und 20 g Fenchelfrüchte.

**Anwendung:** Hier ist besonders wichtig, dass die Früchte im Mörser zerdrückt (angestoßen) werden, damit sich die Inhaltsstoffe besser im Wasser lösen. Der Tee sollte unbedingt zugedeckt werden, damit die ätherischen Öle nicht verfliegen. 1 bis 2 TL der Teemischung mit 1 großen Tasse heißem (nicht mehr kochendem) Wasser übergießen, 8 bis 12 Minuten zugedeckt ziehen lassen und abseihen. Täglich 2 bis 3 Tassen trinken.

**Tipp:** Wegen der leicht flüchtigen ätherischen Öle sollte die Teemischung innerhalb von 3 bis 4 Wochen aufgebraucht werden.

**Nebenwirkungen:** In seltenen Fällen allergische Reaktionen der Haut auf die ätherischen Öle von Anis, Kümmel und Fenchel.

#### ✤ Mit Angelika und Wermut

Eine Tasse dieses Tees vor dem Essen regt die Produktion der Verdauungssäfte an und beruhigt den gereizten Verdauungstrakt. Angelika wirkt darüber hinaus krampflösend an der glatten Muskulatur von Magen und Darm.

**Zusammensetzung:** 50 g Angelikawurzel, 35 g Wermutkraut und 35 g Kamillenblüten.

**Anwendung:** 1 TL der Teemischung mit 1 Tasse heißem (nicht mehr kochendem) Wasser übergießen, 5 bis 8 Minuten zugedeckt ziehen lassen und abseihen. Täglich 1 bis 2 Tassen trinken, jeweils vor dem Essen.

**Gegenanzeigen und Wechselwirkungen:** Nicht in der Schwangerschaft. Auch nicht bei Gallensteinleiden, Magenschleimhautentzündung und Magen-Darm-Geschwüren, um die Magenschleimhaut nicht weiter zu schädigen.

#### ❀ Löwenzahn

Das Inulin aus der Wurzel fördert die Vermehrung der natürlichen Darmbakterien. Traditionell wird Löwenzahnwurzel immer mit den -blättern kombiniert.

**Zusammensetzung:** 100 g Löwenzahnwurzel und 20 g Löwenzahnblätter.

**Anwendung:** 1 gehäuften TL der Teemischung mit 1 Tasse heißem (nicht mehr kochendem) Wasser übergießen, 12 bis 15 Minuten zugedeckt ziehen lassen und abseihen. Für eine Kur 2 bis 3 Tassen täglich 2 Wochen lang trinken.

**Nebenwirkungen und Gegenanzeigen:** Gelegentlich Blähungen, was auf die Aktivität (Vermehrung) der Darmbakterien zurückzuführen ist. Dann die Dosierung auf 1 bis 2 Tassen am Tag senken. Nicht bei Gallensteinleiden.

## Tinktur

### ✣ Mit Melisse und Kümmel

Das Wirkprinzip dieser Tinktur ist ähnlich wie bei der Teemischung mit Kümmel und Anis (siehe Seite 180). Da der Alkohol die ätherischen Öle besser aus den Pflanzen löst, ist die Wirkung der Tinktur jedoch stärker.

Zusammensetzung: 5 g Anisfrüchte (im Mörser zerdrückt), 5 g Kalmuswurzel, 4 g Kümmelfrüchte (im Mörser zerdrückt), 3 g Fenchelfrüchte (im Mörser zerdrückt), 2 g Kamillenblüten und 1 g Melissenblätter sowie 200 ml 40-prozentiger Alkohol.

Anwendung: Die Kräuter in ein sauberes Glas mit Schraubdeckelverschluss geben und vollständig mit dem Alkohol (Weingeist) bedecken. Das Glas gut verschließen, täglich gut durchschütteln und 3 Wochen ziehen lassen. Anschließend die Tinktur durch ein Tuch oder einen Filter in eine saubere Flasche (Tropfflasche) abseihen (siehe Seite 237). 2- bis 3-mal täglich 10 bis 15 Tropfen der Tinktur einnehmen. Nicht länger als 3 Wochen anwenden.

Gegenanzeigen und Wechselwirkungen: Nicht für Alkoholkranke geeignet.

## Präparate aus der Apotheke

### ✣ Mit Tausendgüldenkrautextrakt

Heilpflanzen mit vielen Bitterstoffen und ätherischen Ölen werden als »Amara aromatica« bezeichnet. Sie wirken verdauungsanregend und lindern Völlegefühl, Blähungen und Krämpfe.

Anwendung: Die Anwendung (z. B. als Amara-Tropfen, Weleda) erfolgt nach Beipackzettel.

Gegenanzeigen und Wechselwirkungen: Nicht bei Gallensteinen und Magenschleimhautentzündung anwenden, da Bitterstoffe die Produktion der Verdauungssäfte anregen, was die ohnehin gereizte Magenschleimhaut reizt.

### ✣ Mit Myrrhe und Kamille

Besonders entzündungslindernd und keimhemmend ist die Kombination von Myrrhe und Kamille mit Kaffeekohle.

Anwendung: Die Anwendung (z. B. als MYRRHINIL-INTEST® Dragees) erfolgt gemäß Beipackzettel.

Gegenanzeigen und Wechselwirkungen: Bei Einnahme von Medikamenten kann die Wirksamkeit herabgesetzt werden, weshalb das Präparat 2 Stunden vor und nach der Einnahme eingesetzt werden sollte.

### ✣ Kamillentinktur

Anwendung: Die Anwendung (z. B. als CERES Chamomilla Urtinktur) erfolgt gemäß Beipackzettel.

Nebenwirkungen: Es können allergische Reaktionen gegen Korbblütler auftreten.

## UNSER TIPP

**Gelbwurz beim Kochen verwenden**

Die einfachste Möglichkeit, einem Reizmagen und -darm vorzubeugen, ist, beim Kochen milde Gewürze zu verwenden. Besonders empfehlenswert ist Gelbwurz (Curcuma), der Bestandteil im Curry, der für dessen gelbe Färbung sorgt. Er wirkt einem Völlegefühl entgegen. Gelbwurz kann man gut zum Würzen von Reis, Suppen oder Soßen verwenden: ¼ bis ½ TL pro Tag. Wichtig ist, dass Gelbwurz erst am Ende des Kochvorgangs hinzugegeben wird, da sonst die wertvollen Wirkstoffe verloren gehen. Nicht bei Gallensteinen anwenden.

# Durchfall

*Von Durchfall spricht man, wenn der Stuhl flüssig ist, eine Stuhlentleerung mehr als dreimal am Tag erfolgt oder große Mengen an Stuhl ausgeschieden werden. Wenn das Immunsystem intakt ist, ist Durchfall infolge eines Infekts unproblematisch – abgesehen von unangenehmen Begleiterscheinungen wie Darmkrämpfen. Für ältere und immunschwache Menschen sowie für Kleinkinder und Säuglinge kann er aufgrund des schnellen Wasserverlusts (Dehydratation) jedoch zu Komplikationen führen.*

## Ursachen und Symptome

Die häufigste Ursache eines akuten Durchfalls sind Erreger, die mit der Nahrung aufgenommen werden. Daneben können allergieauslösende Nahrungsmittel, Alkohol oder die Behandlung mit Breitbandantibiotika, bei der auch die Zahl der Darmbakterien verringert wird, Durchfall zur Folge haben. Akuter Durchfall betrifft oft vegetativ empfindliche Menschen in Stresssituationen. Über Hormone gesteuert, verkrampft die Muskulatur des Darms dann und befördert den wässrigen Verdauungsbrei zu schnell, um ihn einzudicken. Von einer chronischen Diarrhö spricht man, wenn der Durchfall länger als drei Wochen andauert, dann liegt eine latente Reizung oder Erkrankung der Verdauungsorgane vor.

## Behandlungsstrategien

Durchfallerkrankungen können mit Heilpflanzen allein meist gut behandelt werden. Selbst bei chronischem Durchfall können Heilpflanzen die schulmedizinische Behandlung unterstützen.

### ✤ Wissenschaft und Tradition

**1. Keimhemmung:**
Hier macht man sich die zusammenziehende Wirkung pflanzlicher Gerbstoffe zunutze, die vor allem in **Blutwurzwurzeln, Odermennigkraut,** Walnussblättern und in **getrockneten Heidelbeeren** reichlich vorkommen. Die Gerbstoffe reagieren mit den Eiweißstoffen der Dünn- und Dickdarmschleimhaut und bilden so eine Schutzmembran, was das Eindringen von Giftstoffen und Erregern verhindern soll. So gelangt auch weniger Flüssigkeit in den Darm, sodass der Stuhlbrei nicht weiter verflüssigt wird. Durch die Interaktion der Gerbstoffe mit der Darmschleimhaut wird zudem das Darmmilieu so verändert, dass Erreger sich nicht vermehren können. Zusätzlich wirken Gerbstoffe entzündungshemmend.

**2. Bindung von Flüssigkeit:**
Quellstoffe binden im Darm Flüssigkeit, Giftstoffe und Erreger, sodass sie mit dem Stuhl ausgeschieden werden. Am besten eignen sich hier **Leinsamen** oder **Flohsamen** (siehe Seite 185).

**3. Entspannung:**
Bei stressbedingtem Durchfall helfen einige beruhigend wirkende Pflanzen (siehe Seite 130 ff.).

### Weitere Empfehlungen

Ganz wichtig ist es jetzt, genügend zu trinken, um den Flüssigkeitsverlust auszugleichen. Nach einer anfänglichen Nahrungskarenz mit Hafer-, Reis- oder Leinsamenschleim sollte die Nahrung langsam aufgebaut werden, beispielsweise mit gekochten Möhren. Empfehlenswert ist auch kaliumreiches Obst wie Bananen oder gedünstete Aprikosen. Wärme, zum Beispiel durch eine Wärmflasche, hilft gegen die krampfartigen Schmerzen.

## Ärztliche Hilfe

Ärztlich abgeklärt werden sollte, wenn der Durchfall länger als drei Tage hält, Blut im Stuhl erscheint, Fieber oder krampfartige Schmerzen auftreten. Kinder und ältere Menschen mit Durchfall sollten wegen des Flüssigkeitsverlusts ebenfalls ärztliche Unterstützung erhalten.

# Bewährte Anwendungen

Zur Behandlung von leichtem Durchfall empfiehlt sich eine Teemischung, unterstützend können Quellmittel oder getrocknete Heidelbeeren sinnvoll sein. Bei stärkerem Durchfall hat sich eine Tinktur aus der Apotheke bewährt. Hier ist nur eine Auswahl der wichtigsten Rezepturen aufgeführt, mit denen es gute Praxiserfahrungen gibt. Weiterhin geeignet ist z. B. auch MYRRHINIL-INTEST® (siehe Seite 181).

## Teemischung

### ✣ Mit Odermennigkraut

In dieser Mischung werden verschiedene Gerbstoffpflanzen, deren Wirkung sich optimal ergänzt, miteinander kombiniert. Die Schleimstoffe der Kamillenblüten sorgen dafür, dass der Tee verträglicher und milder im Geschmack wird.

**Zusammensetzung:** 30 g Odermennigkraut, 25 g Gänsefingerkraut, 20 g Kamillenblüten und 15 g Walnussblätter.

**Anwendung:** 1 bis 2 TL der Teemischung mit 1 Tasse heißem Wasser übergießen, 10 bis 12 Minuten zugedeckt ziehen lassen und abseihen. Täglich 2 bis 3 Tassen trinken.

**Gegenanzeigen und Wechselwirkungen:** Keine bekannt.

## Früchte

### ✣ Getrocknete Heidelbeeren

Die trockenen (nicht die frischen!) Heidelbeeren eignen sich besonders bei Durchfall kleiner Kinder, da sie gut geknabbert werden können.

**Anwendung:** Für Kinder am besten 1 EL Heidelbeerfrüchte in eine Schale legen, aus der selbstständig im Laufe des Tages die Früchte entnommen werden können. Erwachsene nehmen 2 bis 3 EL Heidelbeerfrüchte am Tag ein.

**Gegenanzeigen und Wechselwirkungen:** Keine.

## Präparate aus der Apotheke

### ✣ Blutwurztinktur

Hierbei befinden sich die Gerbstoffe vor allem in der Wurzel, die mit Alkohol besonders gut extrahiert werden. Diese Blutwurztinktur ist in Apotheken erhältlich und gehört auch in das Reisegepäck für südliche Länder, in denen mit Durchfall zu rechnen ist.

**Anwendung:** Die Anwendung erfolgt gemäß Beipackzettel.

**Nebenwirkungen:** In seltenen Fällen Magenbeschwerden.

## Quellmittel

### ✣ Leinsamen

Damit die Leinsamen im Darm ihre Wirkung entfalten, dürfen sie nicht vorquellen und sollen mit viel Flüssigkeit eingenommen werden.

**Anwendung:** 1 EL Leinsamen (nicht geschrotet) mit 1 großen Glas Wasser einnehmen. Unbedingt noch 1 Glas Wasser nachtrinken, damit die Leinsamen gut in den Magen gelangen.

**Gegenanzeigen und Wechselwirkungen:** Nicht bei Darmverschluss. Bei Einnahme von Medikamenten kann deren Wirksamkeit herabgesetzt werden, weshalb Leinsamen 2 Stunden vor oder nach der Einnahme eingesetzt werden sollten.

# Verstopfung

*Heute gilt es als normal, wenn die Stuhlentleerung nur alle zwei bis drei Tage stattfindet. Erst wenn weniger als dreimal in der Woche Stuhlgang erfolgt oder der Stuhl zu hart ist, spricht man von einer Verstopfung. Viele greifen dann schnell zu Abführmitteln (Laxanzien). Da sich der Darm daran gewöhnt, wird die Neigung zu Verstopfungen dadurch jedoch noch verstärkt.*

## Ursachen und Symptome

Verstopfung kann als Nebenwirkung eines Arzneimittels auftreten oder auch bei bestimmten Erkrankungen. Falls keine erkennbaren organischen Erkrankungen nachweisbar sind, spricht man von einer habituellen Obstipation. Sie wird durch Bewegungsmangel, oberflächliche Atmung, eine ballaststoffarme Kost oder starke Schweißproduktion ohne ausreichende Flüssigkeitszufuhr (wie bei Sport und Sauna) gefördert.

## Behandlungsstrategien

Die Behandlung mit Heilpflanzen hat bei Verstopfung einen großen Stellenwert, vor allem wenn auch die Ernährung angepasst wird.

### ✤ Wissenschaft und Tradition

**1. Anregung der Darmbewegungen:**
Die beste Methode, um dem Darm wieder zu einem normalem Stuhlgang zu verhelfen, ist die Einnahme von Quellmitteln wie **Leinsamen** oder **Indischen Flohsamenschalen**. Sie quellen im Darm auf und aktivieren durch einen mechanischen Reiz die in der Dickdarmschleimhaut sitzenden Dehnungsrezeptoren. Diese senden dann ein Signal an das zentrale Nervensystem, und in der Folge wird die Muskeltätigkeit des Darms verstärkt (Peristaltik), sodass der Stuhl wieder leichter den Darm passiert.

**2. Anreicherung von Flüssigkeit:**
Bei starker Verstopfung ist der Einsatz von sogenannten pflanzlichen Laxanzien möglich. Über einen vermehrten Natrium- und Kaliumeinstrom entziehen sie dem umgebenden Gewebe Flüssigkeit, die dann vom Stuhl im Darm gebunden wird und zur Entleerung führt. Diese Wirkung geht auf die Anthranoide zurück, die in großen Mengen in **Sennesblättern** vorkommen.

### Weitere Empfehlungen

An erster Stelle bei Verstopfung steht, viel Wasser und Tee zu trinken (2 Liter pro Tag). Für einen regelmäßigen Stuhlgang ist es außerdem unerlässlich, dass die Muskeltätigkeit des Darms gut funktioniert. Wer zu Verstopfung neigt, sollte daher versuchen, sich insgesamt mehr zu bewegen: Oft genügt schon ein strammer Spaziergang. Tiefes Ein- und Ausatmen wirkt wie eine körpereigene Massage auf die Verdauungsorgane und stimuliert diese. Hilfreich ist auch eine fünfminütige Bauchselbstmassage morgens im Bett. Dazu streichen Sie mit den Händen in kreisenden Bewegungen im Uhrzeigersinn um den Bauchnabel herum. Um die Darmflora nach der Behandlung zu pflegen, sollten Sie ballaststoffreich (präbiotisch) essen, zum Beispiel Rohkost mit geriebenen Äpfeln, Möhren oder Rotkohl. Lebensmittel, die Milchsäurebakterien enthalten, sorgen ebenfalls für eine gesunde Darmflora. Essen Sie möglichst täglich Joghurt oder milchsauer vergorenes Gemüse (z. B. Sauerkraut) oder trinken Sie milchsauer vergorene Gemüse- oder Getreidesäfte (z. B. Kanne® Brottrunk).

### Ärztliche Hilfe

Wenn sich nach einer Woche kein Stuhlgang einstellt und zugleich starke Magenkrämpfe (Kolik) auftreten, können Darmverschlingungen oder -verengungen dahinterstecken, die unbedingt in ärztliche Behandlung gehören. Plötzlich auftretende Verstopfung zusammen mit Blut im Stuhl und einer Gewichtsabnahme muss unbedingt untersucht werden.

## Bewährte Anwendungen

Bei einem trägen Darm werden Heilpflanzen in Form von Quellmitteln (auch als Fertigpräparat) oder als Tee angewendet.

### Teemischung

#### ✣ Mit Fenchel und Sennes

Diese mild abführende Teemischung ist ideal zur Umgewöhnung nach einem Abführmittelmissbrauch. Danach ist es sinnvoll, eine Lein- oder Flohsamenkur anzuschließen.

**Zusammensetzung:** 20 g Sennesblätter, 20 g Anisfrüchte, 20 g Fenchelfrüchte, 20 g Kümmelfrüchte und 20 g Pfefferminzblätter.

**Anwendung:** 1 EL der Teemischung mit 1 großen Tasse heißem (nicht mehr kochendem) Wasser übergießen, 8 bis 10 Minuten zugedeckt ziehen lassen und abseihen. Für eine Kur 7 bis 10 Tage 2 bis 3 Tassen täglich zusammen mit etwas Honig trinken. Dann 7 Tage pausieren. Sobald sich ein regelmäßiger Stuhlgang einstellt, soll der Tee abgesetzt werden.

**Tipp:** Für eine noch stärkere Wirkung können Sie Sennesblätter auch als Fertigpräparat aus der Apotheke anwenden (z. B. Aristochol® Abführtabletten oder Agiolax®).

**Gegenanzeigen und Wechselwirkungen:** Nicht bei krankhaften Veränderungen des Dünn- und Dickdarms und nicht in der Schwangerschaft und Stillzeit. Bei Einnahme weiterer Medikamente das Trinken des Tees vorher mit einer Ärztin absprechen.

### Präparate aus der Apotheke

#### ✣ Indische Flohsamenschalen

Wer keine Leinsamen mag (siehe unten), für den sind Indische Flohsamenschalen im Portionsbeutel eine gute Alternative.

**Anwendung:** Die Anwendung (z. B. Schoenenberger NatuPur) erfolgt gemäß Beipackzettel.

**Gegenanzeigen und Wechselwirkungen:** Nicht bei Darmverschluss. Bei Einnahme von Medikamenten kann deren Wirksamkeit herabgesetzt werden, weshalb Flohsamen 2 Stunden vor oder nach der Einnahme eingesetzt werden sollten.

### Kur

#### ✣ Leinsamen

Leinsamen sind gut geeignet für die langfristige Umgewöhnung nach einem Abführmittelmissbrauch. Sie benötigen allerdings genügend Flüssigkeit, damit sie im Darm aufquellen können.

**Anwendung:** 1 EL Leinsamen (nicht geschrotet) mit 1 großen Glas Wasser einnehmen. Unbedingt noch 1 Glas Wasser nachtrinken, damit die Leinsamen gut in den Magen gelangen.

**Gegenanzeigen und Wechselwirkungen:** Nicht bei Darmverschluss. Bei Einnahme von Medikamenten kann deren Wirksamkeit herabgesetzt werden, weshalb Leinsamen 2 Stunden vor oder nach der Einnahme eingesetzt werden sollten.

# Magenschleimhautentzündung

*Die Magenwand wird von zwei Barrieren – einer Schleimhaut und einer darunter liegenden Schicht mit regenerationsfähigen Zellen – vor dem Verdauungssaft aus Salzsäure und eiweißspaltenden Enzymen geschützt. Wird die schützende Schleimhaut stark geschädigt, kann sie sich entzünden, Mediziner bezeichnen diese Entzündung als Gastritis.*

## Ursachen und Symptome

Stress, unregelmäßiges oder übermäßiges Essen, verdorbene Speisen, Alkohol, Nikotin, aber auch Arzneimittel führen zu einem Ablösen der schützenden Schleimhautschicht. Die akute Gastritis wird – vor allem nach dem Essen – von stechenden und krampfartigen Oberbauchbeschwerden, Übelkeit und Aufstoßen begleitet. Manchmal treten zusätzlich Durchfall und Appetitlosigkeit auf. Die Zunge kann weiß belegt sein. Nicht zu unterschätzen ist das Bakterium *Helicobacter pylori* als Ursache für eine chronische Gastritis, die sich zu einem Magengeschwür weiterentwickeln kann. Um eine Chronifizierung zu verhindern, sollten die Ursachen einer akuten Gastritis daher unbedingt ärztlich abgeklärt werden.

## Behandlungsstrategien

Eine leichte Magenschleimhautentzündung kann allein mit Heilpflanzen behandelt werden.

### ✤ Wissenschaft und Tradition

**1. Schutz der Magenschleimhaut:**
Schleimstoffhaltige Pflanzen wie **Lein**, **Süßholz** und auch Kamille lindern stechende Schmerzen der entzündeten Magenschleimhaut. Die Schleimstoffe legen sich wie ein Film an die verletzte Magenschleimhaut und schützen so das darunter befindliche Gewebe vor der stark ätzenden Salzsäure.

**2. Keimhemmung:**
Sinnvoll ist es auch, den Heilungsprozess mit keimhemmenden und entzündungslindernden Heilpflanzen zu unterstützen. **Kamillenblüten** und **Süßholzwurzel** besitzen neben den Schleimstoffen auch sehr gute antientzündliche Inhaltsstoffe (Bisabolol bei der Kamille und Saponin Glycyrrhizin beim Süßholz). Kamille wirkt darüber hinaus allgemein keimhemmend und Süßholzwurzel hemmend auf *Helicobacter pylori*. Das sogenannte **Rotöl,** ein öliger Auszug aus Johanniskrautblüten, ist nicht nur seit Jahrhunderten in der Volksheilkunde beliebt, ihr Einsatz zur Linderung von Entzündungen, Keimhemmung und Wundheilungsförderung ist auch wissenschaftlich belegt.

**3. Entspannung:**
Beruhigend wirkende Heilpflanzen wie Melisse und Baldrian können die Behandlung unterstützen (siehe Seite 130 ff.).

### Weitere Empfehlungen

Stark belastende Situationen etwa durch Probleme am Arbeitsplatz oder mit den Kindern können eine geregelte Ausschüttung der Verdauungssäfte durcheinanderbringen und wirken sich auch störend auf die Darmbewegungen aus. Um mit dem Stress besser umgehen zu können, sollte ruhig auf Unterstützung aus dem Familien- oder Bekanntenkreis oder auf **psychotherapeutische Hilfe** zurückgegriffen werden.

Scharfe Gewürze, Kaffee, aber auch hochprozentiger Alkohol sollten unbedingt gemieden werden, da sie den Heilungsprozess behindern.

### Ärztliche Hilfe

Wenn die Magenbeschwerden länger als eine Woche anhalten oder sich keine Besserung nach der Behandlung einstellt, sollten Sie sich unbedingt ärztlich untersuchen lassen.

## Bewährte Anwendungen

Damit die Inhaltsstoffe der Kamillenblüten in vollem Umfang genutzt werden können, ist eine Teemischung unter Zugabe einer Kamillentinktur sinnvoll. Darüber hinaus können Sie eine Leinsamenkur oder eine Rollkur mit Johanniskrautöl machen.

### Teemischung

#### ✤ Mit Süßholz und Anis

Diese Teemischung wirkt antientzündlich und keimhemmend und dank der Anisfrüchte zudem verdauungsfördernd und krampflösend.

**Zusammensetzung:** 80 g Anisfrüchte, 50 g Süßholzwurzel und 40 g Kamillenblüten.

**Anwendung:** 1 gehäuften TL der Teemischung mit 1 großen Tasse heißem (nicht mehr kochendem) Wasser übergießen, 10 bis 12 Minuten zugedeckt ziehen lassen und abseihen. Morgens 1 Tasse auf nüchternen Magen trinken, und 1 bis 2 weitere Tassen im Laufe des Tages trinken.

**Gegenanzeigen und Wechselwirkungen:** Nicht länger als 4 bis 6 Wochen trinken, da die Süßholzwurzel kortisonähnliche Wirkung (mit beträchtlicher Nebenwirkung) besitzt. Nicht bei Bluthochdruck, Wassereinlagerung in den Beinen und nicht zusammen mit herzwirksamen oder entwässernden Medikamenten anwenden.

### Schleimkur

#### ✤ Leinsamen

**Anwendung:** 2 bis 3 Esslöffel geschrotete Leinsamen in ½ Liter Wasser einweichen, am besten über Nacht ziehen lassen. Dann das Ganze kurz aufkochen und durch ein feines Sieb seihen. Den Schleim warm und über den Tag verteilt langsam trinken.

### Präparate aus der Apotheke

#### ✤ Johanniskrautöl

Sehr gute Erfahrungen wurden mit einem Johanniskrautöl von LUNASOL gemacht.

**Anwendung:** 1 TL auf nüchternen Magen einnehmen, am besten als Rollkur: Dafür einige Sekunden auf dem Rücken liegen, dann auf die linke Seite, anschließend auf den Bauch und zuletzt auf die rechte Seite legen. So verteilt sich das Öl gut im Magen.

**Gegenanzeigen und Wechselwirkungen:** Für die ölige Anwendung keine bekannt.

#### ✤ Kamillentinktur

Anders als beim wässrigen Auszug, bei dem hauptsächlich die Schleimstoffe der Kamillenblüte herausgelöst werden, macht man sich bei dem alkoholischen Auszug vor allem das ätherische Öl (Bisabolol) zunutze (z. B. als Kamillin-Konzentrat von Robugen, CERES Chamomilla Urtinktur).

**Anwendung:** Die Anwendung erfolgt gemäß Beipackzettel.

**Gegenanzeigen und Nebenwirkungen:** Nicht für Alkoholkranke geeignet. In sehr seltenen Fällen allergische Reaktionen.

# Für die Leber

*Die Leber steht im Zentrum aller wichtigen Stoffwechselvorgänge. Sie ist die größte Drüse des Körpers, ihr Gewicht erreicht bis zu 1500 Gramm. Die Leber der Frau enthält weniger Eisen als die des Mannes, weil Frauen mit dem Menstruationsblut Teile des Spurenelements verlieren, aber auch generell weniger eisenhaltige Lebensmittel wie Fleisch zu sich nehmen. Aufgrund genetischer Unterschiede sind Frauen weit weniger anfällig für Leberkrebs, auch reagieren sie auf Medikamente häufig anders als Männer. Sie reagieren empfindlicher auf Alkohol, da sie über mehr Fettgewebe und dadurch weniger Körperflüssigkeit verfügen und ihre Leber langsamer arbeitet. Sie erreichen deshalb schneller einen höheren Alkoholspiegel. Die Leber einer Frau ist daher unter gleichen Bedingungen stärker beansprucht als die eines Mannes. Umso wichtiger ist es für Frauen, dieses zentrale Organ vorbeugend zu stärken.*

Die Leber liegt unter dem Zwerchfell rechts im Bauchraum und ist in den rechten und kleineren linken Leberlappen geteilt. Sie nimmt über die Pfortader im Blut kursierende Stoffe auf, verarbeitet sie mithilfe von Enzymen und gibt die giftigen Restsubstanzen über das Blut an die Nieren ab, wo sie zur Ausscheidung vorbereitet werden. Zudem regelt sie den Hormon- und Mineralstoffhaushalt und speichert Vitamine. Sie produziert den Eiweißstoff Albumin, der für den konstanten Gewebedruck sowie den Flüssigkeitsaustausch verantwortlich ist, und weitere Eiweißstoffe, die bei der Blutgerinnung eine Rolle spielen. Störungen der Leber lassen sich über ein Enzym des Eiweißstoffwechsels, das Gamma-GT, im Blut feststellen. Bei Frauen ist der Wert im Normalfall halb so hoch wie bei Männern.

Eine wichtige Leberfunktion ist auch die Bereitstellung der Galle. Diese Flüssigkeit, welche die Leber über die Gallenblase an ihrer Unterseite in den Zwölffingerdarm entlässt, ermöglicht im Darm die Verdauung von Fetten. Der Körper produziert etwa 0,7 Liter Gallenflüssigkeit täglich. Ein Teil davon wird in der Gallenblase entzogen. Das restliche Konzentrat wird dann nach jeder fettreichen Mahlzeit über die Kontraktion der Muskulatur in den Dünndarm abgesondert. Neben Salzen enthält es ein Endprodukt des roten Blutfarbstoffs, das Bilirubin. Dieses entsteht beim Abbau des Hämoglobins in der Leber und gibt dem Gallensaft die typische gelbliche Farbe. Die Leber synthetisiert außerdem körpereigenes Cholesterin, das als VLDL *(very low density lipoprotein)* zu den Geweben wandert. Unterwegs verliert es Triglyzeride und verwandelt sich in LDL *(low density lipoprotein)*. Das ist unter anderem die Basis zur Herstellung verschiedener Steroidhormone (Sexualhormone und Kortikosteroide der Nebennierenrinde). Außerdem ist es wichtiger Bestandteil der Zellwände. Lezithin aus Galle und Leber hilft dabei, die Fettmoleküle zu zerlegen. Reicht das Lezithin nicht aus, weil der Cholesteringehalt hoch ist, bilden sich schmerzhafte Gallensteine. Davor schützt die Anregung der Gallensäfte (z. B. mit Heilpflanzen).

## Überlastung der Leber

Die Leber hat ihren eigenen Biorhythmus: Nachts – ab etwa 23 Uhr – arbeitet sie besonders intensiv, denn im Liegen kann sie ihre Leistung steigern. Bei Menschen, die viele Nachtschichten leisten, können Gifte oft nicht ausreichend abgebaut werden. Schädlich für die Leber sind auch Hefepilze im Darm und bestimmte Darmbakterien, die Ammoniak und Alkohol bilden. Eine Fettleber entsteht, weil eine überlastete Leber versucht, schädliche Stoffe wie Gifte oder einen Cholesterinüberschuss in Fettzellen abzukapseln. Funktioniert die Leber nicht mehr ausreichend, werden Abfallprodukte nicht mehr ausgeschieden, sondern lagern sich in anderen Organen, im Binde- oder Fettgewebe und in der Haut ab. Auch Stress belastet die Leber, weil dabei der Botenstoff Adrenalin frei wird, der Fettdepots aus dem Gewebe freisetzt, um dem Körper mehr Energie zuzuführen. Wird diese Energie aber nicht durch Bewegung umgesetzt, lagert sich Cholesterin in Gefäßen und Leber ab.

## Stellenwert in der Naturheilkunde

In vielen traditionellen Heilkunden werden Leber und Psyche in engem Zusammenhang gesehen (siehe Seite 131). Die antike Vier-Säfte-Lehre, welche die Organe in einen Bezug zu den Elementen Feuer, Wasser, Luft und Erde stellte, sieht sie auch als prägend für menschliche Charaktereigenschaften. Die Galle steht dabei für den Choleriker, der bereits bei kleinen Anlässen »aus der Haut fährt«. Die Leber repräsentiert den Phlegmatiker, der alles langsam angeht. Die Hitze der Galle und die Feuchtigkeit (*phlegma* = kalter und feuchter Schleim) der Leber sollen dieser Lehre zufolge immer in einer harmonischen Balance zueinander stehen, was das Ziel traditioneller Kräuterrezepte ist.

## Vorbeugen von Lebererkrankungen

Die Leber hat im Vergleich zu anderen Organen ein enormes Regenerationsvermögen und kann krankhaft verändertes Gewebe wieder in gesundes umwandeln. Nötig dafür sind das **Meiden giftiger Stoffe**, **Entspannung** und regelmäßige **Bewegung**. Bei der Ernährung sind Fertiggerichte ungünstig, weil sie viel Zucker und Fett enthalten, darunter die besonders ungesunden Transfettsäuren, die während der Herstellung entstehen. Olivenöl in Maßen senkt den Cholesterinwert im Blut. Heilpflanzen wie **Gelbwurz** oder der dem Ingwer verwandte **Galgant** aktivieren als Würze eingesetzt den Gallenfluss.
Die Stärkung der Leber ist eine klassische Domäne der Heilkräuterkunde. Die regelmäßige Einnahme von **Artischockenextrakten** regt den Leberstoffwechsel an und wirkt Ablagerungen an den Blutgefäßen entgegen. Der Wirkstoff Silymarin aus den Samen der **Mariendistel** schützt die Leberzellen und unterstützt ihre Wiederherstellung. Die Samen können als Snack geknabbert werden. Leberaktivierende Heilpflanzen wie **Schafgarbe,** Löwenzahn oder Gelbwurz unterstützen die Produktion der Gallenflüssigkeit. Da Wärme die Lebertätigkeit anregt, werden **feuchtwarme Leberwickel** als wohltuend empfunden. Am Abend wirken sie nervenberuhigend und schlaffördernd. Wassertreibende Heilpflanzen wie **Löwenzahn** regen sowohl die Nierentätigkeit als auch die Leberfunktion an und eignen sich deshalb zur Unterstützung einer Leberkur, um die Gifte auszuleiten.

# Leber- und Gallenprobleme

*Leber und Galle übernehmen im Körper wichtige Verdauungs- und Stoffwechselaufgaben. Sind sie in ihrer Funktion gestört, fühlt man sich zunächst unwohl. Eine dauerhafte Einschränkung kann jedoch zu bleibenden Schäden führen, weshalb solche Beschwerden der Leber und Galle immer in ärztliche Behandlung gehören. Funktionelle Leber- und Gallenprobleme, hinter denen keine organische Erkrankung steckt (z. B. Gallensteine oder der Verschluss eines Gallenweges), können mit naturheilkundlichen Methoden gut selbst behandelt werden.*

## Ursachen und Symptome

Leberbeschwerden treten meist im Zusammenhang mit funktionellen Störungen von Magen und Darm auf (dyspeptische Beschwerden, siehe Seite 178), oft werden sie erst bei einer Blutuntersuchung festgestellt.

Die Leber verursacht in der Regel keine schmerzhaften Symptome, schmerzhaft können jedoch Beschwerden der mit der Leber verbundenen Gallenblase sein. Dabei handelt es sich um ein mit Muskeln ausgekleidetes Hohlorgan, das als Reservoir für den in der Leber gebildeten Gallensaft dient. Durch Zusammenziehen dieser Muskeln wird Gallensaft ausgeschieden. Wird jedoch in der Leber zu wenig Gallenflüssigkeit produziert, kann das Zusammenziehen dieser Muskeln zu kolikartigen Schmerzen oder einem starken Druckgefühl im rechten Oberbauch führen. Dazu kommen weitere Beschwerden wie Übelkeit, starke Blähungen, Völlegefühl, Appetitlosigkeit und Fettstühle. Sie treten besonders nach dem Genuss von fetten Speisen, Hülsenfrüchten und Kaffee auf.

## Behandlungsstrategien

Leichte funktionelle Leber- und Gallenblasenbeschwerden können mit Heilpflanzen sehr gut behandelt werden, vor allem wenn sie auf einer verringerten Galleproduktion beruhen. Bei einer Gallenblasenentzündung oder bei Gallensteinen sind pflanzliche Heilmittel jedoch keinesfalls für die Selbstbehandlung geeignet, da viele Heilpflanzen die Gallebildung anregen. Dies kann zum Verschließen der Gallengänge führen – verbunden mit starken Schmerzen bis hin zu Koliken im gesamten Bauchraum. Ganz hervorragend eignet sich die Phytotherapie hingegen, um Gallensteinen vorzubeugen oder ein erneutes Auftreten von Gallensteinen zu verhindern.

### Ärztliche Hilfe

Bei starken Schmerzen und Koliken ist ein sofortiger Arztbesuch unabdingbar. Auch bei länger als eine Woche anhaltender Appetitlosigkeit, Schmerzen im rechten Oberbauch, hellem Stuhl, dunklem Urin und Völlegefühl sollten Sie eine Ärztin aufsuchen.

### ✤ Wissenschaft und Tradition

#### 1. Anregung der Galleproduktion und Entkrampfung:

In erster Linie gilt es, die Produktion der Galle wieder anzuregen. Heilpflanzen, die hier zum Einsatz kommen, wirken oft zugleich entkrampfend auf die Gallengänge und lindern auf diese Weise auch die Schmerzen. Diese Eigenschaften sind gut belegt bei Erdrauch, **Schafgarbe, Wegwarte** und Löwenzahn. **Wermut** hilft außerdem, die Galleausscheidung zu unterstützen, er kommt meist bei Völlegefühl zum Einsatz (siehe auch Seite 179). Wegen seiner krampflösenden Eigenschaften wird oft auch der zu den Ingwergewächsen gehörende **Galgant** empfohlen. Die Volksheilkunde setzt darüber hinaus **Odermennig** ein, um den Gallensaft anzuregen, was auch damit zu tun hat, dass man traditionell annahm, dass seine kleinen gelben Blüten eine Verbindung zum gelben Gallensaft aufzeigen (Signaturenlehre, siehe Seite 17).

**2. Schutz der Leber:**
Daneben ist es wichtig, die Leber in ihrer Funktion zu unterstützen. In besonderem Maße bewährt hat sich hier die **Artischocke,** die mit ihren Inhaltsstoffen – Bitterstoffen, Flavonoiden und Phenolen – die Fettverdauung fördert und leberschützend wirkt. Daneben hat sie entkrampfende Eigenschaften. Eine weitere und in den letzten Jahren gut erforschte Heilpflanze zum Schutz der Leber ist die **Mariendistel,** deren Samen den Wirkstoff Silymarin direkt unter der Schale tragen. Sie macht viele lebergiftige Substanzen unschädlich (z. B. auch die Gifte des Knollenblätterpilzes), hilft den Leberzellen bei der Regeneration und dient auch als Radikalfänger (macht also aggressive Sauerstoffverbindungen unschädlich).

**3. Vorbeugen von Gallensteinen:**
Wer zu Gallensteinen neigt, dem kann **Gelbwurz** weiterhelfen. Gelbwurz beugt einem erneuten Auftreten von Gallensteinen vor. Daneben regt sie die Galleproduktion an und wirkt leberschützend.

**4. Unterstützung der Harnwege:**
Da bei der Anregung der Stoffwechselarbeit der Leber vermehrt wasserlösliche Stoffwechselendprodukte gebildet werden, sollte zugleich auch die Ausscheidung über die Harnwege unterstützt werden. Dazu ist der Einsatz von **Löwenzahn** sinnvoll.

### Weitere Empfehlungen

Fettes, schwer verdauliches Essen sowie Umweltgifte, die wir einatmen (z. B. Chemikaliendämpfe) oder mit der Nahrung aufnehmen (z. B. Pestizide), sind zusätzliche Belastungen für die Leber. Hier hilft allein schon ein bewusster Lebensstil: Verzichten Sie auf allzu üppige Mahlzeiten und vermeiden Sie es, sich Umweltgiften auszusetzen. Um der Leber die Arbeit nicht schwerer als nötig zu machen, sollte außerdem weitestgehend auf Alkohol verzichtet und bei Übergewicht eine Gewichtsreduktion angestrebt werden. Viel bringt der Leber auch schon ein Entlastungstag in der Woche, an dem die Kost aus einer leichten Gemüsesuppe und Obst besteht. Eine noch effektivere Entlastung bewirkt eine Fastenkur, die 1- bis 2-mal jährlich für 7 bis 12 Tage durchgeführt werden kann. Zwar beanspruchen die während einer Fastenkur frei werdenden Schlacken (Stoffwechselendprodukte, die nicht ausgeschieden wurden) die Leber zunächst etwas stärker, jedoch fühlt man sich bereits nach einigen Tagen körperlich und geistig fitter. Sinnvoll ist es, eine Fastenkur in einer Gruppe durchzuführen.

## Bewährte Anwendungen

Eine Linderung der Beschwerden kann mit Tees oder einer Auflage erreicht werden. Unterstützend zum Schutz der Leber empfehlen sich Mariendistelpräparate, die getrockneten Mariendistelsamen oder Artischockenblättersaft. Wenn der Schutz vor Gallensteinen im Vordergrund steht, ist ein Fertigpräparat mit Gelbwurz sinnvoll.

## Teemischung

### ✤ Mit Erdrauch und Löwenzahn

Diese leicht bitter schmeckende Teemischung wirkt – kurmäßig eingenommen – lindernd auf Gallenbeschwerden und anregend auf Leber und Niere.

**Zusammensetzung:** 50 g Wegwartenwurzel, 40 g Erdrauchkraut, 40 g Schafgarbenkraut, 40 g Löwenzahnblätter und -wurzeln und 25 g Odermennigkraut.

**Anwendung:** 1 bis 2 gehäufte TL der Teemischung mit 1 großen Tasse heißem (nicht mehr kochendem) Wasser übergießen, 10 bis 12 Minuten zugedeckt ziehen lassen und abseihen. Für eine Kur 3 Wochen täglich 2 bis 3 Tassen vor den Mahlzeiten trinken.

**Tipp:** Für eine stärkere Wirkung können in den Tee 3 bis 5 Tropfen einer Löwenzahntinktur gegeben werden (z. B. als CERES Taraxacum).

**Nebenwirkungen und Wechselwirkungen:** In seltenen Fällen können allergische Reaktionen auftreten. Nicht bei Entzündungen der Gallenblase oder Gallensteinen sowie bei Verschluss der Gallenwege. Nicht in der Schwangerschaft und Stillzeit trinken, denn eine erhöhte Leberfunktion aktiviert auch vermehrt Stoffwechselendproduke, die sich im Körpergewebe abgelagert haben und das Ungebohrene unnötig belasten. Bei der Einnahme von Medikamenten sollte das Trinken des Tees vorher mit der Ärztin abgeklärt werden.

## Mono-Tee

### ✤ Wermut

Der Tee aus dem Wermutkraut mildert das Völlegefühl nach einer reichhaltigen Mahlzeit und verbessert zugleich die Leberfunktion.

**Anwendung:** ½ TL Wermutkraut mit 1 großen Tasse heißem (nicht mehr kochendem) Wasser übergießen, 3 bis 5 Minuten zugedeckt ziehen lassen und abseihen. 1 bis 2 Tassen täglich vor dem Essen trinken.

**Gegenanzeigen und Wechselwirkungen:** Nicht bei Gallensteinen, Magenschleimhautentzündung, Magen-Darm-Geschwür und in der Schwangerschaft.

## Auflage

### ✤ Schafgarbe

Die Schafgarbenauflage wird gerne zeitgleich zum Fasten und Entschlacken angewendet. Die feuchtwarme Auflage wirkt entspannend und soll – am Abend im Bett aufgelegt – die Leberfunktion während der Nacht anregen, was zusätzlich für einen tiefen Schlaf sorgt.

**Anwendung:** 1 bis 2 Handvoll Schafgarbenkraut in die Mitte eines Baumwolltuchs (z. B. Küchenhandtuch) legen und die Enden des Handtuchs überkreuzt so zusammenknoten, dass ein loses Säckchen entsteht. Dieses Säckchen in nicht mehr kochendes Wasser eintauchen, bis es richtig durchnässt ist. Dann herausnehmen, etwas abkühlen lassen und auswringen. Legen Sie sich auf den Rücken mit dem ausgewrungenen, noch warmen Säckchen auf den rechten Oberbauch, das Sie mit einem großen Handtuch fixieren. Für länger anhaltende Wärme kommt darüber noch eine Wärmflasche. Lassen Sie die Auflage 15 bis 20 Minuten einwirken und ruhen Sie mindestens 1,5 Stunden nach.

**Gegenanzeigen und Wechselwirkungen:** Keine.

## Saft

### ✤ Artischocke

Da ein Mindestgehalt an Inhaltsstoffen für eine Wirkung der Artischocke nötig ist, sollte auf Frischpflanzenpresssäfte sowie auf Fertigpräparate, wie zum Beispiel Tabletten, zurückgegriffen werden. Der Frischpflanzenpresssaft wird nicht aus den essbaren Artischockenfrüchten, sondern den bodenständigen Blättern hergestellt.

Anwendung: 2-mal täglich 10 ml Frischpflanzenpresssaft mit etwas Wasser vor den Mahlzeiten einnehmen. Für eine nachhaltige Wirkung sollte Artischockenblättersaft über einen Zeitraum von mindestens 6 Wochen kurmäßig angewendet werden.

Alternative: Anstelle des Artischockenblättersafts kann Artischocke auch als Fertigpräparat (z. B. als Cholagogum Nattermann®, Heparstad® Artischocken Kapseln) gemäß Beipackzettel angewendet werden.

Gegenanzeigen und Wechselwirkungen: Frischpflanzenpresssäfte und Fertigpräparate der Artischocke nicht bei Allergien gegen Korbblütler und bei Gallensteinen einnehmen.

## Kur

### ✤ Mariendistelsamen

Mariendistelsamen stellen eines der wichtigsten leberschützenden pflanzlichen Heilmittel dar. Ihre Einnahme verbessert in wenigen Tagen schlechte Leberwerte. Die Samen werden ebenso empfohlen, wenn Medikamente eingenommen werden müssen, die stärkere Nebenwirkungen auf Organe haben. Auch wer Umweltgiften oder chemischen Substanzen (etwa Konservierungsmittel oder Pestizide) ausgesetzt ist, kann von der Wirkung der Mariendistelsamen profitieren.

Anwendung: Da der Hauptwirkstoff Silymarin direkt unter der Samenschale liegt und schlecht wasserlöslich ist, ist eine Teezubereitung unüblich. Empfohlen wird, täglich 2 TL Mariendistelsamen zu kauen, sie in einer Kaffeemühle frisch geschrotet dem Müsli zuzugeben oder zusammen mit etwas Tee einzunehmen.

Gegenanzeigen und Wechselwirkungen: Keine bekannt. Bei einer Hepatitis sollten Sie die Einnahme vorher mit der Ärztin abklären.

## Präparate aus der Apotheke

### ✤ Mariendistelextrakt

Praktischer als das Kauen von Mariendistelsamen ist ein Fertigpräparat (z. B. als Legalon® forte), das auch gut für unterwegs geeignet ist.

Anwendung: Die Anwendung erfolgt gemäß Beipackzettel.

Gegenanzeigen und Wechselwirkungen: Keine.

### ✤ Mariendistel- und Gelbwurzextrakt

Die Kombination von Mariendistel- und Gelbwurzextrakt (z. B. als Bilisan® duo Tabletten) ist sinnvoll, wenn sowohl eine leberschützende Wirkung als auch eine Vorbeugung von Gallensteinen erwünscht ist.

Anwendung: Die Anwendung erfolgt gemäß Beipackzettel.

Alternative: Empfehlenswert ist auch der reine Gelbwurzextrakt (z. B. als Pankreaplex® mono).

Gegenanzeigen und Wechselwirkungen: Bei Gallenbeschwerden sollte die Einnahme vorher mit der Ärztin abgeklärt werden..

### ✤ Galgantpulver

Galgant regt die Gallenproduktion an, wirkt entspannend auf die Muskeln der Gallenblase und zugleich leberschützend. Das Pulver sollte möglichst aus der Apotheke, guten Bioläden oder Kräuterläden bezogen werden, um eine Schadstoffbelastung auszuschließen (weniger empfehlenswert sind Asia-Läden).

Anwendung: 1 Messerspitze bis ½ TL Galgantpulver über das Essen geben.

Gegenanzeigen und Wechselwirkungen: Keine bekannt.

# Fettstoffwechselstörungen

*Von Fettstoffwechselstörungen spricht man, wenn die Konzentration an Blutfetten stark erhöht ist. Zu den Blutfetten zählen das Cholesterin und die Triglyzeride (Neutralfette), die, um im wasserlöslichen Blut transportiert werden zu können, an bestimmte Eiweißstoffe (Lipoproteine) gebunden sind. Meist handelt es sich bei Fettstoffwechselstörungen um eine Hypercholesterinämie – dann ist der Cholesterinspiegel im Blut erhöht – oder um eine Hyperlipidämie – dann liegen zu viele Triglyzeride im Blut vor.*

## Ursachen und Symptome

Ein Übermaß an Cholesterin baut der Körper zum Teil in der Leber ab, den Rest lagert er in den Arterien ab – die Blutgefäße werden enger und unflexibler. Mit der Zeit kann sich eine Arteriosklerose entwickeln, eine unumkehrliche Arterienschädigung. Sind die Herzkranzgefäße betroffen (koronare Herzerkrankung), kann ein lebensbedrohlicher Herzinfarkt die Folge sein.

Wie viel Cholesterin in den Gefäßen abgelagert wird, hängt von der Zusammensetzung der Lipoproteine ab: LDL-Cholesterin *(low density lipoprotein)* transportiert Cholesterin von der Leber in die Arterien, wo es abgelagert wird. HDL *(high density lipoprotein)* transportiert Cholesterin hingegen von den Arterien in die Leber, die es abbaut. Es kommt also nicht auf die Gesamtmenge an Cholesterin an, sondern auf den Anteil an »gutem« Cholesterin (HDL) und »schlechtem« Cholesterin (LDL).

Häufigste Ursachen von Fettstoffwechselstörungen sind Übergewicht, Bewegungsmangel sowie Ernährungsfehler (durch eine fett- und kohlenhydratlastige Ernährung).

## Behandlungsstrategien

### ✤ Wissenschaft und Tradition

Zwar wirken Heilpflanzen nur leicht cholesterinsenkend, doch sind sie vor allem in der langfristigen Behandlung von leichten und mittleren Fettstoffwechselstörungen eine sanfte Alternative zu synthetischen Medikamenten.

**1. Senken des Lipidgehalts im Blut:**
Hier gilt der **Knoblauch** mit seinem Alliin und Allicin als Mittel der Wahl. Diese Inhaltsstoffe verringern die Cholesterinproduktion in den Leberzellen. Wichtig ist allerdings eine ausreichende Dosierung.

**2. Anregung der Fettverdauung:**
Die **Artischocke** wirkt nicht nur anregend auf die Galleproduktion, vielmehr liegt ihre große Stärke in einer Erhöhung der Stoffwechselaktivität der Leber. Vor allem die Fettverdauung wird stimuliert, sodass sich die Blutfettwerte verbessern und auch die Bildung von Cholesterin gehemmt wird. Diese Eigenschaften machen die Artischocke zu einer der wichtigsten Heilpflanzen in der Vorbeugung von Gefäßverkalkung (siehe Seite 168).

**3. Bindung von Blutfetten:**
**Flohsamen** sind aufgrund ihres hohen Schleimstoffgehalts (Schleime) in der Lage, während des Aufquellens im Darm Cholesterin zu binden. Dieses wird dann mit dem Stuhl ausgeschieden.

## Weitere Empfehlungen

Neben der Heilpflanzenbehandlung gilt es in erster Linie, die Ernährung umzustellen, auch um Übergewicht entgegenzuwirken. Verringern Sie unbedingt Ihren Verzehr an Lebensmitteln aus einfachen Kohlenhydraten (Zucker, Süßigkeiten, zuckerhaltige Limonaden, Weißmehlprodukte). Zwar ist es auch wichtig, den Fettkonsum insgesamt zu reduzieren, noch entscheidender aber ist es, weniger tierische und dafür mehr pflanzliche Fette zu essen. Pflanzliche Fette (aber auch fette Fische wie Lachs und Makrele) enthalten ungesättigte Fettsäuren (wichtig sind vor allem Omega-3-Fettsäuren), die die Zusammensetzung der Blutfette günstig beeinflussen. Empfehlenswert sind Raps-, Walnuss- und Leinöl. Mindestens 1 EL dieser Pflanzenöle sollte täglich verzehrt werden. Positiv auf die Blutfettwerte wirken sich zudem Ballaststoffe aus, die, ähnlich wie die Schleime der Flohsamen, überschüssiges Cholesterin binden. Essen Sie also reichlich Obst und Gemüse, Vollkornprodukte sowie andere ballaststoffhaltige Nahrungsmittel wie Haferkleie oder Leinsamen. Sport verbessert ebenfalls die Zusammensetzung der Blutfettwerte in Richtung des HDL-Cholesterins. Schon 30 bis 45 Minuten Sport drei- bis fünfmal in der Woche senken deutlich das Risiko von Herz-Kreislauf-Erkrankungen.

### Ärztliche Hilfe

Erhöhte Blutfettwerte oder Fettstoffwechselstörungen sind ohne Symptome und oft ein Zufallsbefund bei einer Blutuntersuchung. Da sich der Fettstoffwechsel von Frauen in den Wechseljahren oft verändert, sollten sie ebenso wie Übergewichtige ihre Blutfettwerte regelmäßig untersuchen lassen.

## Bewährte Anwendungen

Zur Vorbeugung und unterstützenden Behandlung werden Fertigpräparate und Quellmittel empfohlen.

### Präparate aus der Apotheke

#### ✤ Knoblauchextrakt

Um eine ausreichende Dosierung zu garantieren, wird Knoblauch nur als Fertigpräparat empfohlen (z. B. Kneipp® Knoblauch Dragees, Kwai® forte Dragees). Daneben sollte Knoblauch so oft wie möglich, am besten frisch in Salaten, verzehrt werden.

**Anwendung:** Die Anwendung erfolgt gemäß Beipackzettel.

**Nebenwirkungen:** In seltenen Fällen allergische Reaktionen und Magen-Darm-Beschwerden.

#### ✤ Artischockenextrakt

Für einen Mindestgehalt an Wirkstoffen sollte ebenfalls auf Fertigpräparate, wie Tabletten oder Frischpflanzenpresssäfte, zurückgegriffen werden (z. B. Hepar-SL® forte Kapseln, Valverde® Dragees, Cefazynar® Hartkapseln, Schoenenberger Heilpflanzensaft Artischocke).

**Anwendung:** Die Anwendung erfolgt gemäß Beipackzettel.

**Gegenanzeigen und Wechselwirkungen:** Nicht bei Allergien gegen Korbblütler und nicht bei Gallensteinen.

#### ✤ Flohsamen und Flohsamenschalen

**Anwendung:** Die Anwendung (z. B. als Agiocur® Granulat, Kneipp® Cholesterin Control oder Schoenenberger NatuPur) erfolgt gemäß Beipackzettel.

**Alternative:** Statt der Flohsamenschalen kann auch Leinsamen verwendet werden (siehe auch Seite 183).

**Gegenanzeigen und Wechselwirkungen:** Bei Einnahme von Medikamenten kann deren Wirksamkeit herabgesetzt werden, weshalb Flohsamen 2 Stunden vor oder nach der Einnahme von Medikamenten eingesetzt werden sollten.

# Für Nieren und Blase

*Frauen haben häufiger Nierenleiden als Männer: Zum einen bekommen sie wegen ihrer deutlich kürzeren Harnröhre leichter Blasenentzündungen. Diese Entzündungen können sich dann bis zu den Nieren ausbreiten. Zum anderen nehmen sie, wie Statistiken belegen, mehr Schmerzmittel als Männer ein, wodurch sie ihre Nieren schädigen können. Da kranke Nieren aber nicht unbedingt wehtun, werden Warnzeichen, die Störungen an diesem Organ anzeigen, häufig ignoriert. Umso wichtiger ist es, dass Frauen im Alltag nicht verlernen, auf erste Warnsignale des Körpers zu achten. Dazu gehört auch, dass Harnwegserkrankungen nicht auf die leichte Schulter genommen werden.*

## Lebenswichtige Aufgaben

Zu den Aufgaben der beiden Nieren gehört die Ausleitung von Stoffwechselprodukten (z. B. Harnstoff und Harnsäure) und Giftstoffen (z. B. Medikamente). Gleichzeitig regulieren sie den Wasserhaushalt und damit auch den Blutdruck. Ihre Funktionsfähigkeit entscheidet darüber, welche Salze (Elektrolyte) im Körper vorhanden sind und wie der Säure-Basen-Haushalt des Organismus aussieht. Doch sind die Nieren nicht nur für die Ausscheidung zuständig: Sie synthetisieren Zucker und produzieren Hormone, etwa das Erythropoetin für die Blutbildung. Eine Störung der Nieren kann daher zu Blutarmut führen. Die Nieren sind auch wichtig für das Skelett. In ihnen wird – mit Unterstützung der Leber – das für die Knochenfestigkeit wichtige Vitamin D gebildet. Außerdem regeln sie den Kalziumhaushalt: Überschüssiges Kalzium wird ausgeschieden. Viele Funktionen der Niere sind hormonell gesteuert.

Jede Niere besteht aus einem speziellen Gewebe, dem Nephron, das aus vielen Hunderttausenden Nierenkörperchen – einem Gefäßknäuel – und dem dazugehörigem Tubulusapparat – feinsten Kanälchen – besteht. Diese kleinen Gefäßknäuel filtern aus dem durchfließenden Blut das Plasmawasser (Primärharn) aus – größere Moleküle wie die Blutkörperchen und Proteine werden bereits hier zurückgehalten. Der Primärharn fließt nun durch den Tubulusapparat, wo Zucker, wichtige Elektrolyte und ein Großteil des Wassers wieder in den Körper zurückgeführt werden. Andere Substanzen, wie Harnstoff oder Harnsäure, werden in die Röhrchen des Tubulusapparats ausgeschieden. Diese feinen Röhrchen enden in größeren Sammelrohren. Hier fließt nun der Sekundärharn durch und sammelt sich in den Nierenkelchen, die in das Nierenbecken münden. Von dort wird der Harn über den Harnleiter zur Blase geleitet. Ab einem bestimmten Blasendruck wird dann das Signal zur Entleerung gegeben.

Diese Wiedergewinnung des Plasmawassers ist lebenswichtig. Sie schützt den Körper davor, in kurzer Zeit zu viel Flüssigkeit und Mineralstoffe zu verlieren. An die 170 Liter Plasmawasser filtern die Nieren täglich, doch nur etwa 1,7 Liter Flüssigkeit werden ausgeschieden.

Die Harnwege sind beim gesunden Menschen keimfrei. Da sie jedoch nach außen offen sind, können Krankheitserreger durch die Harnröhre bis in die Blase aufsteigen und von dort aus auch die Nieren erreichen.

## Stellenwert in der Naturheilkunde

Erkrankungen der Blase und Niere sind oftmals Ausdruck psychischen Leids und stehen häufig für Themen im Leben, die nicht »losgelassen« werden können, obwohl sie eigentlich zu einem Abschluss gebracht werden müssten. Analog zur Paarstruktur der Nieren stellt sich nicht selten die Frage, welche persönlichen Beziehungen gelöst oder verändert werden sollten. Vor allem Frauen mit wiederkehrenden Blasenproblemen drücken darin oft seelisches Leid körperlich aus. Statt »nicht geweinter Tränen« empfinden sie Schmerzen beim Wasserlassen.

## Vorbeugen von Harnwegserkrankungen

Viel zu trinken und dabei schleimhautreizende Substanzen wie Kaffee oder kohlensäurehaltige Getränke zu vermeiden ist die beste Vorsorge vor Blaseninfekten und Nierenleiden. Mindestens 2 Liter Flüssigkeit täglich sollten es sein, darauf sollten vor allem ältere Menschen achten. Bei allen, die viel saftiges Obst und Gemüse essen, kann die Flüssigkeitsmenge etwas geringer ausfallen.

Von großer Bedeutung bei einem Infekt der Harnwege ist auch die Stärkung des Immunsystems mit Heilkräutern (siehe Seite 148). Dabei helfen Sonnenhut (Echinacea) oder Taigawurzel (Eleuterococcus).

Die Zahl der Patientinnen mit Nierensteinen steigt – wobei falsche Ernährung mit einem zu hohen Anteil an tierischen Fettsäuren eine Rolle spielt. Doch auch eine Fehlfunktion der Schilddrüse kann Nierensteine begünstigen: 80 Prozent aller Harnsteine bestehen aus Kalziumsalzen, andere aus Kalziumphosphaten, weil der Organismus mehr Kalzium bildet, als im Urin gelöst und ausgeschieden werden kann. Frauen in den Wechseljahren haben ein besonderes Risiko, weil durch den Östrogenmangel Knochensubstanz abgebaut wird und über das Blut schließlich auch in die Niere gelangt. Im Sommer entstehen mehr Kalziumsteine, zum einen, weil der Wasserverlust durch das Schwitzen erhöht ist. Zum anderen wird durch die Sonne mehr Vitamin D in der Haut gebildet, das über ein bestimmtes Hormon (Parathormon) mehr Kalzium bereitstellt. Wichtig ist es deshalb auf jeden Fall, im Sommer die Trinkmenge zu erhöhen.

Warme Füße und Lenden verbessern die Durchblutung und beugen Harnwegsentzündungen vor – dafür sorgt zum Beispiel das Tragen warmer Socken oder ein um die Hüften gewickelter Schal gegen Luftzug. Nach dem Schwimmen ist es ratsam, den nassen Badeanzug gegen einen trockenen zu wechseln.

Beim Wasserlassen sollte bewusst darauf geachtet werden, dass die Harnblase völlig entleert wird – sonst können sich im Restharn Keime entwickeln. Harntreibende Kräutertees wirken nieren- und blasenschützend. Goldrutenkraut, Bärentraubenblätter oder Schachtelhalm wirken darüber hinaus desinfizierend und werden auch in der Schulmedizin eingesetzt.

Bei Kindern sind Nieren- und Blasenleiden häufig die Folge verengter Harnwege. Dann kann eine Operation nötig werden.

# Blasenentzündung

*Eine Harnwegsentzündung ist der häufigste Infekt bei Frauen. Etwa 10 bis 20 Prozent aller Frauen erkranken einmal im Jahr an einer Blasen- und Harnwegsentzündung. In der Regel klingt sie durch die Behandlung innerhalb weniger Tage ab. Bei unzureichender Therapie kann sie jedoch bis in die Nieren aufsteigen und schwere Infektionen bis hin zu einer Niereninsuffizienz nach sich ziehen.*

## Ursachen und Symptome

Eine Blasenentzündung macht sich durch Brennen und Schmerzen beim Wasserlassen bemerkbar. Auch häufiger Harndrang mit nur geringer Harnmenge (siehe Reizblase, Seite 202) und sogar Blut im Urin können auf eine Blasenentzündung hinweisen. Die häufigste Ursache ist eine Infektion mit Darmbakterien, die auf eine falsche Reinigung des Analbereichs zurückgehen kann. Auch nach dem Geschlechtsverkehr tritt eine Blasenentzündung oft auf, weil dabei Keime mit eindringen. Ob sich krank machende Bakterien tatsächlich durchsetzen können, hängt schließlich davon ab, wie das Scheidenmilieu zusammengesetzt ist. Da in den Wechseljahren, bedingt durch den sinkenden Östrogenspiegel, die Schleimhaut von Blase und Scheide dünner werden, kann die Schleimhaut ihre ursprüngliche Schutzfunktion weniger gut ausüben. Frauen sind dann anfälliger für Harnwegsinfekte. Auch Stress kann immer wiederkehrende Harnwegsinfekte zur Folge haben: Durch die Daueranspannung wird die Blase nicht vollständig entleert, sodass Keime zurückbleiben und sich vermehren können. Der Übergang zu einer Reizblase ist hier fließend.

## Behandlungsstrategien

Die alleinige Behandlung einer Harnwegsentzündung mit Heilpflanzen ist sinnvoll, solange es sich nur um einen leichten Infekt handelt, bei dem die Keimzahl im Harn nur geringfügig erhöht ist, kein Fieber damit verbunden ist und auch kein Blut im Urin auftritt. Anderenfalls kann mit Heilpflanzen (insbesondere als Durchspülungstherapie) nur eine unumgängliche Antibiotikabehandlung unterstützt werden.

### ✤ Wissenschaft und Tradition

**1. Erhöhen der Harnmenge:**

Damit sich eine bestehende Entzündung nicht ausweitet, ist die Durchspülungstherapie eine der wichtigsten Maßnahmen. Zu den Heilpflanzen, die die Harnproduktion anregen, zählen insbesondere die **Brennnessel,** der **Schachtelhalm,** die **Goldrute** sowie die **Birke** und der **Liebstöckel**.

**2. Keimhemmung:**

Parallel zu einer Durchspülungstherapie kommen Heilpflanzen zum Einsatz, die desinfizierend und keimhemmend wirken. Hierzu gehört in erster Linie die **Bärentraube** mit ihrem hohen Gehalt an Gerbstoffen und dem antibakteriell wirkenden Arbutin. Ebenso bewährt haben sich **Kapuzinerkresse** und **Meerrettich**, die ihre keimhemmenden Eigenschaften ihren schwefelartigen Senfölglykosiden verdanken. Auch das Vielstoffgemisch der **Goldrute** wirkt einer Ausbreitung von Bakterien entgegen.

**3. Stärkung des Immunsystems:**

Insbesondere wer häufig unter einem Harnwegsinfekt leidet, sollte immer auch sein Immunsystem stärken. Die Pflanzenheilkunde hält hier eine Reihe von Möglichkeiten parat (siehe auch Immunsystem, Seite 148).

4. Förderung der Durchblutung:
Wärme hilft dabei, dass die Nieren besser durchblutet und auch entzündungsfördernde Botenstoffe leichter abtransportiert werden. Dieser Effekt lässt sich mit durchblutungsfördernden ätherischen Ölen, wie **Lavendelöl,** unterstützen.

5. Entspannung:
Wenn Harnwegsinfekte immer wieder in stressigen Phasen auftreten, können zusätzlich auch entspannende Heilpflanzen eingesetzt werden (siehe Seite 130 ff.)

### ❀ Nach der Erfahrung der Heilpraktikerin

Da Harnwegsentzündungen meist mit Schmerzen beim Wasserlassen einhergehen, empfiehlt sich eine Entspannung der glatten Muskulatur, welche die Harnwege auskleidet. Hier gibt es gute Erfahrungen mit dem **Erdrauchkraut,** wenngleich es standardmäßig nicht bei Harnwegserkrankungen indiziert ist.

## Weitere Empfehlungen

Wärme entspannt – empfehlenswert sind deshalb warme Unterbauchauflagen oder ansteigende Fußbäder. Wer häufiger von einem Harnwegsinfekt betroffen ist, sollte sich zudem vorwiegend basisch ernähren, also auf Fleisch und Weißmehlprodukte verzichten und dafür zu viel Obst, Salat und Gemüse (insbesondere Kartoffeln) greifen.

## Ärztliche Hilfe

Treten neben Schmerzen beim Wasserlassen Fieber und ein allgemeines Krankheitsgefühl auf, sollte man sich unbedingt in ärztliche Behandlung begeben. Gegebenenfalls muss dann mit Antibiotika therapiert werden, um zu verhindern, dass sich die Erreger vermehren und dann zu den Nieren aufsteigen können.

### UNSER TIPP

**Enzyme bei Harnwegsinfekten**

Eine Behandlung von immer wiederkehrenden Harnwegsinfekten kann zusätzlich mit Enzymen begleitet werden. Dabei handelt es sich um Eiweißstoffe, die helfen, natürliche Stoffwechselvorgänge zu beschleunigen. Sinnvoll sind vor allem die eiweißspaltenden Enzyme (proteolytische Enzyme) aus Ananas und Papaya, insbesondere das Bromelain und das Papain. Diese Enzyme wirken unter anderem unterstützend, damit Entzündungen leichter abklingen. In der Apotheke erhältlich sind Fertigpräparate (z. B. Wobenzym®, Bromelain-POS®) mit einem konzentrierten Enzymgehalt. Um eine optimale entzündungshemmende Wirkung zu erzielen, sollte man sie ca. ½ vor oder 2 Stunden nach dem Essen einnehmen.

## Bewährte Anwendungen

Damit die Durchspülungstherapie Erfolg hat, ist auf eine ausreichende Flüssigkeitszufuhr (mindestens 2,5 Liter täglich) zu achten, weshalb die Einnahme der Heilpflanzen in Form von Tees plausibel ist. Optimal zur Unterstützung sind Fertigpräparate (zur akuten und vorbeugenden Behandlung) und ein ansteigendes Fußbad.

## Teemischung

### ❀ Mit Goldrute und Schachtelhalm

Die Hauptwirkung dieser Teemischung liegt in der Erhöhung der Harnmenge. Schachtelhalmkraut und Brennnesselblätter wirken außerdem antientzündlich, und das Goldrutenkraut hat darüber hinaus antibakterielle Eigenschaften. Erdrauchkraut besitzt eine mild entkrampfende Wirkung auf die ableitenden Harnwege.

**Zusammensetzung:** 60 g Goldrutenkraut, 25 g Schachtelhalmkraut, 20 g Erdrauchkraut und 15 g Brennnesselblätter.

**Anwendung:** 2 gehäufte TL der Teemischung mit 1 großen Tasse heißem (nicht mehr kochendem) Wasser übergießen, 10 bis 12 Minuten zugedeckt ziehen lassen und abseihen. 2 Wochen täglich 3 bis 4 Tassen trinken, danach weitere 2 Wochen 2 Tassen täglich.

**Gegenanzeigen und Wechselwirkungen:** Nicht bei Ödemen aufgrund eingeschränkter Herz- und Nierentätigkeit einsetzen, da die geschwächten Organe sonst zusätzlich belastet werden (Luftnot infolge von Wasseransammlung in der Lunge).

## Mono-Tee

### ✤ Birke

Wer lieber einen Mono-Tee als eine Teemischung mag, für den ist dieser Birkentee eine Alternative. Er wirkt ebenfalls harntreibend und ist für eine Durchspülungstherapie geeignet.

**Anwendung:** 2 gehäufte TL getrocknete Birkenblätter mit 1 großen Tasse heißem (nicht mehr kochendem) Wasser übergießen, 10 bis 12 Minuten zugedeckt ziehen lassen und abseihen. 2 Wochen täglich 3 bis 4 Tassen trinken, danach weitere 2 Wochen 2 Tassen täglich.

**Gegenanzeigen und Wechselwirkungen:** Nicht bei Ödemen aufgrund eingeschränkter Herz- und Nierentätigkeit einsetzen, da die geschwächten Organe sonst zusätzlich belastet werden (Luftnot infolge von Wasseransammlung in der Lunge).

## Bad

### ✤ Lavendelöl

Ideal zur Unterstützung der Behandlung ist ein ansteigendes Fußbad mit Lavendelöl: Durch Überwärmung an den Füßen kommt es reflektorisch zu einer stärkeren Durchblutung der Unterleibsorgane, was die Nieren in ihrer Funktion unterstützt und hilft, Entzündungsstoffe besser auszuleiten. Das ätherische Lavendelöl bewirkt zweierlei: Die Moleküle des Öls gelangen über die Haut und den Blutweg zu den Nieren und der Blase, wo es die Durchblutung unterstützt. Weiterhin beruhigt der angenehme Duft, der während des Bades wahrgenommen wird, das vegetative Nervensystem, was sich wiederum positiv auf den Heilungseffekt auswirkt.

**Anwendung:** Eine Fußbadewanne mit körperwarmem Wasser füllen, sodass die Füße bis zu den Knöcheln bedeckt sind. In einer kleinen Schale 3 EL grobes Meersalz mit 5 bis 8 Tropfen Lavendelöl *(Lavandula officinalis)* vermischen und dem Wasser zugeben. Daneben 2 Thermoskannen mit sehr heißem Wasser stellen und alle 3 bis 5 Minuten etwas Wasser in die Wanne nachgießen.

Das Fußbad sollte etwa 20 bis 30 Minuten andauern. Danach die Füße warm halten (Socken), sich am besten ins Bett legen und mindestens 15 Minuten nachruhen.

**Gegenanzeigen und Wechselwirkungen:** Bei Krampfadern sollte das Wasser nicht bis über die Knöchel reichen. Wenn heiß nachgegossen wird, muss zuvor Wasser aus der Wanne abgeschöpft werden.

## Präparate aus der Apotheke

### ✤ Bärentraubenextrakt

Für einen ausreichenden Wirkstoffgehalt und wegen des unangenehmen Geschmacks der Bärentraubenblätter empfiehlt sich ein Fertigpräparat (z. B. Arctuvan® Bärentraubenblätter Filmtabletten, Cystinol akut® Dragees).

**Anwendung:** Die Anwendung erfolgt gemäß Beipackzettel.

**Vorsicht:** Die Einnahme von Bärentraubenblättern sollte nur maximal 1 Woche und nicht öfter als 5-mal im Jahr erfolgen, da eine leberschädigende Wirkung möglich ist.

**Nebenwirkungen und Gegenanzeigen:** Bei magenempfindlichen Personen kann Übelkeit aufgrund des hohen Gerbstoffgehalts auftreten. Nicht in der Schwangerschaft einnehmen.

### ✤ Mit Kapuzinerkressenextrakt

Da die enthaltenen Senfölverbindungen leicht flüchtig sind, sollten Kapuzinerkresse und Meerrettich für eine optimale Wirkung ebenfalls als Fertigpräparat (z. B. Angocin® Anti-Infekt N) eingenommen werden.

**Anwendung:** Die Anwendung erfolgt gemäß Beipackzettel.

**Nebenwirkungen und Gegenanzeigen:** Die Senfölglykoside können bei magenempfindlichen Personen zu Übelkeit oder Magenschleimhautreizungen führen. Wegen der schleimhautreizenden Wirkung nicht länger als 4 Wochen anwenden. Während der Therapie keinen Alkohol trinken, da die Senföle die Alkoholtoleranz vermindern.

### ✤ Mit Liebstöckelextrakt

Um wiederkehrenden Harnwegsentzündungen vorzubeugen, hat es sich in der Volksmedizin bewährt, Liebstöckelwurzel mit Rosmarinblättern und Tausendgüldenkraut zu kombinieren.

**Anwendung:** Die Anwendung (z. B. als Canephron® Dragees) erfolgt gemäß Beipackzettel.

**Nebenwirkungen und Wechselwirkungen:** In seltenen Fällen allergische Reaktionen. Nicht bei Alkoholkrankheit geeignet.

## UNSER TIPP

**Kürbissamen bei Harninkontinenz**

Auch von einer Harninkontinenz sind Frauen mit zunehmendem Alter betroffen. Schätzungen zufolge leiden etwa 15 Prozent zwischen 30 und 40 Jahren und etwa 25 Prozent zwischen 40 und 50 Jahren an einer Harninkontinenz. Neben organischen Veränderungen ist ein unwillkürlicher Harnabgang oft auch die Folge einer Bindegewebsschwäche. Betroffene verlieren dann beim Heben von schweren Lasten, beim Niesen, Husten, Lachen oder sportlichen Aktivitäten unwillkürlich etwas Harn. Schwangerschaft, Hormonschwankungen in den Wechseljahren und Übergewicht unterstützen die Neigung dazu noch. Neben Beckenbodengymnastik und einer ballaststoffreichen Kost, die Verstopfungen verhindert (starkes Pressen schädigt die Beckenbodenmuskulatur), hat sich die Einnahme von Kürbissamen bewährt, die erwiesenermaßen blasenkräftigend wirken. Sie können pur im Laufe des Tages geknabbert werden (täglich 2 bis 3 EL einnehmen) oder in Form eines Fertigpräparats (zum Beispiel Granu Fink® Kürbiskern Granulat) eingenommen werden.

# Reizblase

*Wer einen starken Harndrang verspürt, auf der Toilette dann aber nur wenig Wasser lassen kann, der kann unter einer Reizblase leiden. Die Auslöser dafür sind vielfältig und lassen sich nicht immer eindeutig zuordnen.*

## Ursachen und Symptome

Eine Reizblase tritt bei Frauen oft im Zusammenhang mit psychischer Belastung auf. Aber auch Hormonschwankungen, wie beim PMS oder in den Wechseljahren, kommen als Auslöser in Betracht. In den Wechseljahren oder bei Einnahme der Mikropille kann aufgrund von Östrogenmangel die Schleimhaut von Blase, Harnröhre und Scheide dünner geworden und damit anfälliger für Reizungen sein, wodurch es zum Brennen beim Wasserlassen kommen kann. Ungenügend warme Kleidung im Nierenbereich und an den Füßen begünstigt zusätzlich eine Reizblase. Auch eine Bindegewebsschwäche, etwa infolge von Übergewicht, einer Operation oder Geburt, geht oft mit einer Reizblase einher.

## Behandlungsstrategien

Für leichte bis mittlere Reizblasenbeschwerden ist die Behandlung mit Heilpflanzen geradezu ideal, da sie ein breites Wirkungsprofil besitzen.

### ✤ Wissenschaft und Tradition

**1. Beruhigung der Nerven:**
Da an einer Reizblase häufig Frauen leiden, die sensibel auf seelische Belastungen reagieren, gilt es zunächst, die Nerven zu beruhigen. Insbesondere das ätherische Öl der **Melisse** wirkt beruhigend und ist dazu noch keimhemmend. Die Erfahrungsheilkunde empfiehlt zur Beruhigung zudem **Johanniskraut** und **grünen Hafer**.

**2. Wärme und Durchblutungsförderung:**
Durchblutungsfördernde Pflanzen (äußerlich angewendet) wie **Johanniskraut** und **Lavendel** erwärmen und entspannen den Unterleib.

**3. Ausgleich eines Östrogenmangels:**
Wenn eine Reizblase in den Wechseljahren oder bei Einnahme der Mikropille auftritt, empfehlen sich zum Ausgleich des Östrogenmangels Pflanzen mit östrogenähnlicher Wirkung (siehe Seite 126). Sprechen Sie ihre Gynäkologin darauf an, wenn das bei Ihnen der Fall sein sollte.

**4. Entspannung der Blasenmuskulatur:**
Unterstützend zur Behandlung empfiehlt sich der Einsatz der **Goldrute**. Sie wirkt zum einen entspannend auf die Blasenmuskulatur, zum andern antibakteriell.

**5. Kräftigung des Bindegewebes:**
Zusätzlich ist es wichtig, ein schwaches Bindegewebe zu kräftigen. In erster Linie kommt der **Schachtelhalm** mit seiner bindegewebskräftigenden Kieselsäure zum Einsatz. Die Erfahrungsheilkunde schätzt wiederum den **grünen Hafer,** der neben der beruhigenden auch bindegewebskräftigende Eigenschaften haben soll.

### ❀ Nach der Erfahrung der Heilpraktikerin

Gute Praxiserfahrungen wurden hier mit **Heidekrautblüten** bei der Behandlung einer Reizblase gemacht. Vermutlich gehen die Erfolge auf die Kombination aus entzündungshemmender, harntreibender und zugleich nervenberuhigender Wirkung der Heidekrautblüten zurück.

## Weitere Empfehlungen

Eine spezielle Gymnastik stabilisiert die Beckenbodenmuskulatur und führt zur besseren Wahrnehmung der Harnblasenfüllung. Die Übungen sollten zunächst unter Anleitung erlernt werden, damit sie richtig ausgeführt werden. Eine einfache Übung ist es auch, während des Wasserlassens immer mal den Harnstrahl anzuhalten.

## Ärztliche Hilfe

Eine Reizblase sollte immer von einer Ärztin untersucht werden, um eine Infektion auszuschließen. Das gilt besonders, wenn zusätzlich zum Brennen beim Wasserlassen allgemeine Müdigkeit und Schmerzen in der Lendengegend auftreten.

# Bewährte Anwendungen

Zur Behandlung einer Reizblase mit Heilpflanzen wird in erster Linie das Trinken eines Tees empfohlen. Für eine ganzheitliche Behandlung können unterstützend außerdem ein Öl und ein Fertigpräparat zum Einsatz kommen.

### Teemischung

#### ✤ Mit Heidekraut und Schachtelhalm

Die Kombination der Heilpflanzen in diesem Tee verleiht ihm seine besonderen harntreibenden, nervenstärkenden und bindegewebsstärkenden Eigenschaften.

**Zusammensetzung:** 35 g Heidekrautblüten, 30 g Schachtelhalmkraut, 20 g grüner Hafer, 20 g Melissenblätter und 20 g Johanniskraut.

**Anwendung:** 1 bis 2 gehäufte TL der Teemischung mit 1 großen Tasse heißem (nicht mehr kochendem) Wasser übergießen, 8 bis 10 Minuten zugedeckt ziehen lassen und abseihen. Täglich 2 bis 3 Tassen trinken.

**Gegenanzeigen und Wechselwirkungen:** Keine bekannt.

### Öl

#### ✤ Mit Johanniskraut- und Lavendelöl

Eine Einreibung der Füße mit durchblutungsfördernden Ölen wirkt indirekt über Reflexe wärmend, entspannend und reizlindernd im Nieren-Blasen-Bereich. Für eine optimale durchblutungsfördernde und entspannende Wirkung kann man Johanniskrautöl mit ätherischem Lavendelöl und dem ätherischen Öl der Römischen Kamille kombinieren. Letzteres wirkt mit seinem Duft über die Psyche entspannend und krampflösend.

**Zusammensetzung:** 50 ml Johanniskrautöl (z. B. von LUNASOL) und 5 Tropfen Lavendelöl (*Lavandula officinalis*) sowie 5 Tropfen Römisches Kamillenöl *(Anthemis nobilis)*.

**Anwendung:** Die Öle mischen, in einem Wasserbad kurz erwärmen (auf ca. 38 °C) und abends (am besten im Bett) den Unterbauch und die Fußsohlen damit einreiben.

**Gegenanzeigen und Nebenwirkungen:** Das Johanniskrautöl kann die Lichtempfindlichkeit der Haut erhöhen, weshalb nach der Einreibung ein Sonnenbad vermieden werden sollte. Sehr selten allergische Reaktionen auf die Römische Kamille.

### Präparate aus der Apotheke

#### ✤ Goldrutenextrakt

**Anwendung:** Die Anwendung (z. B. Solidago virgaurea Urtinktur von CERES, Cystinol long® Kapseln oder Solidago Steiner® Tabletten) erfolgt gemäß Beipackzettel.

**Gegenanzeigen und Wechselwirkungen:** Nicht anwenden bei eingeschränkter Herz- und Nierentätigkeit.

# Schmerzen

*Schmerz wird individuell sehr unterschiedlich empfunden und lässt sich deshalb nicht objektiv messen: Körperliche Reize spielen dabei genauso eine Rolle wie seelische Empfindungen. Auch kulturelle Faktoren, Erziehung oder persönliche Erfahrungen beeinflussen ihn. Frauen halten einerseits besonders starke Schmerzen aus, zum Beispiel bei der Geburt. Andererseits gelten sie als schmerzempfindlicher als Männer. Sie leiden vier- bis siebenmal so oft an Fibromyalgie, einer Erkrankung mit Schmerzen im Weichteilgewebe, zweieinhalb Mal so oft an Migräne und eineinhalb mal so oft an chronischem Rücken- oder Spannungskopfschmerz. Bei Frauen treten außerdem einige Schmerzsyndrome bevorzugt in bestimmten Lebensphasen auf: Migräne und Kiefergelenkschmerzen vor allem ab der Geschlechtsreife bis hin zu den Wechseljahren, Gelenkschmerzen eher später. Welche dieser Unterschiede vor allem hormonell bedingt sind oder teilweise auch erworben oder anerzogen, ist noch nicht endgültig geklärt. Fest steht jedoch, dass viele Schmerzmittel bei Frauen anders wirken als bei Männern.*

»Schmerz ist ein unangenehmes Sinnes- oder Gefühlserlebnis, das mit tatsächlicher oder potenzieller Gewebeschädigung einhergeht« – so ist die Definition der Internationalen Schmerzgesellschaft (IASP). Schmerz ist also vor allem ein nervöser Reiz, der die verschiedensten Ursachen haben kann: Hitze, Kälte, Druck, chemische Reaktionen und natürlich mechanische Verletzungen (z. B. wenn man sich schneidet).

Solche Signale setzen im Gewebe Botenstoffe frei, sogenannte Entzündungsmediatoren, die unter anderem dafür sorgen, dass sich Blutgefäße weiten, um Immunzellen rasch an den Ort des Schmerzes zu bringen. Das Gewebe schwillt an. Parallel dazu vermitteln die Nozizeptoren – feinverzweigte Nervenstränge im Körper – in Bruchteilen von Sekunden den Schmerz an das Rückenmark, was zu Muskelreflexen führt, die den Schmerz vermindern sollen (z. B. das Wegziehen des Fingers bei einem Nadelstich). Erst danach wird der Schmerzreiz im Gehirn bewusst und in dessen limbischem System emotional bewertet. In dieser Region kann Schmerz erlernt (konditioniert) werden. Bestimmte Auslöser führen dann immer wieder zu unangenehmen Empfindungen, obwohl gar keine reale Verletzung mehr vorliegt (etwa beim Phantomschmerz), wenn ein amputiertes Bein nach Jahren immer noch schmerzt. Im Gehirn kann Schmerz aber auch vom Körper abgespalten (dissoziiert) werden, etwa wenn Fakire lernen, über glühende Kohlen zu laufen, oder Entspannungsübungen Kopfschmerzen lindern.

## Das Schmerzgedächtnis

Das Schmerzgedächtnis scheint längerfristigen Einfluss auf körperliche und seelische Reaktionen zu haben: Eine unzureichende Narkose während einer Operation prägt sich dem Gehirn genauso ein wie eine psychische Gewalterfahrung und sensibilisiert für zukünftige Belastungen. So haben zum Beispiel Frauen mit Fibromyalgie, rätselhaften Muskelschmerzen ohne erkennbare körperliche Ursache, überdurchschnittlich oft in der Vergangenheit unter sexuellem Missbrauch gelitten. Diejenigen neuralen Netzwerke, die solche Schmerzerfahrungen speichern, werden durch ähnliche Erfahrungen erneut sensibilisiert und verstärkt, was nicht selten zu chronischen Schmerzsyndromen führt. Dann reichen schon kleinste Auslöser (Trigger) aus, um neues Leid hervorzurufen.

## Umgehen mit Schmerzen

Die moderne Schmerzforschung empfiehlt deshalb, im Akutfall mit Schmerzmitteln nicht zu zaghaft umzugehen, sondern etwa bei einem Hexenschuss oder nach einer Operation schnell und ausreichend zu medikamentieren, um zu verhindern, dass sich eine Schmerzinformation im Gehirn festsetzt. Wenn dies über einen begrenzten Zeitraum passiert, ist es besser, kurzfristig starke Schmerzmittel zu verabreichen als geringere Dosen über einen längeren Zeitraum. Eine nebenwirkungsarme Strategie ist es, Schmerzen mit anderen, geringeren Schmerzreizen zu »überschreiben«, wenn etwa die Stiche einer chinesischen Nadelmatte unter dem Rücken Kreuzschmerzen lindern oder auch die Haut mit reizendem Cayenne oder Pfefferminzöl eingerieben wird. Einige pflanzliche Mittel wirken dabei gleichzeitig abschwellend und entzündungshemmend – zum Beispiel die Extrakte aus Brennnessel- und Birkenblättern, Goldrute, Pappel und das Harz des Weihrauchbaums.

Wird Schmerz chronisch – davon geht man aus, wenn er mehr als drei Monate anhält –, so empfiehlt es sich in jedem Fall, einen Schmerzexperten (Neurologen) oder eine spezialisierte Schmerzklinik aufzusuchen. Etwa 40 Prozent der Bevölkerung leiden unter einem chronischen Schmerzsyndrom, bei jedem Vierten der Betroffenen lässt sich keine eindeutige Ursache feststellen. Die langfristige Einnahme von Schmerzmitteln macht nicht nur unempfindlich, sondern schädigt auch die Nieren.

## Frauen reagieren anders auf Schmerzen

Bis Ende der 80er-Jahre wurden Medikamentententests in der Regel bei Männern durchgeführt, doch inzwischen weiß man, dass es geschlechtsspezifische Unterschiede in der Wirkung gibt. Zum Beispiel werden Acetaminophene, der Wirkstoff der Schmerzmittel Paracetamol oder Ben-u-ron, bei Frauen sehr viel langsamer abgebaut als bei Männern, was Einfluss auf die Dosierung hat. Frauen haben bei diesen Wirkstoffen ein höheres Risiko unerwünschter Nebenwirkungen. Frauen werden zudem fünfmal häufiger unzureichend schmerztherapeutisch versorgt als Männer. Ärzte unterschätzen oft, dass Frauen intensiver auf Kälte oder Hitze reagieren. In Tierversuchen zeigt sich außerdem, dass Östrogene die Aktivität der Nozizeptoren verstärken. Auch bestimmte Rezeptoren reagieren unter dem Einfluss weiblicher Hormone besonders empfindlich. So sind viele Frauen abhängig von ihrem Hormonzyklus besonders sensibel für Schmerzreize. Aber auch die Erziehung und gesellschaftliche Prägung spielen eine Rolle dabei, dass Schmerzen von Frauen oft weniger ernst genommen werden: Studien zeigen, dass Frauen mit Schmerzen besser umgehen können als Männer, emotional weniger labil reagieren und intensiver auf entlastende physikalische Therapien wie Massage oder Bewegung.

# Arthrose

*Gelenkbeschwerden durch Abnutzung und Verschleiß sind der Preis, den wir bezahlen, dass wir immer älter werden. Von Schmerzen infolge einer Arthrose sind etwa 20 Prozent der Bevölkerung betroffen. Doch auch unser bewegungsarmer Lebensstil fordert seinen Tribut: Jeder zweite Erwachsene über 35 Jahre hat bereits Arthrose, oft ohne es zu wissen. Am häufigsten betroffen sind die Hüften, Knie und Finger.*

## Ursachen und Symptome

Ein Gelenkknorpel hat keine Blutgefäße. Er wird nur durch Gelenkflüssigkeit ernährt, die den Knorpel bei Bewegung benetzt. Wird er nicht ernährt, geht er zugrunde, und die Knochen der Gelenke reiben aufeinander. Als Reaktion auf diese Dauerbelastung erfolgt ein knöcherner Umbau am Gelenk – ein Prozess, der sich über mehrere Jahre entwickelt. Phasenweise kommt es schließlich zu einer Entzündung (aktivierte Arthrose), dann schwellen die Gelenke an, werden heiß und schmerzen zum Teil stark (siehe »Ärztliche Hilfe« auf Seite 208). Die Beschwerden können nach wenigen Tagen abklingen oder verschwinden zum Teil auch ganz (nicht aktivierte Arthrose).

Typisch ist auch der sogenannte Anlauf- und Ermüdungsschmerz des betroffenen Gelenks, das Gelenk »rostet ein«.

Die Hauptursache der Arthrose liegt also in einer Unterforderung des Gelenks. Doch auch durch Überforderung, etwa durch andauernde einseitige Belastung, kann es zu einem Abbau des Knorpels kommen, sodass die Knochenflächen aufeinanderreiben.

Weitere Faktoren, die zu einer Arthrose führen, sind etwa angeborene Fehlstellungen wie X- oder O-Beine sowie die Fehlentwicklung der Hüfte bei Neugeborenen (Hüftdyplasie), die heute glücklicherweise schon im Säuglingsalter behandelt wird (Spreizhose). Eine Arthrose kann sich jedoch auch nach einem Unfall entwickeln mit nachfolgender Fehlstellung durch Schonhaltung. Ebenso bildet sich zuweilen bei Frauen aufgrund der hormonellen Umstellung nach den Wechseljahren eine Arthrose: Durch den Wegfall der Östrogene wird weniger Kollagen gebildet, und der Knorpel schrumpft.

## Behandlungsstrategien

Heilpflanzen können die Beschwerden lindern und sind eine nebenwirkungsarme Alternative zu synthetischen entzündungslindernden Schmerzmitteln. Je nach Intensität der Beschwerden können sie allein oder zur Unterstützung der ärztlichen Therapie eingesetzt werden. In schweren Fällen ist eine ganzheitliche Behandlung (Ärztin, Physiotherapeutin, Osteopathin oder Heilpraktikerin) dringend vonnöten.

### ✤ Wissenschaft und Tradition

#### 1. Hemmung der Entzündung:

In einer aktivierten, also entzündlichen Phase der Arthrose muss im Vordergrund der Behandlung stehen, den Entzündungsprozess so rasch wie möglich aufzuhalten, um eine weitere Gelenkschädigung zu vermeiden.

Mild entzündungs- und zugleich schmerzlindernd sind **Mädesüßblüten** und **Pappelrinde** mit ihren Salicylsäureverbindungen. Ähnlich

wirkt **Eschenrinde,** deren Wirkung vor allem auf Cumarine zurückzugehen scheint.
Aus der Ayurveda-Medizin überliefert ist außerdem der Einsatz des **Indischen Weihrauchbaums** bei entzündlichen Prozessen des Bewegungsapparats. Neueren Studien zufolge verdankt er seine Wirkung den enthaltenen Harzen, vor allem der Boswelliasäure aus dem Harz. Sie kann die Symptome einer Entzündung – wie Schwellung, Rötung und Schmerz – deutlich lindern, indem sie Stoffe, die eine Entzündung in Gang halten (Entzündungmediatoren), hemmt.
**Arnika** ist ebenfalls eine stark entzündungshemmende Heilpflanze, die sich äußerlich angewendet zur Behandlung einer aktivierten Arthrose gut eignet.

**2. Ausleitung von entzündungsfördernden Substanzen:**

Um entzündungsfördernde Substanzen aus dem Körper auszuleiten, werden in der traditionellen Pflanzenheilkunde zusätzlich harntreibende Heilpflanzen eingesetzt: Geeignet sind hier **Löwenzahnblätter** und **-wurzeln, Birkenblätter, Brennnesselblätter** und auch **Goldrutenkraut**. Wegen ihrer entzündungshemmenden Eigenschaften haben sie sich speziell bei Arthrose bewährt.

**3. Durchblutungsförderung:**

Wohltuende Auflagen mit **Heublumen** haben nicht nur in der Volksheilkunde eine lange Tradition, sie wirken auch nachweislich durchblutungsfördernd – durch die Wärme des Wickels und unterstützt durch die in den Heublumen enthaltenen Cumarine und ätherischen Öle. Die verbesserte Durchblutung in Gelenknähe beschleunigt wiederum den Abtransport von Entzündungsmediatoren und verbessert zudem die Nährstoffversorgung des Gelenks. Das führt zu einer besseren Beweglichkeit und beugt Entzündungsschüben vor. Wärme und Durchblutungsförderung ist allerdings nicht in den aktiven, entzündlichen Phasen, sondern vielmehr zur Vorbeugung eines weiteren Schubs in den nicht aktivierten Phasen empfehlenswert.

## Weitere Empfehlungen

Um akute Beschwerden zu lindern, helfen auch feuchte und kühlende Umschläge.
Langfristig kann man Arthrose am besten durch Lebensstiländerungen begegnen. Empfehlenswert sind vor allem sanfte Bewegungsformen, die das erkrankte Gelenk nur wenig belasten und den gesamten Körper einbeziehen, wie Yoga oder Qigong. Schwimmen und Rad fahren ist besser als joggen oder walken auf hartem Boden. Zum Schutz von Knien und Hüften ist es empfehlenswert, gleich morgens im Bett in der Luft 100-mal Fahrrad zu fahren. Dann sind die Knorpel gut umspült und halten der Belastung durch das Körpergewicht im Laufe des Tages besser Stand. Ebenso kann man einen Gelenkabbau durch eine Arachidonsäure-arme Ernährung aufhalten: Arachidonsäure ist im Stoffwechsel die Ausgangssubstanz für an Entzündungsreaktionen beteiligte Prostaglandine. Da sie vorwiegend in fettem (Schweine-)fleisch (auch in Innereien, Schweineschmalz) vorkommen, hält man sich am besten an eine fleischarme Ernährungsweise. Stattdessen sollte man einfach und mehrfach ungesättigte Fettsäuren zu sich nehmen – die Gegenspieler der Arachidonsäure bei Entzündungsreaktionen. Sie sind in größeren Mengen in Oliven- und Leinöl, aber auch in vielen Nüssen enthalten. 1 EL Lein- oder Olivenöl täglich mit etwas Flüssigkeit oder in den Joghurt gerührt einnehmen. Eine Gewichtsreduktion bei vorhandenem Übergewicht schont

zusätzlich die stark in Mitleidenschaft gezogenen Gelenke.

### Ärztliche Hilfe

Lassen Sie Schmerzen in den Gelenken auf jeden Fall ärztlich untersuchen, damit die Ursache geklärt wird und dann die entsprechende Therapie angegangen werden kann. Befindet sich die Arthrose in einem aktivierten Stadium und beeinträchtigen die Schmerzen das Leben sehr, ist manchmal ein chirurgischer Eingriff nicht zu umgehen.

## Bewährte Anwendungen

Regelmäßig getrunken werden können entzündungshemmende Tees. In akuten Schüben haben sich zusätzlich kühlende Wickel und pflanzliche Fertigpräparate als Alternative oder Ergänzung zu herkömmlichen Schmerzmitteln erwiesen. In nicht aktivierten Schüben sind wärmende Wickel oder Auflagen für eine bessere Beweglichkeit wohltuend.

### Teemischung

#### ✤ Mit Löwenzahn und Heidekraut

Diese Teemischung aus den harntreibend wirkenden Heilpflanzen, die traditionell auch begleitend zu Frühjahrskuren getrunken wird, soll vor einem frühzeitigen Verschleiß der Gelenke schützen. Mit dem Heidekraut in dieser Teemischung gibt es persönliche Erfahrungen bei Arthrose-Patientinnen, die davon deutlich profitierten. Eine Wirkung stellt sich allerdings erst nach dreiwöchiger Einnahme ein.

**Zusammensetzung:** 50 g Löwenzahnblätter und -wurzel, 50 g Heidekrautblüten, 30 g Mädesüßblüten, 10 g Birkenblätter und 10 g Brennnesselblätter.

**Anwendung:** 1 gehäuften TL der Teemischung mit 1 Tasse heißem (nicht mehr kochendem) Wasser übergießen, 10 bis 12 Minuten zugedeckt ziehen lassen und abseihen. Die Teemischung 4 bis 6 Wochen täglich 2 bis 3 Tassen trinken.

**Gegenanzeigen und Wechselwirkungen:** Bei Nierenerkrankungen und Bluthochdruck sollte die Einnahme vorher mit einer Ärztin abgesprochen werden.

### Auflage

#### ✤ Heublumen

Heublumen können als wärmende Auflage (Schulter, Rücken) oder als Wickel am Knie- oder Handgelenk in der nicht aktivierten Phase angewendet werden. Sie erleichtern den Abtransport von Entzündungsstoffen.

**Anwendung:** Etwa 2 Handvoll Heublumen auf ein Geschirrtuch legen und die Enden des Handtuchs über Kreuz so zusammenknoten, dass ein loses Säckchen entsteht. Das Säckchen in einem Topf mit nicht mehr kochendem Wasser kurz, aber gut durchnässen. Herausnehmen und etwas abkühlen lassen, bis keine Verbrennungsgefahr mehr besteht. Dann gut auswringen. Das feuchtwarme Heublumensäckchen auf das Knie legen, darauf eine Wärmflasche geben und mit einem Tuch oder einer Mullbinde fixieren und 45 bis 60 Minuten liegen lassen. Wenn die Auflage nicht mehr als warm empfunden wird, abnehmen.

Aus hygienischen Gründen und um die volle Wirkung zu garantieren, sollte die Heublumenauflage nur einmal verwendet werden.

**Gegenanzeigen und Wechselwirkungen:** Nicht während eines akuten Arthroseschubs anwenden, da Hitze hier die Beschwerden nur verschlimmern würde.

✤ **Arnikatinktur**
Dieser Kniewickel wirkt im akuten Schub angenehm kühlend und schmerzlindernd.
Anwendung: Dafür 50 ml Arnikatinktur mit 250 ml kaltem Wasser übergießen. Ein sauberes Baumwolltuch (z. B. ein Küchenhandtuch) in die Flüssigkeit tauchen und leicht auswringen. Das Baumwolltuch längs falten und nicht zu fest um das Knie wickeln. Das Baumwolltuch mit einem weiteren Tuch fixieren und 30 bis 40 Minuten wirken lassen. Täglich 2- bis 3-mal anwenden.
Nebenwirkungen: In sehr seltenen Fällen allergische Reaktionen der Haut.

## Teilbad

✤ **Arnikatinktur**
Bei einem entzündlichen Arthroseschub in den Fingergelenken ist ein Handbad in kühlem Wasser sinnvoller und leichter anzuwenden als ein Wickel. Diese Mischung für das Handbad kann im Kühlschrank bis zu drei Tage aufbewahrt werden.
Anwendung: 100 ml Arnikatinktur mit 500 ml Wasser in einer größeren Schüssel mischen und die Hände 15 bis 20 Minuten darin belassen. Täglich 2- bis 4-mal anwenden.
Nebenwirkungen: In sehr seltenen Fällen allergische Reaktionen der Haut.

## Präparate aus der Apotheke

✤ **Mit Goldruten-, Eschen- und Pappelextrakt**
Empfehlenswert zur Linderung von Entzündungen ist die Kombination aus Extrakten des Echten Goldrutenkrauts, der Eschenrinde und der Pappelrinde und -blätter, deren Wirkung sich im Zusammenspiel noch verstärkt (z. B. als Phytodolor® Tinktur). Allerdings setzt hier die volle Wirkung im Gegensatz zu den synthetischen Arzneimitteln erst bei einer regelmäßigen Anwendung nach etwa 3 Wochen ein.
Anwendung: Die Anwendung erfolgt gemäß Beipackzettel.
Nebenwirkungen: Sehr selten allergische Reaktionen auf Salicin und Magenbeschwerden.

✤ **Harz des Weihrauchbaums**
Für eine standardisierte Wirkstoffmenge empfiehlt sich ein Fertigpräparat (z. B. H15® Weihrauch Kapseln von Hecht-Pharma).
Anwendung: Die Anwendung erfolgt gemäß Beipackzettel.
Nebenwirkungen: Selten Magenbeschwerden.

### UNSER TIPP

**Ausgewogener Säure-Basen-Haushalt**

In unserem Stoffwechsel entstehen ständig Säuren. Sie müssen über die Haut, die Lungen, die Nieren und die Leber ausgeschieden werden. Da der pH-Wert des Blutes konstant bleiben muss, benötigt der Körper die Gegenspieler der Säuren, die Basen. Bei gesunder Ernährung mit reichlich Obst und Gemüse stehen sie in ausreichendem Maß zur Verfügung. Essen wir jedoch zu viel säurebildende Nahrungsmittel, wie Fleisch, Wurst, Eier, Fisch, Käse, Zucker, Limo und Alkohol, dann reichen die Basen nicht aus und die Säuren werden im Bindegewebe abgelagert. Es kommt zu Entzündungen. Bei Gelenkproblemen ist es daher wichtig, den Verzehr von säurebildenden Nahrungsmitteln zu reduzieren.

# Arthritis

*Bei der rheumatoiden Arthritis (chronische Polyarthritis) handelt es sich um eine Autoimmunerkrankung, also eine Erkrankung, die auf eine überschießende Reaktion des Immunsystems gegen körpereigenes Gewebe (hier Knorpelgewebe) zurückgeht. Charakteristisch ist der schubhafte Verlauf, bei dem Phasen mit geringer Beschwerdeintensität mit solchen mit ausgeprägten Entzündungsreaktionen abwechseln – ähnlich wie bei der Arthrose. Frauen sind dreimal so häufig betroffen wie Männer. Die Erkrankung kann in jedem Lebensalter auftreten, am meisten trifft sie jedoch 50- bis 60-Jährige.*

## Ursachen und Symptome

Meist schmerzen Finger- und Zehengelenke, aber auch andere Gelenke können in Mitleidenschaft gezogen werden, insbesondere Hand-, Knie-, Schulter-, Fuß- und Hüftgelenke. Typisch ist auch eine Morgensteifigkeit der Gelenke sowie ein symmetrisches Anschwellen der Fingergelenke auf beiden Seiten des Körpers mit Schmerzen, die anfangs nur bei Belastung, später auch in Ruhe auftreten.
Die Erkrankung scheint von der Gelenkinnenhaut auszugehen. Wird die Entzündung nicht aufgehalten, schädigt sie zunehmend auch die umgebenden Gelenkstrukturen wie Sehnen oder Muskeln. Auch Organe können bei einer rheumatoiden Arthritis betroffen sein. Auslöser der Erkrankung sind vermutlich virale Infekte.

## Behandlungsstrategien

Da eine Heilpflanzenbehandlung die Beschwerden lediglich lindern kann, kommt sie nur unterstützend zur schulmedizinischen Therapie zum Einsatz. Die Unterstützung ist aber auf jeden Fall sinnvoll, zumal es mithilfe der Heilpflanzen gelingen kann, die Dosis der Medikamente und damit ihrer Nebenwirkungen zu senken.

### ✤ Wissenschaft und Tradition

**1. Linderung der Schmerzen:**
Gelenkschmerzen infolge einer Arthritis sind durchaus stark, weshalb die Linderung der Beschwerden bei einem entzündlichen Schub an erster Stelle steht. Gegen die Schmerzen bewährt haben sich insbesondere die **Weidenrinde** und **Mädesüßblüten** mit ihren Salicylsäureverbindungen. Sie helfen zugleich, die Entzündungsprozesse in den Gelenken zurückzudrängen.
Empfehlenswert ist auch das ätherische Öl aus **Pfefferminzblättern,** das die Kälterezeptoren der Haut anspricht und, vermittelt über Reflexe, die Schmerzwahrnehmung unterdrückt.
**2. Hemmen der Entzündung:**
Damit die Gelenke nicht weiter geschädigt werden, ist es entscheidend, dass die Entzündung frühzeitig aufgehalten wird. Mittel der Wahl zusammen mit der Weidenrinde und Mädesüßblüten sind daher auch **Brennnesselblätter,** die die Bildung der entzündungsvermittelnden Botenstoffe deutlich hemmen. Als entzündungslindernde Pflanzen kommen außerdem die Birke und die Goldrute zum Einsatz. An der Wirkung sind spezielle Phenole, also besondere Aromastoffe, mit beteiligt. Die moderne Pflanzenheilkunde greift mit Erfolg auch auf eine aus der Ayurveda-Medizin bekannte Heilpflanze zurück, den **Indischen Weihrauchbaum**. Seine Harze hemmen die Bildung von

entzündungsfördernden Substanzen. Eine stark entzündungshemmende Pflanze, die äußerlich angewendet wird, ist außerdem **Arnika**.

3. Ausleitung von entzündungsfördernden Substanzen:

Brennnessel, Birke und Goldrute wirken nicht nur entzündungslindernd, sondern haben auch entwässernde Eigenschaften. Diese macht man sich hier zunutze, damit gelenkschädigende Substanzen über den Harn aus dem Körper ausgeschieden werden und der Stoffwechsel im Bindegewebe insgesamt angeregt wird.

## ❀ Nach der Erfahrung der Heilpraktikerin

Gute Praxiserfahrungen gibt es außerdem mit **Süßholzwurzel**. Da diese nach einem ähnlichen Prinzip wie Kortison Entzündungen dämpfen kann, erscheint die Anwendung hier plausibel.

## Weitere Empfehlungen

Wohltuend bei starken Schmerzen und geschwollenen Gelenken sind kühlende Umschläge oder Teilbäder (Handbad). Während eines akuten Schubs sollten Sie die Gelenke ruhigstellen. In schmerzfreien Schüben ist mäßige Bewegung ohne Belastung hingegen wichtig, damit die Gelenke einerseits ausreichend mit Nährstoffen versorgt werden und andererseits Entzündungsmediatoren rasch abtransportiert werden. Eine natürliche Methode, die Entzündungsbereitschaft zu verringern, ist eine fleischarme Ernährung, da dem Körper dann keine entzündungsfördernden Prostaglandine zugeführt werden (siehe auch Seite 207). Ungesättigte Omega-3-Fettsäuren wirken sich hingegen positiv aus (siehe Seite 207). Bewährt hat sich auch die Einnahme von Vitamin E, da es freie Radikale unschädlich machen kann, die bei Entzündungen vermehrt gebildet werden. Außerdem hemmt es die Produktion von entzündungsfördernden Botenstoffen (Zytokinen) im Körper. Eine tägliche Dosis von 400 bis 800 IE täglich ist zu empfehlen.

## Ärztliche Hilfe

Ob es sich bei der Erkrankung um Arthrose oder um eine entzündliche Rheumaerkrankung handelt, kann mittels Bluttest und weiteren diagnostischen Maßnahmen von der Ärztin festgestellt werden. Wer von einer Arthritis betroffen ist, sollte sich auf jeden Fall in ärztliche Behandlung begeben, damit der Entzündungsprozess aufgehalten werden und die Beweglichkeit möglichst erhalten bleiben kann. Eine umgehende ärztliche Untersuchung ist vor allem bei plötzlichem Auftreten von Gelenkschmerzen, verbunden mit starker Schwellung und Hitze, angeraten.

# Bewährte Anwendungen

Zur Behandlung eines **akuten Schubs** wird ein Mono-Tee oder ein Fertigpräparat empfohlen, die mit äußerlichen Anwendungen in Form von Wickeln oder auch Teilbädern kombiniert werden können. **Langfristig** (nicht entzündliche Phase) hilft die hier angegebene Teemischung.

### Teemischung

### ✤ Mit Goldrute und Brennnessel

Für eine optimale Wirkung wurden in dieser Teemischung verschiedene entzündungshemmende und entwässernde Heilpflanzen kombiniert, deren Wirkung sich in dieser Zusammensetzung noch verstärkt. Da die volle Wirkung erst nach 3 Wochen eintritt, sollte nicht erst in einem akuten Entzündungsschub begonnen werden, sondern der Tee kurmäßig getrunken werden.

**Zusammensetzung:** 40 g Goldrutenkraut, 30 g Brennnesselblätter, 30 g Birkenblätter und 30 g Mädesüßblüten.

**Anwendung:** 1 bis 2 TL der Teemischung mit 1 Tasse heißem (nicht mehr kochendem) Wasser übergießen, 10 bis 12 Minuten zugedeckt ziehen lassen und abseihen. 4 bis 6 Wochen täglich 2 bis 3 Tassen trinken. Damit es nicht zu einer Gewöhnung kommt, sollte danach eine Pause von 2 bis 3 Wochen eingelegt werden.

**Gegenanzeigen und Wechselwirkungen:** Aufgrund der nierenanregenden Wirkung die Einnahme bei Nierenerkrankungen und Bluthochdruck zuvor mit der Ärztin abklären. Nicht anwenden bei Wassereinlagerungen infolge einer Herzinsuffizienz.

## Mono-Tee

### ❀ Süßholz

Speziell in akuten Schüben kann auch die alleinige, kurzfristige Einnahme eines Süßholztees empfohlen werden.

**Anwendung:** 1 gehäuften TL Süßholzwurzel mit 1 großen Tasse heißem (nicht mehr kochendem) Wasser übergießen, 10 bis 12 Minuten zugedeckt ziehen lassen und abseihen. An 2 Tagen in der Woche (etwa am Wochenende) können 1 bis 2 Tassen bedenkenlos getrunken werden.

**Vorsicht:** Die hier empfohlene Dosierung sollte keinesfalls überschritten werden, da es sonst zu ähnlichen Nebenwirkungen wie bei der Kortisoneinnahme kommen kann (starker Kaliumverlust und Bluthochdruck, Wassereinlagerungen).

**Gegenanzeigen und Wechselwirkungen:** Nicht in Schwangerschaft und Stillzeit, bei schweren Nierenleiden und Bluthochdruck. Bei Einnahme von entwässernden Arzneien oder Herzmedikamenten (Digitalispräparate) die Anwendung vorher mit einer Ärztin abklären.

## Teilbad

### ✤ Arnikatinktur

Bei einem entzündlichen Schub in den Fingergelenken ist ein kühles Handbad wohltuend. Die Mischung für das Handbad kann im Kühlschrank bis zu 3 Tage aufbewahrt werden.

**Anwendung:** 100 ml Arnikatinktur mit 500 ml Wasser in einer größeren Schüssel mischen und die Hände 15 bis 20 Minuten darin belassen. Täglich 2- bis 4-mal anwenden.

**Tipp:** Arnikatinktur kann auch für eine Knieauflage eingesetzt werden (siehe Seite 209).

**Nebenwirkung:** In seltenen Fällen allergische Reaktionen der Haut.

## Präparate aus der Apotheke

### ✤ Weidenrindenextrakt

Der große Vorteil der natürlichen Salicylsäuremittel gegenüber synthetischen liegt in der sehr guten Verträglichkeit. Allerdings müssen die natürlichen Salicylsäureverbindungen im Körper erst verstoffwechselt werden, weshalb sich eine Wirkung oft erst nach Stunden einstellt.

**Anwendung:** Die Anwendung (z. B. als Assalix®-Dragees, Proaktiv® Kapseln) erfolgt gemäß Beipackzettel.

**Nebenwirkungen und Gegenanzeigen:** In sehr seltenen Fällen allergische Reaktion auf Salicylverbindungen. Bei Asthma bronchiale und in der Schwangerschaft die Einnahme vorher mit der Ärztin abklären.

### ✤ Harz des Weihrauchbaums

Für eine standardisierte Wirkstoffmenge empfiehlt sich die Einnahme als Fertigpräparat (z. B. H15® Weihrauch Kapseln von Hecht-Pharma)

**Anwendung:** Die Anwendung erfolgt gemäß Beipackzettel.

**Nebenwirkung:** Selten Magenbeschwerden.

# Muskelverspannungen

*Muskelverspannungen gehören für viele Menschen zum Alltag. Nicht nur, wer körperlich hart arbeitet oder sehr viel Sport treibt, gerade auch, wer sich wenig bewegt und lange sitzen muss, hat damit zu tun.*

## Ursachen und Symptome

Muskelverspannungen bilden sich meist als Folge einer Fehlhaltung, wodurch der Muskel dauerhaft überlastet wird. Auch ein Flüssigkeits- oder Mineralstoffmangel (besonders Magnesiummangel) kann die Ursache sein. Dadurch kommt es zu Durchblutungsstörungen, die verhindern, dass die Muskeln ausreichend mit Nährstoffen und Sauerstoff versorgt werden. Letztlich funktioniert der Stoffwechsel der Muskeln dann nicht mehr richtig und in der Folge verkrampfen sie weiter. Das kann so weit gehen, dass die schmerzhaften Muskelverspannungen sich nicht mehr von alleine lösen und dann als flächenhafte Verhärtungen oder Knötchen (Myogelosen) spürbar sind. Diese Muskelverhärtungen sind es auch, die hinter den meisten Rückenschmerzen stecken.

Um dem Schmerz auszuweichen, nimmt man oft unbewusst eine Schonhaltung ein. Mit der Zeit belastet diese Fehlhaltung die Gelenke und die sie umgebenden Strukturen, es kommt zu Gelenkverschleiß, aus dem sich letztlich eine Arthrose entwickelt (siehe Seite 206).

Eine der Hauptursachen sind psychische Belastungen: Das angespannte Nervensystem führt dazu, dass sich auch die Muskulatur unwillkürlich verkrampft. Einseitige Körperhaltungen, Verschleißerscheinungen der Gelenke, Zugluft, aber auch Übergewicht oder eine dauerhafte Überbeanspruchung zählen zu den weiteren Gründen dafür, dass sich Muskelverspannungen bilden.

## Behandlungsstrategien

Bei leichteren und mittleren Muskelverspannungen und -schmerzen kommt der Behandlung mit Heilpflanzen eine wichtige Rolle zu, insbesondere, wenn sie mit Massagen und Wasseranwendungen kombiniert wird.

### ✤ Wissenschaft und Tradition

**1. Förderung der Durchblutung:**

Eine gesteigerte Durchblutung sorgt für eine bessere Nähstoffversorgung und wirkt entkrampfend auf die Muskeln. Außerdem beschleunigt sie den Abtransport von Botenstoffen, die die Entzündung vermitteln (Mediatoren). Besonders hilfreich sind hier durchblutungsfördernde ätherische Öle, wie **Rosmarin-, Wacholder**-, Latschenkiefer- oder Fichtennadelöl. Sie gelangen über die Haut in die tieferen Muskelschichten, wo sie entspannend wirken. Ebenfalls bewährt hat sich das **Johanniskrautöl,** das mit seinem Wirkstoffgemisch durchblutungsfördernd und zugleich antientzündlich wirkt. Wegen ihrer durchblutungsfördernden Eigenschaften lohnt sich zudem ein Versuch mit **Arnika**.

**2. Entzündungslinderung und Schmerzstillung:**

Bei starken Muskelverspannungen beziehungsweise muskulär bedingten Rückenschmerzen kommt eine Reiztherapie zur Anwendung: Die leichte Reizung der Nerven in der Haut und den Muskeln regt im Körper – vermittelt über Reflexe – die Produktion entzündungshemmender und schmerzstillender Stoffe an. Besonders reizend wirken das Capsaicin aus dem **Cayennepfeffer** und schwefelhaltige Glukosinolate aus dem **Weißen Senf**.

Bei chronischen Muskelschmerzen können zusätzlich Heilpflanzen eingesetzt werden, die auch zur Schmerzlinderung bei Arthritis oder Arthrose Anwendung finden (siehe Seite 210 und 206).

### Weitere Empfehlungen

Da Muskelverspannungen im Rücken in vielen Fällen auf psychische Belastungen (Stress oder Kummer) zurückgehen, ist Entspannung jetzt besonders wichtig. Neben den wohltuenden muskelentspannenden Wärmeanwendungen (siehe unten) helfen Entspannungs-CDs mit Glaubenssätzen und Affirmationen, eine andere Sichtweise auf den belasteten Alltag einzunehmen, und sorgen auf diese Weise für mehr Gelassenheit. Zu den wichtigsten Maßnahmen, um einer verkrampften Haltung frühzeitig entgegenzuwirken, zählt auch das Lösen von verspannten Muskeln: Überprüfen Sie bei lang anhaltenden und einseitigen Bewegungen (z. B. beim Autofahren oder im Büro) daher immer wieder Ihre Körperhaltung und korrigieren Sie sie dann. Wer häufiger unter Rückenschmerzen infolge von Muskelverspannungen leidet, sollte unbedingt die tiefer gelegenen, kleinen Muskeln des Rückens trainieren, beispielsweise mithilfe eines Trampolins. Diese kleinen Muskeln sind für die entscheidende Stütz- und Haltefunktion des Körpers zuständig. Hilfreich sind auch folgende Übungen: Die Schultern nach hinten kreisen lassen und die Schulterblätter hinten zusammenführen. Arme seitlich hängen lassen und kreisende Bewegungen mit dem Kopf ausführen. Einfache Yoga- oder Qigong-Übungen am Arbeitsplatz tragen bei regelmäßigem Üben ebenfalls sehr viel zur Entspannung bei.

### Ärztliche Hilfe

Sollten sich sehr starke Rückenschmerzen nach drei Tagen trotz pflanzenheilkundlicher Behandlung nicht gebessert haben, empfiehlt sich eine Abklärung durch die Ärztin. Es ist wichtig, den Schmerzen frühzeitig zu begegnen, damit sie nicht chronisch werden. Bei Schmerzen im unteren Rücken, die bis in die Beine ausstrahlen und ein Taubheitsgefühl an der Haut hinterlassen, sollte umgehend eine Ärztin aufgesucht werden, damit festgestellt werden kann, ob ein Bandscheibenvorfall – mit gefährlicher Unterversorgung der Nerven – dahintersteckt.

## Bewährte Anwendungen

Bei leichteren Verspannungen und zur Vorbeugung haben sich Auflagen und Einreibungen bewährt; wenn diese nicht helfen, empfiehlt sich ein Fertigpräparat.

#### Auflage

**✤ Weißes Senfmehl**

Das im Senfmehl enthaltene Öl wird beim Anrühren mit warmem Wasser herausgelöst.

**Anwendung:** 4 EL Senfpulver mit 50 ml lauwarmem Wasser zu einer Paste verrühren. Die Paste von der Mitte aus auf ein Baumwoll- oder Leinentuch auftragen (auf eine Fläche von ca. 10 x 10 cm). Das Tuch nun 1-mal falten und so auf die betroffene Körperpartie legen, dass die Seite mit der Paste vom Körper abgewandt ist (nicht direkt auf die Haut). Danach die Haut vorsichtig mit Wasser reinigen. Nicht länger als

10 Minuten einwirken lassen. 1-mal täglich an 3 aufeinanderfolgenden Tagen anwenden.

Vorsicht: Bei dieser Anwendung ist große Vorsicht geboten. Auf keinen Fall darf der Senf mit den Schleimhäuten (v. a. Augen) in Kontakt kommen. Wenn Sie Juckreiz oder Brennen auf der Haut spüren, sollten Sie die Anwendung sofort abbrechen.

Gegenanzeigen und Wechselwirkungen: Nur auf gesunder Haut anwenden. Eine häufigere Anwendung reizt das Nierengewebe (die Senföle werden über die Haut aufgenommen und gelangen über den Blutweg zu den Nieren) und sollte unterlassen werden.

## Bad

### ✣ Wacholder- und Fichtennadelöl

Diese ätherischen Öle üben eine muskelentspannende Wirkung aus, wodurch sich auch die Schmerzen bessern. Die Wärme des Bades verstärkt den entspannenden Effekt noch.

Anwendung: 12 Tropfen Wacholderöl *(Juniperus communis)* und 12 Tropfen Fichtennadelöl *(Abies sibirica)* mit einem halben Becher Sahne oder 3 bis 5 EL grobkörnigem Meersalz mischen und ins 36 bis 38 °C warme Badewasser geben. 20 bis 30 Minuten baden.

Gegenanzeigen und Wechselwirkungen: Nicht bei einem akuten Arthritisschub, da sich die schmerzhaften Symptome aufgrund der entstehenden Wärme sonst verschlimmern.

## Öl

### ✣ Mit Rosmarin- und Johanniskrautöl

Die Kombination dieser gut verträglichen, durchblutungsfördernden Öle hilft bei Muskelschmerzen, aber auch bei einer nicht-aktivierten Arthritis. Man kann sie regelmäßig nach einer starken Beanspruchung der Muskelpartien im Rücken oder in den Armen und Beinen als Einreibung oder für eine Massage einsetzen, um Muskelverspannungen vorzubeugen.

Zusammensetzung: 15 Tropfen Rosmarinöl *(Rosmarinus officinalis ct. Cineol)*, 15 Tropfen Wacholderöl *(Juniperus communis)*, 10 Tropfen Latschenkieferöl *(Pinus montana/mugo)* und 5 Tropfen Fichtennadelöl *(Abies sibirica)* in 50 ml Johanniskrautöl (z. B. von LUNASOL).

Alternative: Anstelle des Johanniskrautöls kann auch Arnikaöl verwendet werden (z. B. von LUNASOL).

Anwendung: Die betroffenen Muskelpartien mit dem Öl nach Bedarf einmal täglich sanft einmassieren. Das Öl ist sehr gut verträglich und kann auch über mehrere Monate zur Anwendung kommen.

Gegenanzeigen und Wechselwirkungen: In sehr seltenen Fällen allergische Reaktionen gegen die Bestandteile der Öle.

## Präparate aus der Apotheke

### ✣ Cayennepfefferextrakt

Anwendung: Die Anwendung (z. B. als Capsamol®-Salbe, Jucurbum® Wärme-Emulsion Salbe) erfolgt gemäß Beipackzettel.

Nebenwirkungen: Nur auf gesunder Haut auftragen. In sehr seltenen Fällen allergische Reaktionen auf einen der Inhaltsstoffe.

# Kopfschmerzen und Migräne

*Unter Kopfschmerzen leidet wohl jede Frau hin und wieder einmal, denn sie werden von den unterschiedlichsten Faktoren ausgelöst. Auch Migräne ist für Frauen typisch: Sie sind dreimal so oft wie Männer davon betroffen. Immerhin nimmt die Häufigkeit von Migräneattacken im Alter zwischen 40 und 50 Jahren ab.*

## Ursachen und Symptome

**Kopfschmerzen** können von zu viel Alkohol, Tabak oder Kaffee oder einem Wetterwechsel herrühren, aber auch als Begleitsymptom einer Grippe oder Folgeerscheinung von Medikamenten entstehen. Manchmal steckt auch eine Verschlechterung der Augen (Kurz- oder Weitsichtigkeit) dahinter. Psychische Belastung oder hormonelle Schwankungen vor der Menstruation oder in den Wechseljahren zählen ebenfalls zu den Auslösern. Beim sogenannten Spannungskopfschmerz wird der gesamte Kopf von einem dumpf drückenden Schmerz erfasst, der sich wie ein Ring um Stirn, Schläfen und Hinterkopf legt. Konzentrieren fällt dann besonders schwer. Neben einer erblichen Veranlagung kommt immer auch ein äußerer Faktor hinzu, der einen **Migräneanfall** auslöst – zum Beispiel Schlafmangel oder psychische Überforderung, Alkohol oder Nikotin. Meist entstehen die Schmerzen nur auf einer Kopfseite, können dann aber auf die andere Seite wechseln. Typische Begleitsymptome sind Übelkeit, Erbrechen, Licht- und Lärmempfindlichkeit. Manche Migräneattacken gehen zusätzlich mit einer Aura, also einer visuellen oder sensorischen Wahrnehmungsstörung, einher.

## Behandlungsstrategien

Werden pflanzliche Heilmittel rechtzeitig angewendet, und ist der Kopfschmerz noch nicht zu stark, leisten sie hier gute Dienste. Eine schnelle Schmerzlinderung, wie dies bei synthetischen Medikamenten der Fall ist, können Heilpflanzen allerdings nicht bewirken.

### ✤ Wissenschaft und Tradition

**1. Linderung der Schmerzen:**
Klassiker der schmerzlindernden Mittel, die die Pflanzenheilkunde parat hält, ist die **Weidenrinde**. Ihre Wirkstoffe, die Salicylsäureverbindungen, lindern auch Kopfschmerzen und Migräne. Speziell zur Vorbeugung von Migräneattacken hat sich zudem **Mutterkraut** bewährt. Hier sind es vor allem Sesquiterpene, die für ihre gefäßerweiternden und krampflösenden Eigenschaften verantwortlich sind.
Gegen die Schmerzen hilft außerdem das ätherische Öl der **Pfefferminze,** allerdings kommt hier ein ganz anderer Mechanismus zum Tragen: Über die Kälterezeptoren der Haut wirkt es lokal betäubend.

**2. Entspannung:**
Um der Überreizung der Nerven bei Kopfschmerzen und Migräne entgegenzuwirken, sind beruhigende Heilpflanzen jetzt ebenfalls wichtig (siehe Seite 130 ff.).

### Weitere Empfehlungen

Wenn Kopfschmerzen häufiger auftreten, ist es zunächst einmal entscheidend, in sich hineinzuhorchen, denn sie sind vor allem auch ein Signal des Körpers, dass etwas aus dem

Gleichgewicht geraten ist. Wenn man sich die Zeit nimmt und zum Beispiel zwei bis drei Tage frei von Terminen hält, kann das hilfreich sein, um herauszufinden, welche Umstände zu den Kopfschmerzen geführt haben. Oft stellt sich dann ein Zusammenhang zu Sorgen, genereller Reizüberflutung, Lärm oder zum Konsum bestimmter Nahrungsmittel heraus. Werden solche Besinnungstage als regelmäßiges Ritual in den Alltag eingebaut, kann das vor gefürchteten Wochenendmigräneattacken schützen. Ebenso empfehlenswert sind regelmäßig ausgeführte Visualisierungsübungen, bei denen man sich schöne Landschaften oder Erlebnisse in Erinnerung ruft, die vom Kopfschmerz ablenken. Leichte körperliche Bewegung wie Wandern oder Yoga helfen oft, den Kopfschmerz nicht stärker werden zu lassen, und können ihn sogar zum Abklingen bringen.

### Ärztliche Hilfe

Wenn neben Kopfschmerzen oder Migräneattacken Symptome wie Schwindel, Orientierungslosigkeit oder Sprachstörungen auftreten, sollte eine ärztliche Untersuchung stattfinden, damit neurologische Erkrankungen ausgeschlossen werden können. Auch wenn Sie plötzlich unter sehr starken Kopfschmerzen leiden, ist ein Besuch bei der Ärztin angeraten.

## Bewährte Anwendungen

Gegen Kopfschmerz und Migräne helfen am besten Fertigpräparate oder Einreibungen.

### Präparate aus der Apotheke

#### ✤ Weidenrindenextrakt

Die natürlichen Salicylsäureverbindungen aus der Weidenrinde müssen im Körper erst verstoffwechselt werden, was etwas dauert. Oft stellt sich eine Wirkung erst nach Stunden ein.

**Anwendung:** Die Anwendung (z.B. als Assalix®-Dragees, Proaktiv® Kapseln) erfolgt gemäß Beipackzettel.

**Gegenanzeigen und Wechselwirkungen:** In sehr seltenen Fällen allergische Reaktionen auf Salicylsäureverbindungen.

#### ✤ Mutterkrauttinktur

Diese Tinktur aus dem Mutterkraut *(Tanacetum parthenicum)* kann die Häufigkeit von Migräneattacken verringern. Sie ist zwar als homöopathisches Mittel ausgewiesen, enthält aber den vollen (nicht potenzierten) Wirkstoffgehalt.

**Anwendung:** Die Anwendung (z.B. als Nemagran® Tropfen) erfolgt gemäß Beipackzettel.

**Gegenanzeigen und Wechselwirkungen:** Nicht bei Alkoholkrankheit anwenden.

### Aromatherapie

#### ✤ Mit Pfefferminz- und Citronellaöl

Dieser Mischung ist Citronellaöl beigefügt, das eine leicht entkrampfende Wirkung besitzt und dessen angenehmer Duft gut zu dem des Pfefferminzöls passt.

**Anwendung:** 15 Tropfen Pfefferminzöl *(Mentha piperita)* und 15 Tropfen Citronellaöl *(Cymbopogon nardus)* in 30 ml fettes Öl (z.B. Jojobaöl oder Mandelöl) geben, in einen Roll-on-Stift füllen und Schläfen sowie den Nacken nach Bedarf mehrmals täglich damit einreiben.

**Gegenanzeigen und Wechselwirkungen:** Nicht bei und in der Nähe von Säuglingen und Kleinkindern anwenden – es kann zu einem gefährlichen Kehlkopfkrampf (Glottisödem, Kratschmer-Reflex) mit Atemstillstand kommen.

# Für die Haut

*Die Haut ist das größte Organ des Menschen. Sie schützt vor allem das Körperinnere vor äußeren Einflüssen, sorgt aber gleichzeitig auch für den Austausch zwischen außen und innen. Konflikte und Belastungen, aber auch Wohlergehen und Spannkraft spiegeln sich an dieser sensiblen Grenzfläche. Nicht nur Stoffwechselstörungen werden auf der Haut sichtbar, sondern auch Nervosität oder psychischer Druck sowie Umwelteinflüsse. Frauen haben eine weniger großporige Haut als Männer und eine geringere Körperbehaarung, auch verfügt ihr Unterhautgewebe über einen größeren Fettanteil. Mit der Abnahme der Östrogenproduktion in den Wechseljahren verändert sich die Haut bei ihnen schneller als bei Männern, sie wird trockener und faltiger. Etwa 30 Prozent des Kollagens gehen bereits in den ersten Jahren nach der Menopause verloren. Gerade weil sich bei Frauen oft seelische Belastungen in Hautproblemen äußern, ist nicht nur die Behandlung der Symptome wichtig, sondern ein ganzheitliches Vorgehen, das sowohl die Psyche als auch den Stoffwechsel des Körpers berücksichtigt.*

Psychische Vorgänge spielen, vermittelt über die Nerven, eine besondere Rolle für das Erscheinungsbild der Haut. Umgekehrt stellen Störungen des Hautbildes, egal, ob sie von einer vorübergehenden Akne oder einer lebenslangen Neurodermitis herrühren, für die Betroffenen eine besondere psychische Belastung dar. Manche schämen sich und fühlen sich auch im übertragenen Sinne »unrein«.

Dass die Haut so sensibel auf seelische Vorgänge reagiert, hängt mit der Entwicklung des Embryos zusammen. Aus den drei Keimblättern, die nach der Befruchtung durch Zellteilung entstanden, entwickeln sich unterschiedliche Körperstrukturen, die jedoch ein Leben lang ihre gemeinsame Herkunft nicht verleugnen können und eng miteinander verbunden bleiben:

Aus dem inneren Keimblatt (Entoderm) werden zum Beispiel die ableitenden Harnwege und die Leber. Das mittlere Keimblatt (Mesoderm) formt unter anderem Herz, Nieren und Muskeln. Das äußere Keimblatt (Ektoderm) aber bildet Sinnesorgane, das Nervensystem und die Haut aus.

## Reiz-Reaktionen

Wegen dieser gemeinsamen Entstehungsgeschichte kann sich zum Beispiel Ekel in Hautreaktionen äußern – etwa, wenn der Anblick eines ungespülten Glases ausreicht, um eine Herpesinfektion auszulösen. Die Viren nämlich, die sich in den Nervenzellanhäufungen (Ganglien) aufhalten, bleiben so lange unauffällig, bis sie durch einen nervösen Reiz in die Haut transportiert werden und dort schmerzende Bläschen auslösen. Auch die Neurodermitis wird als eine Überreaktion auf Reize angesehen – dazu können auch seelische Krisen zählen. Sie strapazieren das Nerven- und Immunsystem derart, dass der Körper ähnlich wie bei einer Allergie, mit einer überschießenden Abwehrreaktion antwortet. Als Sinnes- und Tastorgan nimmt die Haut positive Eindrücke aus der Umwelt auf, weshalb sanfte Berührungen oder Massagen sich wohltuend auf viele Beschwerden auswirken.

## Aufbau der Haut

Die Haut ist etwa 1,5 bis 4 Millimeter dick und besteht aus Oberhaut (Epidermis), Lederhaut (Korium) und Unterhaut (Subcutis). Mit einem Gewicht von 3,5 bis 10 Kilogramm ist sie das größte Organ des Menschen. Sie reguliert die Körpertemperatur, indem sie bei Wärme vermehrt Feuchtigkeit bildet (schwitzt) oder bei Kälte ihre Poren verschließt (Gänsehaut). Über die Poren werden auch Stoffwechselprodukte ausgeschieden. Der sogenannte Säureschutzmantel, der zusammen mit einer einfettenden Talgschicht die äußere Schicht der Haut bildet, hat vor allem die Aufgabe, gesundheitsschädliche Bakterien, Viren und Pilze abzuwehren. Da die Fettproduktion unter anderem von Hormonen reguliert wird, zeigen sich Veränderungen im Hormonhaushalt auch meist rasch in einer Veränderung des Hautbildes. Um all diese wichtigen Funktionen der Haut nicht zu behindern, braucht sie die passende Pflege.

## Die Basis der Hautpflege

Hautpflegeprodukte sollten keine Paraffine (Fette aus Mineralölen) enthalten. Diese Fette können nicht komplett von der Haut verstoffwechselt werden, verbleiben daher an der Hautoberfläche. Dadurch wird der hauteigene Mechanismus der Rückfettung unterdrückt und ein ständiges Nachcremen nötig. Beim Kauf von Hautpflegeprodukten sollte man daher auf die Kennzeichnung »rein pflanzlich« achten.

Als pflanzliche Fette für die Hautpflege haben sich Mandelöl, Olivenöl, Avocadoöl oder Hagebuttenkernöl bewährt, aber auch Sheabutter, Kokosfett oder Kakaobutter. Bei einem Wechsel von Mineralölprodukten zu pflanzlichen Ölen kann die Haut für einige Wochen spannen und sich gereizt anfühlen. Das lässt aber bald nach und die regenerierende Haut fühlt sich dann natürlicher und gesünder an – häufiges Nachcremen ist nicht mehr notwendig.

## Vorbeugen von Hauterkrankungen

Mit dem Alter wird die Haut dünner und verliert an Feuchtigkeit, was sich in vermehrtem Juckreiz äußert. Vor allem ab der Phase der Wechseljahre ist die Haut auf eine vermehrte **Zufuhr natürlicher Fette** von außen angewiesen. Da die Haut eine zentrale Rolle im Stoffwechsel des Organismus spielt und ihre Ausscheidungen neben Stuhlgang und Urin dazu beitragen, den Körper zu reinigen, ist sie ein wichtiges Medium in der Naturheilkunde. **Wechselduschen** mit sanften Massageabreibungen unterstützen den Hautstoffwechsel sehr gut und regen zudem die körpereigene Abwehr an.
Ebenso kann **Heilfasten** helfen, den Körper zu entgiften, was oft kurzfristige Akne hervorruft, langfristig der Haut aber guttut. Darüber hinaus spielt die Ernährung eine Rolle: Entzündungslindernd – auch bei Allergien oder Neurodermitis – wirken mehrfach ungesättigte Fettsäuren aus Leinöl oder Seefisch. Täglich etwa 1 Esslöffel Leinöl versorgt den Körper ausreichend mit den wichtigen Omega-3-Fettsäuren. **Bewegung** an frischer Luft sowie luftdurchlässige Kleidung aus möglichst natürlichen Fasern (Baumwolle oder Leinen) pflegen die Haut zusätzlich.

# Hautpflege und Schönheitstipps

*Körperpflege hat zu allen Zeiten und in allen Kulturen eine große Rolle gespielt, sowohl bei Frauen als auch bei Männern. Sie fördert das Wohlempfinden und wirkt sich so wiederum positiv auf das Immunsystem aus – wer entspannt und zufrieden ist, ist nachweislich auch besser vor Infekten geschützt.*
*Immer wieder heißt es: »Wahre Schönheit kommt von innen.« Was so klischeehaft klingt, ist tatsächlich grundsätzlich richtig. Wer selbst einmal gefastet und längere Zeit auf Kaffee, Süßigkeiten oder Softdrinks verzichtet hat, weiß, wie samtig weich sich die Haut nach einiger Zeit anfühlt. Daneben kann aber noch vieles mehr für Haut und Haare getan werden.*

## Für das Gesicht

Für die Gesichtshaut sollte grundsätzlich auf Seifenstoffe verzichtet werden, da sie die Haut stark strapazieren. Es reicht aus, Schweiß oder Schmutz des Tages mit lauwarmem Wasser abzuspülen und dann ein **Hydrolat** aus Melissenblättern oder Rosenblüten zu verwenden. Melisse und Rose werden traditionell zur Körperpflege eingesetzt, der Rosenduft hebt zudem die Stimmung und fördert das Wohlempfinden. Hierfür ein Wattepad mit dem Hydrolat gut befeuchten und das Gesicht morgens und abends sanft damit reinigen. Bei stark fettender Haut kann eine Hydrolatanwendung 2- bis 4-mal täglich wiederholt werden. Das Hydrolat kann sogar als Abschminkhilfe dienen.
Einmal wöchentlich ein **Peeling** aus Mandelkernmehl sorgt für einen frischen Teint, denn es befreit die Gesichtshaut von kleinen Schüppchen und öffnet verstopfte Poren. Dazu 2 TL Mandelkernmehl (oder Reismehl, aus dem Bioladen) mit ½ TL Honig und ½ TL Mandelöl vermischen und in die Gesichtshaut einmassieren. 3 bis 5 Minuten einwirken lassen und dann die Rückstände mit Wasser gut abspülen.
Danach kann man das Gesicht mit einer **Gesichtsmaske** aus Aloe-vera-Gel, Joghurt und Honig pflegen: Das Aloe-vera-Gel führt der Haut vermehrt Feuchtigkeit zu und Joghurt soll den Hautstoffwechsel aktivieren, was besonders müde wirkende Haut frischer erscheinen lässt. Honig hinterlässt eine samtig weiche Haut. Für die Maske 1 TL Aloe-vera-Gel (am besten frisch aus dem Inneren des Aloeblatts abgeschabt), 2 TL Naturjoghurt und ½ TL Honig gut vermischen und großzügig auf das Gesicht verteilen (Augenpartien aussparen). 20 Minuten einziehen lassen und anschließend mit lauwarmem Wasser gut abspülen. Danach die Haut bei Bedarf mit einer leichten Lotion eincremen.
Für eine selbst hergestellte **Gesichtscreme** kann das Grundrezept von Seite 239 unten variiert werden, indem beispielsweise die Basisöle (Olivenöl, Mandelöl) mit besonders pflegenden Ölen wie Avocadoöl oder Wildrosenöl gemischt werden. Gleiches gilt für den Konsistenzgeber, der durch Kakaobutter ersetzt werden kann.

## Für die Hände

Für sehr trockene, rissige Hände und Nägel hat sich ein **Balsam** (siehe Seite 239 oben) bewährt, dem folgende ätherische Öle zugesetzt werden: 8 Tropfen Immortelleöl *(Helichrysum gymnocephalium)* und 6 Tropfen Vetiveröl *(Vetivera zi-*

*zanoides)*. Vetiver wirkt hautregenerierend und stimmungsaufhellend, Immortelle ist antientzündlich und antibakteriell sowie wohltuend bei depressiver Verstimmung und Erschöpfung. Der sehr fettige Balsam am besten abens nach einem Bad, wenn Haut und Nägel weich sind, in die Hände einmassieren. Der Balsam ist bis zu 1,5 Jahre haltbar.

## Für den Körper

Vor allem wenn Sie Körperpflegeprodukte selbst herstellen, können Sie bei der Auswahl der Bestandteile auf mild pflegende Bestandteile achten. Besonders wohltuend, auch bei Problemhaut, ist eine Körperlotion mit Rosenholz, Lavendel und Ylang-Ylang. Man benötigt: 35 g Avocadoöl, 20 g Jojobaöl, 20 g Sheabutter, 10 g Kokosöl, 10 g Emulgator (z. B. Tegomuls), 55 ml Rosenblütenhydrolat, 100 ml destilliertes Wasser, 10 Tropfen Lavendelöl *(Lavandula officinalis)*, 6 Tropfen Rosenholzöl *(Aniba rosaeodora)* sowie 4 Tropfen Ylang-Ylang-Öl *(Cananga odorata)*. Die Zubereitung erfolgt nach dem Basisrezept der Gesichtscreme (siehe Seite 239). Dabei sollte immer beachtet werden: Öle und Fette (Konsistenzgeber) sowie Emulgator in einem Behälter (fette Phase) und Hydrolate und Wasser in einem anderen Behälter (wässrige Phase) im Wasserbad erhitzen. Die Lotion ist bei Raumtemperatur bis zu 6 Wochen haltbar.

Unsere Mütter kannten einen alten Trick **für trockene Ellenbogen:** Dazu in je eine halbe ausgepresste Zitronenschale ½ TL Honig träufeln und die Ellenbogen 20 Minuten lang in die auf einen Tisch gelegten Zitronenschalen stützen. Die Zitronensäure weicht die Haut auf, und abgestorbene Hautschuppen lassen sich besser entfernen. Honig bindet Wasser und wirkt einem schnellen Austrocknen und zu starker Schuppenbildung entgegen. Nach 3 bis 5 Anwendungen sind die Ellenbogen wieder weich.

## Für die Haare

Das Haar regeneriert und ernährt sich über die in der Haut sitzende Haarwurzel. Dennoch kann es je nach Härtegrad des Wassers oder Jahreszeit sowie hormonellen Schwankungen trocken oder spröde wirken. Hier eine Packung mit Kamille, Birke und Brennnessel, die sowohl für fettiges als auch trockenes Haar nützlich ist: Birke und Brennnessel sollen die Durchblutung der Kopfhaut fördern, was sich wiederum positiv auf das Haar auswirkt. Kamille soll die Haare glänzen lassen. Für die Haarpackung benötigt man 5 g Kamillenblüten, 5 g Birkenblätter, 2 g Brennnesselblätter sowie 250 ml Olivenöl und 1 Eigelb. Das Eigelb ist reich an Lezithin, ein Bestandteil aller Zellmembranen – auch der Haarzellen. Es lässt das Haar weich und glänzend erscheinen.

Die Kräuter mithilfe einer Sprühflasche leicht mit Wasser anfeuchten, 5 bis 10 Minuten ziehen lassen und in das Öl geben. In einem Wasserbad (60 bis 70 C°) 2 bis 3 Stunden ziehen lassen, dann abseihen. Für eine Packung 50 ml des erkalteten Öls mit 1 Eigelb verquirlen, auf das feuchte Haar verteilen, mit einem Handtuch abdecken und 30 Minuten einwirken lassen. Mit Shampoo gründlich auswaschen – um das Öl vollständig aus dem Haar zu entfernen, empfiehlt es sich, 2-mal zu waschen.

Die Packung kann 1-mal pro Woche durchgeführt werden und macht das Haar weich, geschmeidig und glänzend.

# Ekzeme und Neurodermitis

*Immer mehr Menschen sind von allergischen Hautkrankheiten wie Ekzemen oder Neurodermitis betroffen. Ekzeme sind entzündliche Hautveränderungen, die mit Hautrötung beginnen. Die Neurodermitis wird auch als »atopisches Ekzem« (griech. atopisch = nicht zuzuordnen) bezeichnet, was darauf hinweist, dass meist größere Hautpartien davon betroffen sind. In 80 Prozent der Fälle beginnt die Neurodermitis vor dem sechsten Lebensjahr und kann schubweise bis ins hohe Alter immer wieder in Erscheinung treten.*

## Ursachen und Symptome

Bei **Ekzemen** juckt die Haut oft, worauf sich Schuppen oder Bläschen bilden. Zum Teil nässen die Wunden, wenn sich die Haut löst. Bei sekundär auftretenden Infektionen durch Bakterien kann es zu eitriger Schorfbildung kommen. Die Ursachen für Ekzeme sind vielfältig: Häufig sind sie die Folge allergischer Reaktionen oder von Reaktionen auf die chemische Wirkung eines Stoffes (toxische Reaktionen). Schmuck, Duftstoffe, Emulgatoren, Konservierungs- und Farbstoffe in Kosmetika und Lebensmitteln können die Auslöser sein. Ebenso kann psychischer Stress die Krankheit hervorrufen.

Bei **Neurodermitis** handelt sich um einen entzündlichen Hautausschlag mit quälendem Juckreiz, besonders nachts oder bei Stress. Meist sind vor allem Kniekehlen, Ellenbogen sowie Hals und Handgelenke betroffen, der Ausschlag kann aber auch den ganzen Körper erfassen. Die Haut ist dann eher trocken und neigt zur Schuppenbildung. Durch das Kratzen entstehen nässende und blutende Hautbezirke mit Krustenbildung. Da der geschwächten Haut die Abwehrkräfte fehlen, kann sie sich gegen krankheitserregende Bakterien nicht so leicht wehren. Der häufigste Keim ist *Staphylococcus aureus*, der auf der Haut für lokale eitrige Infekte verantwortlich ist, die sich in Form von Pickeln zeigen können.

Die Haut eines Neurodermitikers reagiert sehr empfindlich auf äußere und innere Provokationsfaktoren (Trigger), etwa auf Stress, Trauer, Alkohol oder auch das Epilieren der Beine. Doch was macht die Haut so reizbar? – Die äußere schützende Hornschicht besteht aus abgestorbenen Hornzellen, die über Lipide zusammengehalten werden. Bei Neurodermitis bilden die Hornzellen und die Kittsubstanz keine dichte Barriere mehr, die Haut ist damit durchlässiger für reizende Stoffe. Dringen diese in die Haut ein, können sie entzündliche Prozesse in Gang setzen. Die Situation wird wahrscheinlich dadurch verschlimmert, dass der Körper nicht mehr imstande ist, eine wichtige entzündungshemmende und das Immunsystem regulierende Substanz, das Prostaglandin E1, zu bilden.

## Behandlungsstrategien

Bei leichten Ekzemen können durch die Behandlung mit Heilpflanzen gute Erfolge erzielt werden. Bei schwereren Verläufen unterstützt sie eine schulmedizinische Behandlung, sodass in vielen Fällen die Dosis der nebenwirkungsstarken synthetischen Medikamente reduziert werden kann. Auch bei Neurodermitis kommt die Behandlung mit Heilpflanzen unterstützend zum Einsatz, um den Juckreiz zu lindern und den Wundheilungsprozess zu fördern.

## ✤ Wissenschaft und Tradition

**1. Linderung von Juckreiz und Entzündungen:**
Sowohl bei Neurodermitis als auch bei Ekzemen gilt es, den Teufelskreis aus Entzündung, Juckreiz und erneuter Entzündung zu durchbrechen. Juckt oder nässt die Haut stark, haben sich äußerliche Anwendungen mit gerbstoffhaltigen Pflanzen, wie Walnuss oder **Zauberstrauch** (Hamamelis), bewährt. Sie schützen zudem, indem sie gewebeverdichtend wirken – so können sich Keime in der geschwächten Haut nicht vermehren. Darüber hinaus gibt es eine Reihe von Pflanzen, die die Produktion entzündungsvermittelnder Botenstoffe hemmen, indem sie die Aktivität von Enzymen aus dem Arachidonsäure-Stoffwechsel verringern (siehe auch Seite 207). Hierzu zählen **Borretschsamenöl,** Nachtkerzen- und **Leinöl,** die reich an Gamma-Linolensäure sind. Auch der **Bittersüße Nachtschatten** hat ähnlich entzündungshemmende Eigenschaften.
Stark entzündungslindernd wirkt zudem die **Kamille** mit ihrem ätherischen Öl und dessen Hauptbestandteilen Bisabolol und Chamazulen.

**2. Keimhemmung:**
Sowohl bei Ekzemen als auch bei Neurodermitis ist es wichtig, die Abwehrfunktion der Haut mit keimhemmenden Heilpflanzen zu unterstützen. Als besonders keimhemmend und zudem hautregenerierend hat sich das ätherische Öl der **Kamillenblüten** erwiesen – hier macht man sich also die verschiedensten Wirkungen dieser Heilpflanze zunutze. Daneben haben sich keimhemmende ätherische Öle bewährt, etwa **Rosenholz-,** Lavendel- und **Lemongrassöl** sowie Zistrosen-, Geranien- und Palmarosaöl.

**3. Wundheilungsförderung und Hautregeneration:**
Gegen die wunde, gereizte Haut bei Neurodermitis hilft **Johanniskrautöl.** Dessen Hauptbestandteil, das Hypericin, fördert die Wundheilung und hemmt Entzündungen.
Die in **Sanddornöl** reichlich enthaltenen B-Vitamine helfen bei der Hautregeneration. Zudem kann das Öl aufgrund seines Gehalts an Vitamin E und Karotinoiden freie Radikale abfangen, die bei einer Entzündung vermehrt gebildet werden.

**4. Entspannung und Beruhigung der Nerven:**
Neurodermitiker sollten zusätzlich für Entspannung sorgen (siehe Seite 130 ff.).

**5. Anregung des Stoffwechsels:**
Traditionell werden außerdem stoffwechselanregende Heilpflanzen bei Hautleiden eingesetzt, insbesondere solche, die Leber und Niere aktivieren. Sie sollen den Körper von Stoffwechselendprodukten entlasten, indem sie den Abbau über Leber und Niere anregen, und ihn dadurch indirekt stärken. Hier helfen **Erdrauch**, Schafgarbe und **Löwenzahn** (siehe Seite 190).

## Weitere Empfehlungen

Einer extrem trockenen oder schuppenden Haut bei Neurodermitis sollte Feuchtigkeit und Fett zugeführt werden, damit sich die stark geschädigte Haut regenerieren kann. Dies schützt auch vor Infektionen und lindert den Juckreiz. Bei Hauterkrankungen empfehlen sich besonders selbst hergestellte Cremes, zum einen, weil diese ganz sicher keine schädlichen Zusatzstoffe wie Konservierungsmittel enthalten. Zum anderen umgeht man so Produkte auf Mineralölbasis, die das Bindegewebe durch Ablagerungen unnötig belasten. Pflanzliche Öle (siehe Seite 219) hingegen integrieren sich gut in die Fette der Haut und enthalten oft wertvolle Wirk- und Begleitstoffe wie Vitamin E. Die Cremes lassen sich meist einfach herstellen (siehe auch Seite 239), und man kann so probieren, welche Bestandteile der Haut besonders guttun.

Vermieden werden sollten zudem Zusatzstoffe in Nahrungsmitteln und in Waschmitteln.
Da Ekzeme und Neurodermitis fast immer mit Stress zusammenhängen, sollten Sie versuchen, Entspannungsübungen regelmäßig in Ihren Alltag zu integrieren. Bei großer psychischer Belastung kann auch eine psychologische Unterstützung hilfreich sein.

### Ärztliche Hilfe

Wenn zusätzlich zur Entzündung Schwellungen an den Extremitäten (Beine, Arme), allgemeine Müdigkeit oder Fieber auftreten, sollte eine Ärztin aufgesucht werden. Sie kann feststellen, ob es sich um eine den gesamten Körper betreffende Entzündung handelt, und wird eine entsprechende Therapie einleiten.

## Bewährte Anwendungen

Heilpflanzen gegen Neurodermitis und Ekzeme kommen äußerlich als Wickel, Bad, Öl oder Creme zum Einsatz. Innerlich werden sie als Fertigpräparat empfohlen. Empfehlenswert ist es auch, den Stoffwechsel mit einer Teemischung aus Erdrauch und Löwenzahn anzuregen (siehe Seite 190).
Neurodermitiker reagieren oft sehr empfindlich auf einzelne Wirkstoffe. Deshalb sollten sie nicht verschiedene Anwendungen miteinander kombinieren, sondern zunächst vorsichtig mit entzündungslindernden Wickeln mit Gerbstoffen beginnen und abwarten, ob sich hier eine Besserung einstellt. Bessert sich das Hautbild dann nicht oder verschlechtert sich sogar, kann mit einer anderen Wirkstoffklasse weiter probiert werden, etwa mit einem Kamillenbad. Um herauszufinden, was einem weiterhilft, braucht man leider etwas Geduld.

### Wickel

#### ✤ Walnuss oder Zauberstrauch

**Anwendung:** 1 bis 2 EL Walnussblätter mit ½ Liter heißem Wasser übergießen, 1 bis 2 Minuten kochen lassen, 10 bis 15 Minuten ziehen lassen, abseihen und abkühlen lassen. Ein Leinentuch in den abgekühlten Tee tauchen und auf die befallenen Hautpartien auflegen. Mit einem zweiten Tuch fixieren und 20 bis 40 Minuten wirken lassen. 1-mal täglich anwenden.
**Tipp:** Besonders für Kinder geeignet ist die milder wirkende Zauberstrauchrinde, die für den Wickel in gleicher Dosierung wie die Walnussblätter angewendet wird.
**Gegenanzeigen und Wechselwirkungen:** Nicht länger als 7 bis 10 Tage anwenden, da die Haut ansonsten zu stark austrocknet.

### Bad

#### ✤ Lavendel- und Rosenholzöl

Bei sehr trockener Haut hilft ein Bad mit einem rückfettenden Öl, das sich sanft über die Haut legt. Zur Vorbeugung von Infektionen kann es zusätzlich mit keimhemmenden ätherischen Ölen kombinier werdent. Damit sich die Öle fein im Wasser verteilen, benötigt man Salz als Emulgator.
**Zusammensetzung:** 14 Tropfen Lavendelöl *(Lavandula officinalis)*, 10 Tropfen Rosenholzöl *(Aniba rosaeodora)*, 8 Tropfen Lemongrassöl *(Cymbopogon flexuosus)*, 8 Tropfen Palmarosaöl *(Cymbopogon martinii)*, 5 ml Oliven- oder Avocadoöl und 250 g Meersalz.
**Zubereitung:** Die Öle mischen, mit dem Meersalz vermengen und dann gut umrühren.
**Anwendung:** 1 EL Badesalz ins 36 bis 38 °C warme Badewasser geben und 30 Minuten baden.
**Nebenwirkungen:** In seltenen Fällen allergische Reaktionen auf einen der Bestandteile.

## Öle

### ✤ Johanniskraut

Johanniskrautöl ist mild wirksam und wird sehr gut von Babyhaut (ab dem 6 Monat) vertragen.
Anwendung: Mehrmals täglich nach Bedarf (z. B. nach dem Duschen) die betroffenen Hautstellen dünn damit einreiben.
Gegenanzeigen und Wechselwirkungen: Obwohl eine erhöhte Lichtempfindlichkeit der Haut bei der äußeren Anwendung von Johanniskraut nicht erwiesen ist, sollte danach eine intensive Sonnenbestrahlung vermieden werden.

### ✤ Lein

Leinöl enthält essenzielle Fettsäuren, das heißt, diese können vom Körper nicht selbst hergestellt werden. Da das Öl an der Luft leicht oxidiert (es wird ranzig), erfordert es eine äußerst schonende Gewinnung. Ware aus dem Reformhaus oder Bioladen garantiert dies am ehesten.
Anwendung: 1 bis 2 TL täglich. Um eine Wirkung zu erzielen, sollte eine regelmäßige Einnahme über mindestens 8 Wochen erfolgen.
Gegenanzeigen und Wechselwirkungen: Keine bekannt.

## Creme

### ✤ Mit Avocado- und Sanddornöl

Das sehr hautpflegende Avocadoöl eignet sich bestens für trockene Haut. Bei Neurodermitis und Ekzemen ist die Kombination mit hautregenerierendem Sanddornöl und keimhemmenden ätherischen Ölen ideal.
Anwendung: Die Creme wie auf Seite 239 unten beschrieben herstellen. Als ätherische Öle eignen sich Rosenholz-, Lavendel-, Lemongrass-, Zistrosen-, Geranien- und Palmarosaöl. Vom Sanddornöl reichen bereits 1 bis 2 Prozent aus, größere Mengen verfärben die Creme stark.
Gegenanzeigen und Wechselwirkungen: Keine bekannt.

## Präparate aus der Apotheke

### ✤ Bad mit Kamillentinktur

Da sich das ätherische Öl der Kamille am besten in Alkohol löst, wird hier die Tinktur empfohlen.
Anwendung: 10 bis 20 ml der Tinktur (z. B. Kamillin® Extern Robugen Bad oder Kamillenbad Intradermi®) ins 38 °C warme Badewasser geben und 30 Minuten baden. Kurmäßig 7 bis 10 Tage täglich baden.
Nebenwirkungen: In sehr seltenen Fällen allergische Reaktionen.

### ✤ Bittersüßer Nachtschattenextrakt

Damit ein ausreichender Wirkstoffgehalt garantiert ist, empfiehlt sich hier ein Fertigpräparat.
Anwendung: Die Anwendung (z. B. als Cefabene® Filmtabletten) erfolgt gemäß Beipackzettel.
Gegenanzeigen und Wechselwirkungen: Keine bekannt.

### ✤ Borretschsamenöl

Borretschsamenöl in Kapseln ist praktisch und oxidiert auch nicht so leicht an der Luft.
Anwendung: Die Anwendung (z. B. als Glandol® Forte Kapseln) erfolgt gemäß Beipackzettel.
Gegenanzeigen und Wechselwirkungen: Keine bekannt.

### ✤ Nachtkerzenöl

Alternativ zum Borretschsamenöl können Sie zum etwas günstigeren Nachtkerzenöl greifen.
Anwendung: Die Anwendung (z. B. als Epogam® Weichkapseln oder Gammacur® Kapseln) erfolgt gemäß Beipackzettel.
Gegenanzeigen und Wechselwirkungen: Keine bekannt.

# Akne

*Bei der Akne handelt es sich um eine entzündliche Hauterkrankung mit Pickeln, die in schweren Fällen Narben hinterlassen kann. Von der am weitesten verbreiteten Akneform, der Acne vulgaris, sind vor allem Jugendliche um die Zeit der Pubertät betroffen. Aber auch Erwachsene können manchmal noch einmal Akne bekommen.*

## Ursachen und Symptome

Akne entsteht, wenn die Talgdrüsen verstärkt Talg absondern und die Ausführungsgänge verhornen. Staut sich dann der Talg, bilden sich harte Pfropfen, die »Mitesser«. Bakterien, die sich von Hautfett ernähren, finden hier beste Lebensbedingungen. Platzen die Wände der entzündeten Talgdrüsen auf, dringt ihr Inhalt in das umgebende Gewebe – ein Pickel entsteht. Diese übermäßige Talgproduktion kann durch ein Übermaß an männlichen Geschlechtshormonen bedingt sein, wie dies vor allem bei Jugendlichen in der Pubertät der Fall ist. Bei vielen Frauen tritt Akne im Zusammenhang mit der Monatsblutung auf oder bei einer Schwangerschaft. Als Ursache kommen darüber hinaus seelische Belastungen, Stoffe, die die Haut reizen, oder Medikamente (beispielsweise die Pille, Kortison, Anabolika) infrage.
Mitverantwortlich an der Krankheit ist die Ernährung (insbesondere ein Mangel an Zink, an den Vitaminen D und A sowie an Omega-3-Fettsäuren). Faktoren, die die Krankheit begünstigen, sind ferner Umweltgifte (z. B. Dioxine, Schwermetalle, Teer in Zigaretten). Auch eine erbliche Veranlagung spielt in einigen Fällen eine wichtige Rolle.

## Behandlungsstrategien

Heilpflanzen können bei Akne pflegend und unterstützend wirken, nicht jedoch heilen. Die Empfehlungen stammen allesamt aus der Erfahrungsheilkunde, wissenschaftliche Belege gibt es hierzu bisher kaum.

### ✤ Wissenschaft und Tradition

**1. Hemmung von Entzündungen:**
Gegen die lokalen Entzündungen der Haut helfen die Gerbstoffe der **Zauberstrauchrinde:** Sie lindern die Entzündung, verringern den Juckreiz und fördern zudem die Wundheilung. Ähnliche entzündungslindernde Effekte hat auch die **Kamille** dank des enthaltenen ätherischen Öls und dessen Hauptbestandteilen Bisabolol und Chamazulen.
In der Volksheilkunde wird die **Gundelrebe** als »Herr des Eiters« bezeichnet und traditionell bei hartnäckigen Hautentzündungen wie auch eiternden Pickeln (Akne) eingesetzt. Sie soll leichte antibiotische Wirkungen haben, was vermutlich auf die ätherischen Öle und Gerbstoffe zurückzuführen ist.
Traditionell wird auch **Stiefmütterchenkraut** innerlich und äußerlich bei entzündlichen Hauterkrankungen eingesetzt.
**2. Anregung des Stoffwechsels:**
Der Umstellungsprozess des Stoffwechsels während der Pubertät kann mit stoffwechselanregenden Heilpflanzen unterstützt werden. Allgemein stoffwechselanregend wirkt **Löwenzahn,** eine beliebte Heilpflanze bei Hautunreinheiten in der Volksheilkunde. Ebenso in der Volksheilkunde bei Hautunreinheiten ein-

gesetzt wird das alkaloidhaltige **Erdrauchkraut,** das die Galleproduktion anregt.

## ❀ Nach der Erfahrung der Heilpraktikerin

Gute Praxiserfahrung gibt es mit weiteren Heilpflanzen bei Aknepatientinnen, die üblicherweise jedoch nicht bei Akne indiziert sind. So wirken die Gerbstoffe aus der Melisse (Lamiaceen-Gerbstoffe) keimhemmend, weshalb sie in der Volksheilkunde gegen Herpes-Infektionen eingesetzt wird. Der Einsatz der **Melisse** erscheint wegen ihrer keimhemmenden Wirkung jedoch auch bei Akne plausibel.
**Heidekraut** wird in der Volksheilkunde als Blutreinigungsmittel verwendet. Patientinnen mit Akne profitieren ebenfalls von dem Kraut als Bestandteil von Teemischungen.

## Weitere Empfehlungen

Eine starke Entfettung der Haut sollte unterbleiben, da dies nur zu einer noch stärkeren Anregung der Fettproduktion führt. Nach einer Reinigung mit einem Hydrolat (siehe unten) hat sich die Anwendung von **Heilerde** im Wechsel mit desinfizierenden und wohltuenden Auflagen aus Melisse und Kamille bewährt (siehe Seite 228). Die Bestandteile der Heilerde, ursprünglich Sedimente aus Sand und Ton, haben ein hohes Bindungsvermögen und nehmen überschüssigen Talg und Hautfett auf. Verwenden Sie anstelle von Cremes auf Mineralölbasis lieber solche, die mit pflanzlichen Ölen hergestellt wurden (siehe auch Seite 219).
Auch auf eine ausgewogene Ernährung ist zu achten. Meiden Sie insbesondere Zucker und tierische Fette und essen Sie möglichst viel Obst, Gemüse und Nüsse. Rauchen verschlechtert das Hautbild.

## Ärztliche Hilfe

Wenn mehrere Aknepickel zu einem größeren entzündlichen Hautareal zusammenfließen (Abszess), sollte zur Eindämmung der Infektion und zum Schutz vor Sekundärinfektionen die Haut ärztlich untersucht werden.

# Bewährte Anwendungen

Zur Linderung von Aknebeschwerden kommen Heilpflanzen als Hydrolat für die tägliche Reinigung zum Einsatz, daneben haben sich stoffwechselanregende Tees bewährt. Bei stärkeren Beschwerden kann zur Unterstützung zusätzlich eine Auflage oder eine Tinktur zum Einsatz kommen.

### Teemischung

#### ❀ Mit Heidekraut und Löwenzahn

Diese Teemischung enthält sowohl Heilpflanzen, die Leber und Niere mild anregen, als auch Heilpflanzen, die aus der Volksheilkunde bei Hautproblemen überliefert sind.

**Zusammensetzung:** 80 g Löwenzahnblätter und -wurzel, 60 g Heidekrautblüten, 40 g Erdrauchkraut und 30 g Gundelrebenkraut.

**Anwendung:** 1 TL der Teemischung mit 1 Tasse heißem (nicht mehr kochendem) Wasser übergießen, 10 bis 12 Minuten ziehen lassen und abseihen. Morgens und abends je 1 bis 2 Tassen trinken.

**Tipp:** Zur Wirkungsverstärkung können in den Tee 3 bis 5 Tropfen einer Stiefmütterchentinktur gegeben werden (z. B. als CERES Viola tricolor Urtinktur).

**Gegenanzeigen und Wechselwirkungen:** Bei Gallenbeschwerden die Einnahme vorher mit der Ärztin absprechen, da Erdrauchkraut die Galleproduktion anregt.

## Auflage

### Melisse und Kamille

Eine Auflage aus dem Sud von Melissenblättern und Kamillenblüten wirkt angenehm kühlend und keimhemmend.

**Zusammensetzung:** 80 g Kamillenblüten und 60 g Melissenblätter.

**Anwendung:** 30 g der Kräutermischung mit 750 ml kochendem Wasser übergießen, zugedeckt 10 bis 12 Minuten ziehen lassen und abseihen. Ein sauberes Leinentuch in den abgekühlten Sud tauchen, auf die befallenen Hautpartien auflegen und die Auflage 20 Minuten wirken lassen. Danach die Haut an der Luft trocknen lassen und mit einer leichten Creme einreiben. Bei stark geröteten, entzündeten Aknepusteln kann die Auflage 1-mal täglich, jedoch nicht länger als 7 bis 10 Tage hintereinander, angewendet werden. Dann etwa 1 Woche pausieren – damit die Gerbstoffe die Haut nicht zu sehr beanspruchen – und wiederholen.

## UNSER TIPP

**Ringelblumen-Gel gegen Narben**

Ringelblume schützt aufgrund ihrer wundheilenden Eigenschaften vor Narbenbildung nach dem Abheilen größerer Aknepusteln. Günstig ist ein Gel (z. B. Calendula 10% Gel von Weleda), da es die Haut nicht unnötig einfettet. Es wird wie eine leichte Gesichtspackung 1- bis 2-mal täglich auf die zuvor gereinigte Haut aufgetragen und zieht dann ein. Falls das Gel zu dick aufgetragen wurde, nach 20 bis 30 Minuten das überschüssige Gel vorsichtig abreiben.

**Nebenwirkungen:** In sehr seltenen Fällen allergische Reaktionen.

## Präparate aus der Apotheke

### Gundelrebentinktur

Äußerlich auf Aknepusteln aufgetragen, soll die Gundelrebentinktur desinfizierend und keimhemmend wirken. Für die innerliche Anwendung kann sie außerdem dem stoffwechselanregenden Tee (siehe Seite 227) zur Unterstützung der Wirkung hinzugegeben werden.

**Anwendung:** 3 bis 5 Tropfen Gundelrebentinktur (z. B. Glechoma hederacea Urtinktur von CERES) in den Tee geben und zusätzlich äußerlich auf einen Wattbausch geträufelt 2-mal täglich die Aknepusteln damit betupfen.

**Gegenanzeigen und Wechselwirkungen:** Keine bekannt.

## Hydrolat

### Melisse

Die Wirkstoffe der Melisse und alternativ die der Zauberstrauchrinde werden bei Akne am besten als Hydrolate eingesetzt, da sie wesentlich milder wirken als die bei der Destillation gewonnenen ätherischen Öle. Sie sind gut verträglich und können zur täglichen Reinigung der Haut verwendet werden. Während das Melissenhydrolat vor allem keimhemmend wirkt, stehen bei dem Hydrolat aus der Zauberstrauchrinde die entzündungslindernden Eigenschaften im Vordergrund. Probieren Sie einfach aus, was Ihnen hier guttut.

**Anwendung:** Mehrmals täglich das Gesicht oder andere von Akne betroffene Hautpartien mit einem in dem Hydrolat (z. B. von Maienfelser) getränkten Wattebausch reinigen.

**Gegenanzeigen und Wechselwirkungen:** Keine bekannt.

# Pilzerkrankungen der Haut

*Pilzsporen gehören zu den ältesten Lebewesen und befinden sich überall in der Luft oder in feuchten Räumen oder Böden. Nicht immer kommt es aber zu einem Ausbruch einer Pilzerkrankung an der Haut, denn ein gesundes Immunsystem ist in der Lage, diese Keime in Schach zu halten. Dennoch sind Pilzerkrankungen durchaus häufig. Vor allem unter Fußpilz leiden in den westlichen Ländern etwa 20 Prozent der Bevölkerung. Aber auch andere Körperregionen, wie die Kopfhaut, die Achselbeugen oder Genitalbereiche, können betroffen sein.*

## Ursachen und Symptome

Eine Pilzinfektion spielt sich meistens auf der Hautoberfläche, also in der Hornhaut, in den Nägeln und den Haaren sowie auf den Schleimhäuten ab. Die Haut kann dann unangenehm jucken, ist gerötet und schuppig. Oft tritt sie im Zusammenhang mit einer Pilzbesiedelung des Darms (Darmmykose) auf. Besonders häufig ist der Fußpilz, der auch als »Sportlerfuß« bezeichnet wird, weil er in dem feuchten Milieu in Turnschuhen besonders gut gedeiht. Oft betroffen von Pilzinfektionen sind auch Hautfalten, in denen ein feuchtwarmes Milieu herrscht, zum Beispiel unter den Achseln, unter den Brüsten oder in den Zehenzwischenräumen. Die Ursache ist zu über 90 Prozent der Pilz *Candida albicans,* bei Fußpilz sind es Fadenpilze (Dermatophyten). Infektionen im Genitalbereich (Genitalmykose) machen sich durch Rötung, lästiges Jucken und weißen Ausfluss bemerkbar.

Manche Grunderkrankungen, etwa Diabetes mellitus oder eine HIV-Erkrankung, erhöhen zudem die Anfälligkeit für Pilzerkrankungen.

## Behandlungsstrategien

Wenn Pilzerkrankungen ganzheitlich behandelt werden, also neben der Keimhemmung auch Magen-Darm- und Immunsystem gestärkt werden, hat die Heilpflanzenkunde gute Erfolge aufzuweisen. Selbst wenn Grunderkrankungen vorliegen, die eine Pilzbesiedlung begünstigen (Diabetes mellitus oder HIV-Erkrankung), kann die Heilpflanzenkunde noch unterstützend eingesetzt werden.

**1. Hemmung des Pilzbefalls:**
Eine Reihe von Heilpflanzen hat pilzhemmende Eigenschaften, die man sich zunutze macht: Als allgemein keimhemmend gegen Bakterien, Viren und Pilze gilt das Wirkstoffgemisch der **Ringelblume**. Ausgesprochen pilzhemmend wirken auch manche ätherische Öle wie das **Palmarosaöl** und das **australische Teebaumöl**.

**2. Stärkung des Immunsystems:**
Starke Abwehrkräfte sind genauso wichtig wie die direkte Behandlung an der pilzbefallenen Körperstelle. Hier hält die Pflanzenheilkunde eine Reihe von immunstärkenden Mitteln parat (siehe Seite 148).

**3. Unterstützung des Darms:**
Zu einer ganzheitlichen Behandlung gehört auch die Behandlung des Darms, der bei Pilzerkrankungen oft mit betroffen ist. Dies ist auch deshalb empfehlenswert, weil der Hauptteil unseres Immunsystems im Darm angesiedelt ist (siehe Seite 174). Hilfreich ist hier die innerliche Anwendung von **Myrrhe,** deren Harz pilzhemmend wirkt. Ebenfalls innerlich eingesetzt wird die **Kamille,** die ihre leicht pilzhemmende Wirkung den enthaltenen ätherischen Ölen verdankt.

### ❀ Nach der Erfahrung der Heilpraktikerin

Gute persönliche Erfahrungen gibt es auch mit der äußerlichen Anwendung von **Wermut:** Patientinnen mit Fußpilz profitierten von diesem Kraut, das in der Volksheilkunde auch wegen der keimhemmenden Eigenschaften geschätzt wird.

## Weitere Empfehlungen

Da sich Pilze vornehmlich an feuchtwarmen Körperstellen vermehren, ist an den besonders gefährdeten Bereichen, wie Achselbeugen, unter den Brüsten, aber auch den Zehenzwischenräumen, auf eine gute Belüftung der Hautregion zu achten. Bekleidung aus natürlichen Fasern wie Baumwolle oder Leinen ist solcher mit einem hohen Synthetikanteil vorzuziehen.

Achten Sie außerdem auf warme und trockene Hände und Füße: Denn nur wenn diese ausreichend durchblutet sind, wird für genügend Abwehrzellen im Unterhautgewebe gesorgt. Angeregt werden kann die Durchblutung zusätzlich mit heiß-kaltem Wechselduschen.

Zudem sollte auf eine penible Hygiene im häuslichen und öffentlichen Bereich geachtet werden, das heißt etwa Handtücher und Bettwäsche häufig wechseln und mindestens bei 60 °C waschen, Polstermöbel regelmäßig absaugen oder sich nach einem Schwimmbadbesuch vor allem auch in den Hautfalten sehr gut abtrocken.

Falls möglich, die Füße nicht den ganzen Tag in – vor allem engen – Schuhen belassen, um Fußpilz keinen Nährboden zu bieten. Ideal sind offene Schuhe ohne oder mit Baumwollsocken.

Um einem eventuellen Mitbefall des Darms zu begegnen, sollte auf Zucker und Weißmehlprodukte in der Nahrung (zumindest vorübergehend für etwa 1 Monat) verzichtet werden. Insgesamt ist eine ballaststoffreiche Ernährung mit viel Gemüse und milchsauer vergorenen Lebensmitteln (Joghurt, Sauerkraut) zu empfehlen, die den Darm und damit auch das Immunsystem stärken.

## Ärztliche Hilfe

Vermuten Sie einen Hautpilz, sollten Sie auf jeden Fall erst einmal von einer Ärztin eine Diagnose stellen lassen.

# Bewährte Anwendungen

Heilpflanzen kommen bei Hautpilzerkrankungen in erster Linie äußerlich als Bad oder Aromatherapie zum Einsatz. Zur ganzheitlichen Unterstützung der Behandlung kann die Einnahme eines Fertigpräparats sinnvoll sein.

### Fuß- oder Handbad

#### ❀ Ringelblume und Wermut

Dieses Fuß- oder Handbad ist speziell für einen Pilzbefall an Füßen oder Händen geeignet.

**Zusammensetzung:** 100 g Wermutkraut und 50 g Ringelblumenblüten.

**Anwendung:** 40 g der Kräutermischung mit 2 Liter heißem (nicht mehr kochendem) Wasser übergießen, 12 bis 15 Minuten zugedeckt ziehen lassen, abseihen und abkühlen lassen. Hände oder Füße 30 Minuten darin baden und anschließend an der Luft trocknen lassen. 10 bis 14 Tage 1- bis 2-mal täglich anwenden.

**Nebenwirkungen:** In seltenen Fällen allergische Reaktionen gegen Korbblütler (Ringelblume).

### Präparate aus der Apotheke

#### ✣ Mit Myrrhe und Kamillenextrakt

Kamillenblüten und Myrrhe haben in Studien eine hemmende Wirkung auf das Wachstum von Pilzen gezeigt, weshalb eine innere Anwendung zusätzlich zu äußeren Maßnahmen erfolgen sollte. In der Kombination mit Kaffeekohle haben sie sich besonders bewährt, um zusätzlich den Darm zu stärken.

**Anwendung:** Die Anwendung (z. B. als MYRRHINIL-INTEST® Dragees) erfolgt gemäß Beipackzettel.

**Gegenanzeigen und Wechselwirkungen:** Keine bekannt.

## Aromatherapie

### ✤ Mit Palmarosa- und Teebaumöl

Speziell bei Candida-Pilzerkrankungen in Hautfalten oder Zwischenräumen der Haut (z. B. unter den Achseln, unter den Brüsten oder in den Zehenzwischenräumen) wurden in der Praxis gute Erfahrungen mit der äußerlichen Anwendung eines Ölgemischs aus Lavendel-, Teebaum- und Palmarosaöl gemacht.

**Zusammensetzung:** 14 Tropfen Palmarosaöl *(Cymbopogon martinii)*, 12 Tropfen Teebaumöl *(Melaleuca glandulifera)* und 8 Tropfen Lavendelöl *(Lavandula officinalis)* sowie 50 ml Mandel- oder Jojobalöl als Trägersubstanz.

**Anwendung:** 1- bis 2-mal täglich die betroffenen Stellen dünn damit einreiben und mit einem Baumwolltuch bedecken, damit die Hautregionen nicht aneinanderreiben. Das Baumwolltuch mit Leukoplast oder einer Mullbinde fixieren und bis zur nächsten Ölanwendung belassen (auch über Nacht).

**Tipp:** Speziell bei Fußpilz hat sich auch die alleinige Anwendung von Teebaumöl bewährt. Dazu 1 Tropfen Teebaumöl auf ein Q-Tip träufeln und 1- bis 2-mal täglich damit die betroffenen Stellen betupfen und sie anschließend mit dünnem Stoff (z. B. einem Papiertaschentuch) für 20 bis 30 Minuten bedecken.

**Gegenanzeigen und Wechselwirkungen:** In seltenen Fällen können allergische Reaktionen auf die ätherischen Öle auftreten (mit Rötung der Haut).

## UNSER TIPP

**Melisse und Roter Sonnenhut bei Herpes**

In den westlichen Industrieländern ist der Herpes-simplex-Virus weit verbreitet. Das Virus sammelt sich in den Nervenanhäufungen an und wird meist dann wieder aktiv, wenn das Abwehrsystem geschwächt ist oder Hormonschwankungen auftreten. Äußere Reize, wie Sonneneinstrahlung, und innere Reize, wie Erkältungen, oder starke emotionale Reaktionen, wie Ekel, können das Virus »wecken«. Dann zeigt es sich an den Lippen oder der Nase mit brennenden, juckenden und schmerzhaften Bläschen. Als ausgesprochen wirksam gegen die Herpesviren haben sich die Gerbstoffe aus der Familie der Lippenblütler (Lamiaceen-Gerbstoffe) herausgestellt, allen voran die Gerbstoffe aus den Melissenblättern. Melisse sollte man für eine optimale Wirkung als Fertigpräparat (Lomaherpan® Creme) anwenden. Ein traditionelles Heilmittel bei Lippenherpes ist auch ein abwehrstärkender Lippenstift auf Basis des Roten Sonnenhuts (z. B. Echinacin® Lipstick).

KAPITEL 4

# Die Praxis der Pflanzenheilkunde

**In diesem Kapitel zeigen wir Ihnen Schritt für Schritt, wie Sie Wickel richtig anlegen, Salben herstellen und Tinkturen zubereiten können. Und Sie erfahren Grundlegendes über den Umgang mit Heilpflanzen: worauf es bei der Qualität ankommt, wie sie aufbewahrt werden sollten und was es bei der Verwendung von ätherischen Ölen zu beachten gilt.**

# Heilpflanzen einfach angewendet

*Ob als Tee oder Tropfen, Einreibung oder Wickel – Heilpflanzen lassen sich vielfältig nutzen. Um pflanzliche Heilmittel zur Behandlung von Krankheiten sicher einsetzen zu können, muss man jedoch wissen, wie man sie richtig anwendet, damit sich die Wirkstoffe voll entfalten können. Die Qualität der Ausgangsstoffe, die Dosierung und die korrekte Zubereitung sind entscheidend dafür.*

Für die Anwendung von Heilpflanzen benötigen Sie nur wenige Utensilien (meist aus der Küche): Neben Vorratsgefäßen sollten Teekanne, Sieb, Topf oder Wasserkocher, Gläser, Schneebesen, eine digitale Waage und Etiketten vorhanden sein.

## Die Qualität ist entscheidend

Pflanzenteile für medizinische Zwecke werden meist in der getrockneten Form verwendet und als »Droge« bezeichnet. Kommt es beim Tee hingegen nur auf den Geschmack und den Wohlfühleffekt an, eignen sich auch frische Pflanzenteile. Für Heilzwecke sollten Sie möglichst zu Heilpflanzen aus der Apotheke oder einem qualifizierten Kräuterladen greifen. Nur dies garantiert den vollen Wirkstoffgehalt der Pflanzen und deren fachgerechte Verarbeitung – durch falsches Trocknen etwa können Pflanzen leicht schimmeln. Bei Drogen, die reich an ätherischen Ölen sind, ist großblättrige Ware besser als stark zerkleinerte, denn aufgrund der kleineren Oberfläche verflüchtigen sich die Wirkstoffe nicht so schnell. Auch die Farbe der Droge ist ein Qualitätsmerkmal (siehe unten). Verzichten Sie zudem auf muffig riechende Pflanzen. Gut verschlossen, dunkel und bei Raumtemperatur gelagert, halten sich Heilpflanzen etwa 2 Jahre. Vergessen Sie außerdem nicht, die Vorratsgefäße mit dem Datum der Abfüllung und dem Inhalt zu beschriften, damit Sie beim regelmäßigen Überprüfen der Bestände überlagerte Pflanzen aussortieren können.

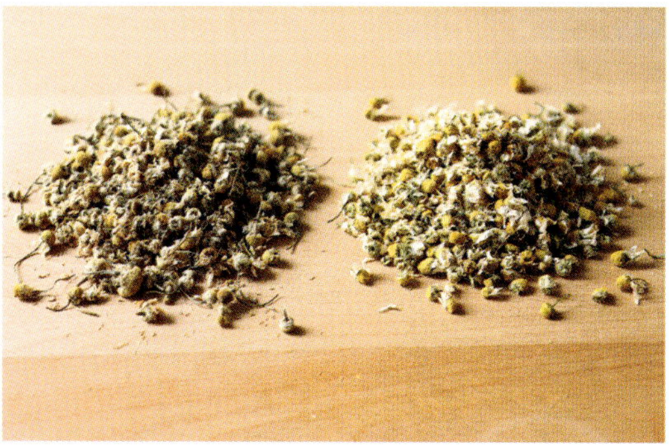

Leuchtende, satte Farben von Blüten – hier Kamille – deuten auf gute Verarbeitung hin, dumpfe gräuliche eher auf schlechte Qualität.

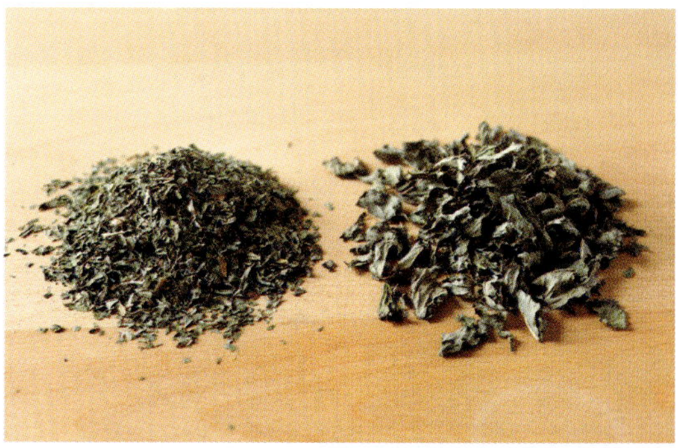

In großblättrigen Drogen (rechts im Bild) bleiben die Inhaltsstoffe besser erhalten als in stark zerkleinerten Pflanzenteilen (links).

## Die Kunst des Teerezeptierens

Die Teerezepte in diesem Buch bestehen – anders als in vielen anderen Kräuterbüchern – bewusst nur aus drei bis vier, selten mehr als fünf Pflanzen. Bei der Wahl der Pflanzen und den Mengenverhältnissen kommt es darauf an, die Leitwirkung des Basismittels (Remedium cardinale) sinnvoll durch eine unterstützende Droge (Adjuvans) mit ähnlichen Eigenschaften zu ergänzen. Bei sehr bitterstoffreichen Heilpflanzen oder Pflanzen mit kräftiger Wirkung, etwa Gerbstoffdrogen, werden oft »korrigierende« Pflanzen (Korrigenzien) zugesetzt. Sie verbessern den Geschmack oder mildern die Wirkung etwas ab. In Reformhäusern oder Drogeriemärkten angebotene Teemischungen enthalten oft auch Schönungs- und Füllmittel (Konstituens). Da diese die Wirkung der Teemischung unnötig abschwächen, sollte in medizinischen Tees darauf verzichtet werden. Das Rezeptieren individueller Tees, die neben einem Beschwerdebild auch die Besonderheiten des einzelnen Menschen berücksichtigen, überlässt man besser Fachleuten, etwa einer Heilpraktikerin. **Wichtig:** Teemischungen können sich während der Lagerung entmischen und sollten deshalb vor der Verwendung immer nochmals kurz durchgeschüttelt werden.

## Dosierungsempfehlungen beachten

Trinken Sie einen Mono-Tee (Tee aus nur einer Heilpflanzenart) oder eine Kräuterteemischung nicht länger als 4 bis 6 Wochen täglich. Auch wer jeden Tag größere Mengen Kräutertee nur zum Wohlfühlen, Entspannen und Vorbeugen trinkt, sollte bei den Kräutern häufiger abwechseln und die Teedrogen zudem eher niedrig dosieren – also etwa auf eine Kanne Tee trotzdem nur die Pflanzenmenge für eine Tassenportion verwenden. So besteht keine Gefahr einer Überdosierung der Wirkstoffe. Denn auf Dauer potenzieren sich viele Inhaltsstoffe, dann wirkt zum Beispiel der Sonnenhut immununterdrückend oder die häufig in Teemischungen enthaltene Süßholzwurzel kann den Blutdruck erhöhen und zu Ödemen führen. Halten Sie sich deshalb unbedingt immer an die Therapieempfehlungen im Buch! **Wichtig:** Für Kinder gelten grundsätzlich nochmals andere Empfehlungen als für Erwachsene (siehe Seite 25).

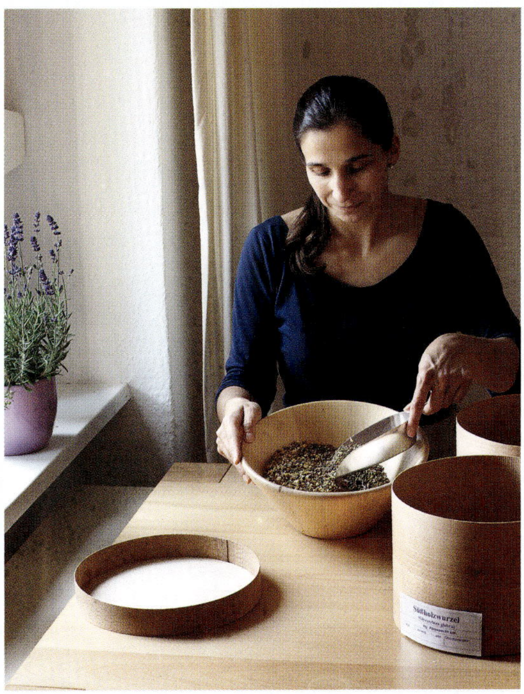


Für eine Teemischung genügen meist wenige Heilpflanzen. Je mehr Bestandteile hinzukommen, desto verwaschener ist die Wirkung.

# Tee richtig zubereiten

*Teezubereitungen zählen zu den ältesten Methoden, Pflanzenwirkstoffe medizinisch zu nutzen. Ganz nebenbei trägt das Teetrinken zur Entspannung bei und verbessert die seelische Befindlichkeit. Je nachdem, welche Pflanzenwirkstoffe gefragt sind, unterscheiden sich die Zubereitungsformen.*

## Heißwasserauszug (Infus)

Beim klassischen Heißwasserauszug werden die wasserlöslichen Inhaltsstoffe der Pflanzen schonend ausgezogen. Diese Methode eignet sich bei Blättern und Blüten mit flüchtigen Stoffen sowie fein zerkleinerten Rinden und Wurzeln. Der Aufguss sollte frisch und warm getrunken werden, da die Wirkstoffe fragil sind und sich an der Luft rasch verändern.

## Kaltwasserauszug (Mazerat)

Mit dem Kaltwasserauszug werden nur leicht wasserlösliche Inhaltsstoffe aus der Droge gelöst. Die Methode eignet sich gut für Pflanzen, bei denen sich durch Hitze neben erwünschten auch unerwünschte Stoffe (z. B. Gerbstoffe) herauslösen würden, sowie für Pflanzen mit extrem hitzeempfindlichen Inhaltsstoffen (z. B. Malven- oder Veilchenblüten). Der Auszug, für den die Droge in kaltem Wasser bei Raumtemperatur zieht, kann kalt getrunken werden. Besser bekömmlich ist er aber, wenn er zuvor leicht erwärmt wurde.

## Abkochung (Dekokt)

Aus vielen Hölzern, Rinden oder Wurzeln lassen sich die gewünschten Inhaltsstoffe nur optimal herauslösen, wenn die zerkleinerten Pflanzenbestandteile einige Minuten in Wasser gekocht werden.

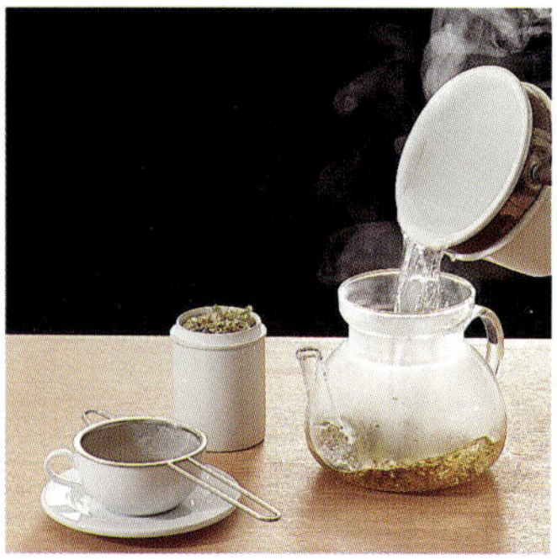

Für den **Heißwasserauszug** je Tasse 1 bis 2 TL Droge in eine Kanne geben. Mit 150 ml heißem (nicht mehr kochendem Wasser) übergießen. Zugedeckt 10 Minuten ziehen lassen und abseihen.

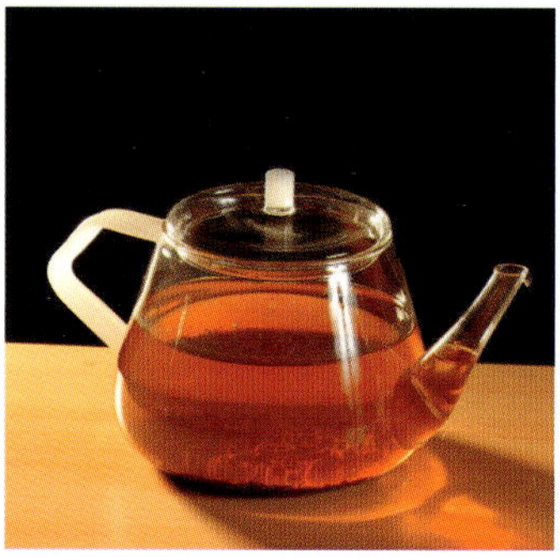

Für den **Kaltwasserauszug** je Tasse 1 bis 2 TL Droge in die Kanne geben. Mit 150 ml kaltem Wasser übergießen. Zugedeckt 2 bis 8 Stunden ziehen lassen, ab und zu umrühren. Abseihen.

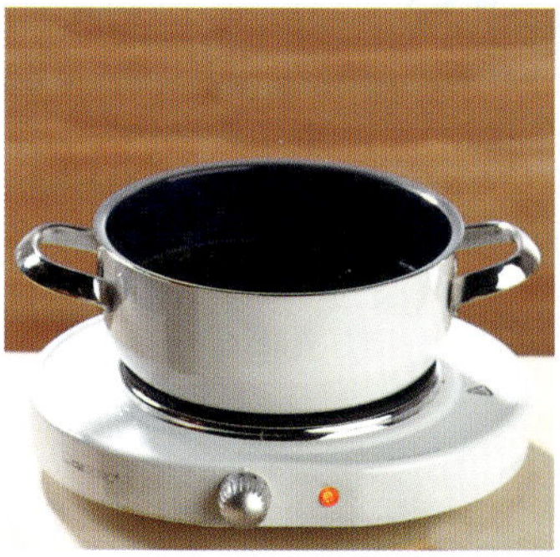

Für die **Abkochung** je Tasse 1 bis 2 TL Droge in einen Topf geben. Mit 200 ml kaltem Wasser übergießen. Mischung zum Kochen bringen und 5 bis 10 Minuten zugedeckt köcheln lassen. Abseihen.

# Ölauszüge und Tinkturen

*Möchte man sich aus einer Pflanze neben den wasser- auch die alkohollöslichen Inhaltsstoffe zunutze machen, eignet sich eine Tinktur. Kommt es hingegen überwiegend auf die fettlöslichen Wirkstoffe (z. B. Flavonoide) an, hat sich der Ölauszug bewährt. Die Zubereitungsweise ist ähnlich.*

## Herstellung eines Ölauszugs

Mithilfe von Pflanzenöl (z. B. Oliven- oder Sonnenblumenöl) lassen sich viele ätherische Öle, sekundäre Pflanzenstoffe oder fettlösliche Vitamine aus Pflanzen herauslösen. Die Herstellung eines sogenannten Ölmazerats braucht etwas Geduld, da der Ansatz mehrere Wochen ziehen muss (siehe Bilder unten). Das Öl kann als Massageöl verwendet oder Salben und Cremes zugesetzt werden.

## Herstellung einer Tinktur

Werden die Wirkstoffe mit Alkohol ausgezogen, spricht man von einer »Tinktur«. Alkohol löst nicht nur andere Stoffe als Wasser, sondern wirkt auch konservierend. Eine Tinktur lässt sich so für rund 24 Monate vorrätig herstellen. Je nachdem, welche Wirkstoffe herausgelöst werden sollen, wird 40-, 50- oder 70-prozentiger Alkohol verwendet. Die Herstellung (siehe unten) erfolgt analog zum Ölauszug mit Alkohol, dessen Konzentration Sie auf dem Etikett notieren sollten, etwa »Melissentinktur, 40 % Alkohol, 21.6.2011«. **Wichtig:** Tinkturen sind hochwirksame Arzneien und mit Flüssigkeit verdünnt immer nach Dosierungsempfehlung einzunehmen. Leber- oder Alkoholkranke dürfen sie wegen des Alkohols nicht verwenden. Schwangere sollten eine Verwendung immer mit der Ärztin oder Hebamme abklären.

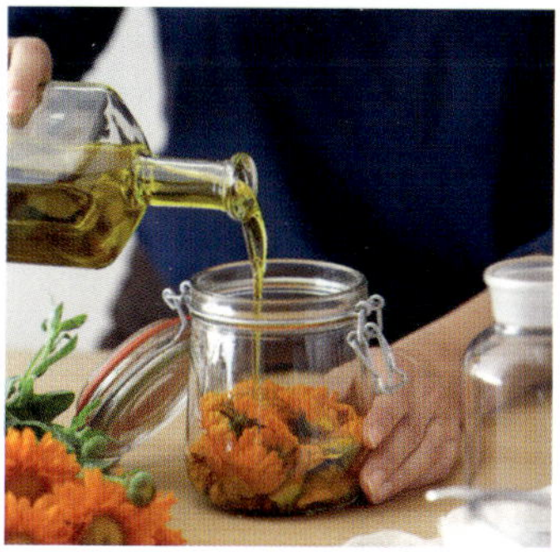

**1.** Für einen **Ölauszug** 1 Handvoll Ringelblumen in ein großes, sauberes Glas geben und mit Öl vollständig bedecken. Faustregel für die Mengen: ein Drittel Kräuter, zwei Drittel Flüssigkeit.

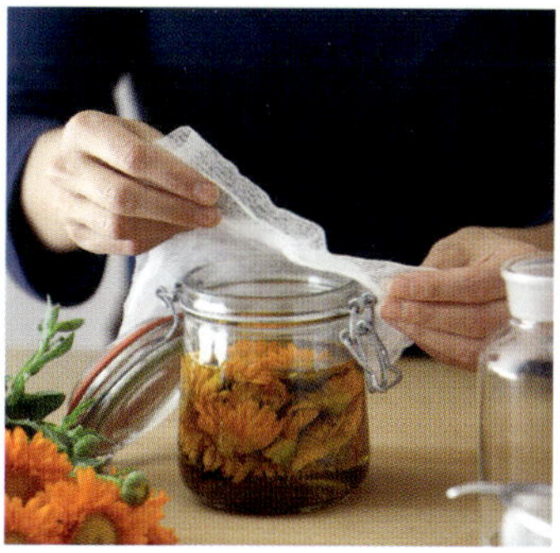

**2.** Glas mit Gaze verschließen, alles vorsichtig umschwenken. An einem hellen Ort bei Zimmertemperatur 3 Wochen durchziehen lassen. Täglich mindestens 1-mal durchschwenken.

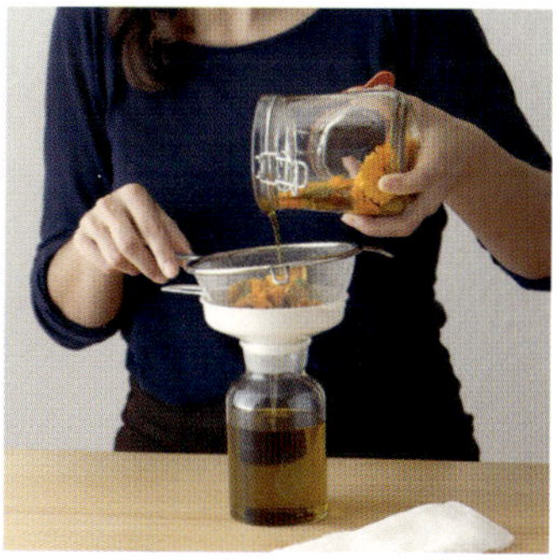

**3.** Öl anschließend durch ein Tuch oder einen Filter in eine saubere dunkle Flasche abseihen und etikettieren. Gut verschlossen, dunkel und kühl aufbewahrt hält es sich 6 bis 12 Monate.

# Salben und Cremes zubereiten

*Die Fette aus Cremes und Salben bilden einen Schutzfilm auf der Haut und sorgen dafür, dass die Pflanzenwirkstoffe in die tieferen Hautschichten eindringen können. Während Salben rein fetthaltige Zubereitungen sind, haben Cremes neben dem Fettanteil einen hohen Wassergehalt.*

## Salbe oder Creme?

**Salben** werden mit Fett, Öl oder Wachs zubereitet und enthalten kein oder ganz wenig Wasser. Die Pflanzenwirkstoffe werden durch Erwärmen in der Salbenbasis gelöst oder als Ölauszug, Tinktur oder ätherisches Öl zugefügt. Wegen des hohen Fettgehalts wird Salbe vor allem genutzt, wenn die Haut besonderen Schutz vor Austrocknung benötigt oder die Wirkstoffe tief eindringen sollen (z. B. bei Atemwegserkrankungen). Ein **Balsam** ist durch die Herstellung mit Harzen oder einem hohen Bienenwachsanteil eine feste Salbe, die sich erst bei Körperwärme verflüssigt.

Für eine **Creme** werden zwei an sich nicht mischbare Flüssigkeiten (hier Fette/Öle und Wasser) durch die Zugabe eines Emulgators verbunden. Bewährt hat sich Tegomuls HT, ein Emulgator auf Palmölbasis aus der Lebensmittelindustrie. Damit hergestellte Cremes binden viel Wasser und ziehen gut in die Haut ein. Die Pflanzenwirkstoffe können im Öl (z. B. Ölauszug) oder im Wasser (z. B. Tee, Tinktur oder Hydrolat) enthalten sein oder als ätherisches Öl zugefügt werden.

## Die Basis: Fette, Öle, Wachse

Die Grundlagen für Salben und Cremes sind Basisöle und Konsistenzgeber. Die **Basisöle** enthalten aktive biologische Wirkstoffe, wie fettlösliche Vitamine und mehrfach ungesättigte Fettsäuren. Damit wirken sie vor allem auf den Stoffwechsel der Haut und tragen zu ihrer Regeneration bei. Für alle Hauttypen eignet sich Oliven-, Sonnenblumen-, Sesam- oder Mandelöl. Weitere Öle – allein oder mit einem anderen Basisöl – pflegen die Haut individueller: Avocadoöl ist stark fettend, beruhigend und stärkend; Jojobaöl zieht schnell ein, pflegt in der Tiefe und ist antiallergen; Johanniskrautöl hilft bei Problemhaut, da es durchblutungsfördernd, beruhigend, juckreizstillend und wundheilend wirkt. Noch spezieller sind Nachtkerzenöl (sensible, trockene Haut), Sanddornöl (entzündungshemmend, hautregenerierend) und Wildrosenöl (trockene Haut; entzündungshemmend).

**Konsistenzgeber** sind Fette, die eine Creme oder Salbe streichfähig und stabil machen. Während das gut hautverträgliche und leicht antibiotische Bienenwachs eine feste Struktur verleiht, ergibt Kakaobutter weiche Cremes, die gut einziehen. Für empfindliche, zum Jucken neigende Haut eignet sich das kühlende Kokosöl sehr gut, besonders weich und geschmeidig wird die Haut mit Sheabutter.

**Wichtig:** Achten Sie bei der Zubereitung auf Sauberkeit, denn Keime können zum raschen Verderb führen. Kühl und dunkel gelagert hält sich eine Salbe ca. 6 Monate, ein Balsam etwa 1 Jahr und eine Creme aufgrund des höheren Wassergehalts nur 2 bis 6 Wochen.

## Basisrezept für Balsam mit Lavendelöl

Der Balsam enthält als Zusatz Lavendelöl, das gut verträglich ist und beruhigend auf Haut und Psyche wirkt. Natürlich eignen sich auch andere ätherische Öle. Sie benötigen für ca. 110 g Balsam 100 g Öl (z. B. Olivenöl), 10 g geraspeltes Bienenwachs und 10 bis 15 Tropfen Lavendelöl.

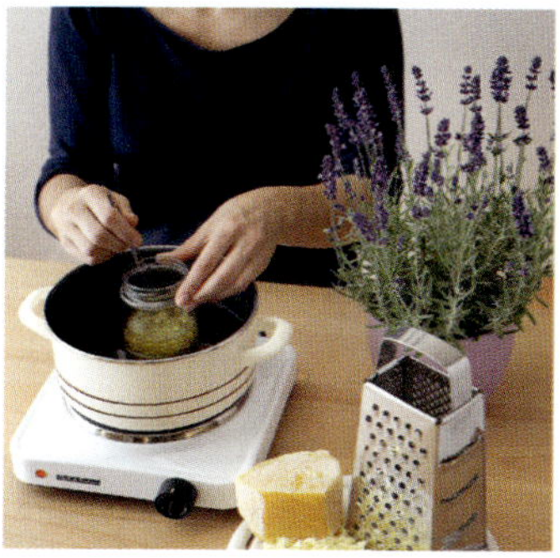

**1.** Öl mit Wachs in einem Glas im Wasserbad unter Rühren langsam erwärmen, bis sich das Wachs gelöst hat.

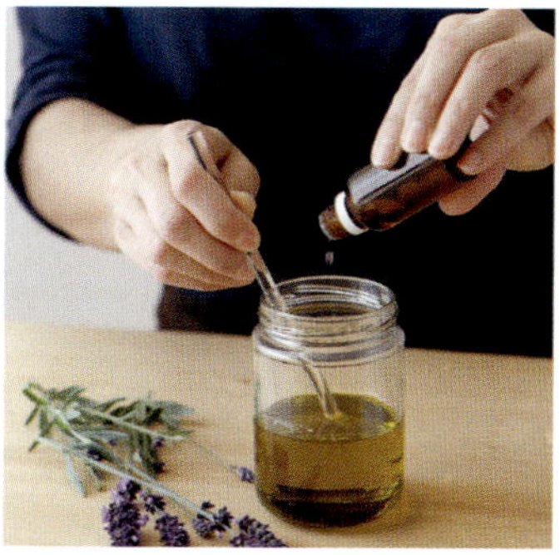

**2.** Vom Wasserbad nehmen und unter die fertige, handwarme Mischung das ätherische Öl rühren.

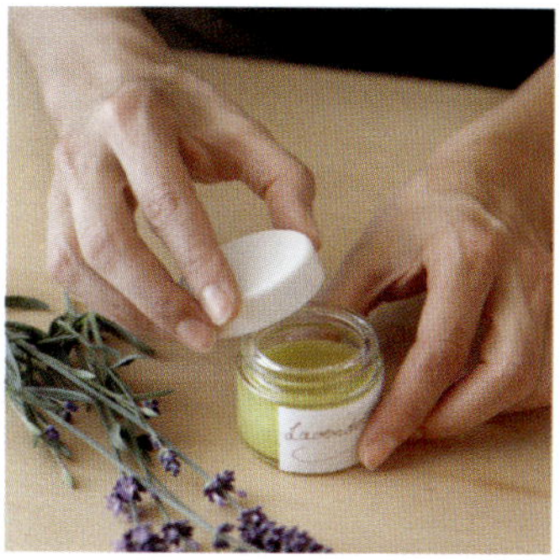

**3.** In den Tiegel füllen und mit einem Tuch bedeckt abkühlen lassen. Verschließen und beschriften.

## Basisrezept für Gesichtscreme mit Duftgeranienöl

Durch Geranienöl wirkt diese leichte Tagescreme beruhigend und keimhemmend. Sie benötigen für ca. 100 g Creme 5 g Emulgator (z. B. Tegomuls), 15 g Öl (z. B. Olivenöl), 5 g Konsistenzgeber (z. B. Sheabutter), 75 ml Wasser (oder Hydrolat) und 10 bis 12 Tropfen Duftgeranienöl.

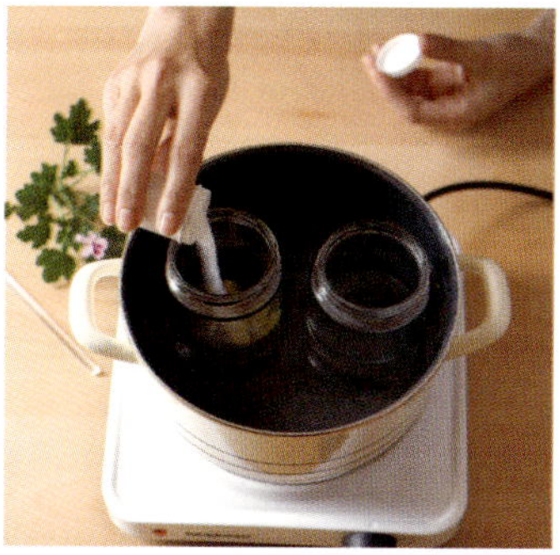

**1.** Öl, Emulgator und Konsistenzgeber in einem Glas im Wasserbad auf 60 bis 70 °C erwärmen, bis alles flüssig ist. Wasser im selben Wasserbad auf 60 bis 70 °C erwärmen.

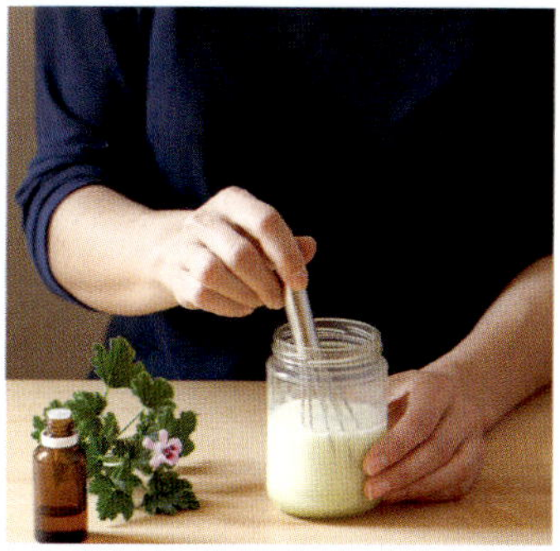

**2.** Wasser langsam mit dem Schneebesen einrühren. Mindestens 15 Minuten weiterrühren (mayonnaiseartige Konsistenz). Ätherisches Öl unter die handwarme Creme rühren.

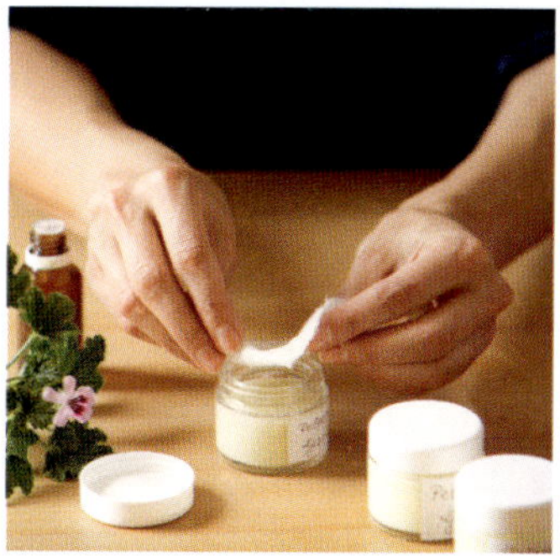

**3.** In einen sauberen Tiegel füllen und mit einem Tuch bedeckt abkühlen lassen. Verschließen und beschriften. Bei Raumtemperatur ist die Creme 2 bis 6 Wochen haltbar.

# Ätherische Öle

*Seit Jahrtausenden setzen Menschen gezielt Düfte für ihr Wohlbefinden ein – sei es als Badezusatz oder Parfum. Auch in der Pflanzenheilkunde hat die Aromatherapie mit ätherischen Ölen ihren festen Platz. Diese bestehen aus den flüchtigen, in Wasser nur teilweise oder nicht löslichen Pflanzenbestandteilen und zeichnen sich durch deren charakteristischen Duft aus, sie sind sozusagen die »Essenz« der Pflanze.*

## Naturreine Kostbarkeiten

Gewonnen werden ätherische Öle entweder durch das Auspressen von Zitrusfruchtschalen oder die Wasserdampfdestillation von Blüten, Blättern, Wurzeln, Rinden (z. B. Zimt, Sandelholz), Samen (z. B. Karotten) oder Früchten (z. B. Fenchel, Kümmel). Auch die Extraktion mit einem Lösungsmittel wie Alkohol oder Hexan ist möglich. Die aufwendige Gewinnung und die geringe Ausbeute machen naturreine ätherische Öle so wertvoll.

Die Wirkstoffe nimmt der Körper großteils über die Haut auf, einen Teil – so bei einer Inhalation (siehe Seite 243) – auch über die Atmung. Über die Nase gelangen die Stoffe zudem zu den Riechzentren im Gehirn und beeinflussen so die Psyche.

## Einkauf und Lagerung

Kaufen Sie ätherische Öle möglichst mit Rohstoffen aus kontrolliert biologischem Anbau – strenge Kontrollen sichern eine gute Qualität. Folgende Kriterien helfen bei der Beurteilung:

- Handelt es sich um 100 Prozent reines ätherisches Öl? Hinter »Parfumöl« oder »naturidentisch« verbirgt sich ein synthetisches Öl, das nie die fein abgestimmten Wirkstoffe eines echten ätherischen Öls enthält.
- Ist die deutsche und die lateinische botanische Bezeichnung der Herkunftspflanze angegeben? Nur so lassen sich Verwechslungen mit anderen Arten vermeiden.
- Ist der Pflanzenteil, aus dem das Öl gewonnen wurde, vermerkt? Ein ätherisches Öl aus der Zimtrinde ist zum Beispiel ganz anders als eines aus dem Zimtblatt.
- Ist das Öl gestreckt? Die Art des Zusatzes und das Mischungsverhältnis müssen genannt sein. Diese Öle sind sehr viel preiswerter, aber dennoch völlig in Ordnung.
- Ist eine Chargennummer (Kontrollnummer) angegeben? Diese dient der eindeutigen Identifizierung des Öls.

Einige ätherische Öle oxidieren und verharzen leicht bei häufigem Luftkontakt und sollten daher in dunklen Flaschen bei Raumtemperatur und vor Licht geschützt aufbewahrt werden. Fruchtige und zitronenartige Öle und Teebaumöl halten sich so etwa 3 Monate, Blütenöle etwa 3 Jahre.

## Vielfältig in der Anwendung

Ätherische Öle werden vorrangig äußerlich angewendet. Des Weiteren können sie in geringer Dosierung innerlich eingenommen werden, etwa bei einer Erkältung 1 Tropfen Eukalyptusöl mit etwas Honig als Emulgator in eine Tasse Tee geben. Hier gilt jedoch besondere Vorsicht, denn bei falscher Anwendung können die Öle die Magen- und Darmschleimhaut stark reizen. Bei Unsicherheit ist es deshalb besser, zu standardisierten Fertigprodukten aus der Apotheke zu greifen, etwa zu magensaftresistenten Gelatinekapseln.

Da ätherische Öle hochkonzentriert sind, werden sie immer verdünnt: Sie werden in Salben und Cremes gerührt; oder 3 bis 6 Tropfen kommen in eine Schale mit heißem Wasser – das reicht zur Raumbeduftung oder als Zusatz für Wickel aus. Für ein Körperöl werden je nach Hautempfindlichkeit 10 bis 20 Tropfen in ein Trägeröl (z. B. Mandelöl, Jojobaöl) gemischt. Mit etwas Emulgator (z. B. Sahne) wird daraus ein Badezusatz.

**Wichtig:** Der Umgang mit ätherischen Ölen ist nicht harmlos! Halten Sie sich deshalb bei der Verwendung an gesicherte Empfehlungen, wie sie etwa bei den Beschwerdebildern in diesem Buch gegeben werden. Eine Überdosierung – bei ätherischen Ölen ist das manchmal nur 1 Tropfen – kann zu Kopfschmerz, Benommenheit, Schwindel und Übelkeit führen. Für Schwangere und Kinder ist die Verwendung nur nach Absprache mit einer Ärztin ratsam. So können mentholhaltige Öle wie Minze bei Kindern zu Atemwegsproblemen bis hin zu Erstickungsanfällen führen, oder Wacholderöl kann bei Schwangeren Wehen auslösen.

## Handmassage mit ätherischem Öl

Eine Handmassage mit ätherischen Ölen wirkt nicht nur durchblutungsanregend und pflegend auf die Hände, sondern hat auch einen entspannenden Effekt auf den gesamten Körper. **Wichtig:** Die Massage sollte nur bei gesunder und unverletzter Haut durchgeführt werden.

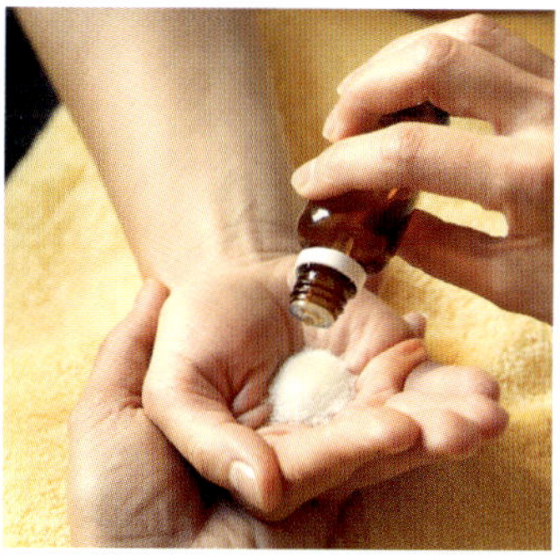

**1.** Auf die Handinnenfläche der zu massierenden Person 1 gehäuften TL Zucker geben und 2 bis 3 Tropfen ätherisches Öl darauf träufeln (am besten eignen sich frische Düfte, z. B. Lemongrass- oder Palmarosaöl).

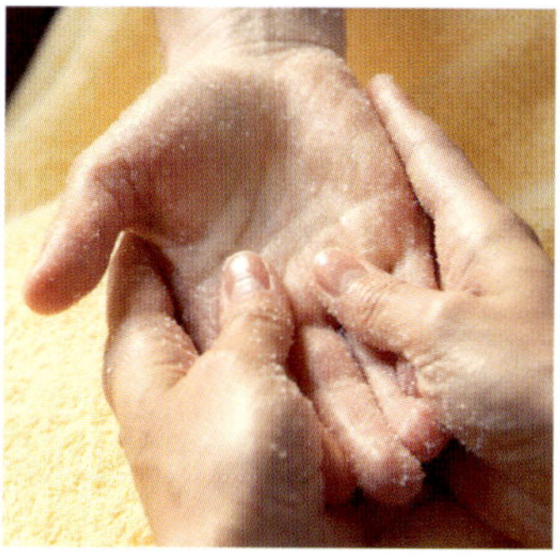

**2.** Die Hilfsperson beginnt von der Mitte aus den Zucker mit den Daumen in kreisenden Bewegungen sanft einzumassieren. Auf diese Weise den Zucker sowohl auf der Handinnenfläche als auch -außenfläche verteilen.

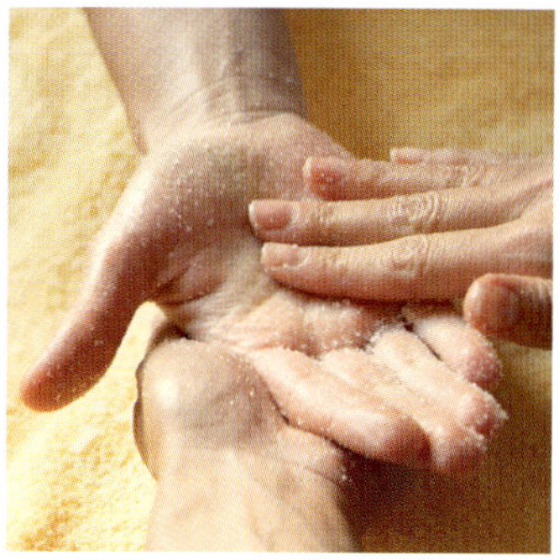

**3.** Abschließend die Hand mit gestreckten Fingern sanft und ohne Druck ausstreichen. Dann die Massage an der anderen Hand ebenso durchführen. Anschließend die Hände gründlich waschen und eincremen.

# Bäder mit Heilpflanzenzusätzen

*Einfach mal abschalten und entspannen – ein warmes Vollbad kann hier Wunder wirken. Doch Bäder können noch mehr: Mit Pflanzenzusätzen haben sie in der Therapie zahlreicher Erkrankungen einen hohen Stellenwert. Sie können anregend oder entspannend sein, und je nachdem, ob es sich um ein Voll- oder ein Teilbad (Sitz-, Arm- oder Fußbad) handelt, auf den gesamten Organismus oder lokal wirken.*

## Badezusätze mit Heilwirkung

Bäder werden meist mit einem Wasserauszug (Tee) der Heilpflanze zubereitet. Ätherische Öle als Badezusatz sollten emulgiert werden, damit sie sich mit dem Wasser verbinden (siehe unten). Sonst schwimmt das Öl nur auf der Oberfläche und legt sich als Film auf die Haut. Über die Haut und bei einem Vollbad durch den Wasserdampf auch über die Atemwege entfalten die Zusätze ihre Wirkung: Arm- und Fußbäder fördern insgesamt die Durchblutung und stabilisieren den Kreislauf, Sitzbäder fördern die Durchblutung im Beckenbereich und lindern lokale Entzündungen.

## Die Wirkung der Temperatur

Neben dem Badezusatz entscheidet auch die Wassertemperatur über die Wirkung. Bäder mit einer Temperatur von 36 bis 37 °C entspannen den Körper, wärmere Bäder regen an, ab 40 °C kann ein Bad auch erschöpfen. Da jedes Bad eine gewisse Belastung für den Körper darstellt, gilt immer: Gönnen Sie sich im Anschluss mindestens 30 Minuten Ruhe. **Wichtig:** Personen, die unter Herz-Kreislauf-Störungen, zu niedrigem oder zu hohem Blutdruck leiden oder herzkrank sind, sollten medizinische Bäder nur nach Absprache mit der Ärztin durchführen.

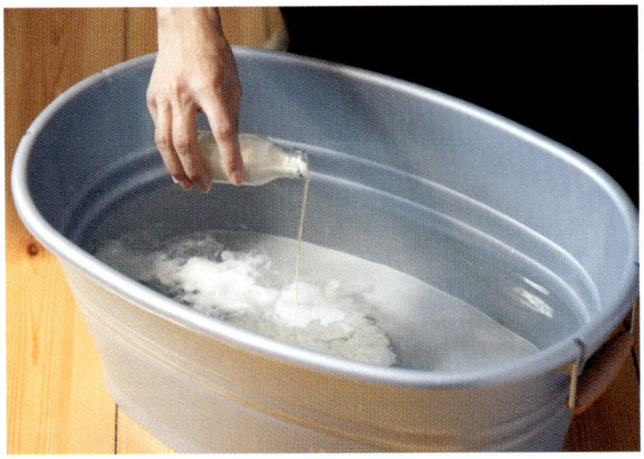

**1.** Für ein **Fußbad** 3 bis 5 Tropfen ätherisches Öl mit etwa 50 Milliliter Sahne oder Milch verrühren bzw. mit 2 EL grobem Meersalz mischen (für ein Vollbad etwa die doppelten Mengen). Badezusatz in die mit etwa 37 °C warmem Wasser gefüllte Wanne rühren.

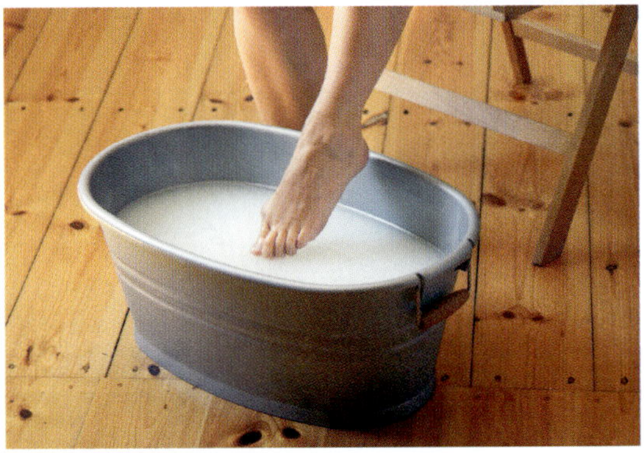

**2.** Bequem hinsetzen und die Füße ins Wasser stellen, dabei mit den Zehen die Wassertemperatur prüfen. Die Füße 15 bis 30 Minuten baden, dabei zwischendurch eventuell warmes Wasser nachgießen. Anschließend abtrocknen, Socken anziehen und mindestens 30 Minuten ruhen.

# Dampfbäder und -inhalationen

*Erkrankungen der Atemwege und Hauterkrankungen im Gesicht, etwa Akne, sprechen sehr gut auf eine Behandlung mit Wasserdampf an. Heilpflanzenbestandteile mit leicht flüchtigen Inhaltsstoffen, wie Kamillenblüten, Lavendel oder Thymian, sind ideale Zusätze, ebenso wie deren reine ätherische Öle. Über den aufsteigenden Wasserdampf entfalten sie dann ihre Wirkung auf den Organismus.*

## Die Atemtechnik ist entscheidend

Während die Wirkstoffe bei einer Wasserdampfinhalation über die Atmung in den Körper gelangen, werden sie bei einem Dampfbad hauptsächlich von der Haut aufgenommen. Die Atemtechnik entscheidet über die Art der Anwendung: Bei einem Dampfbad wird normal ein- und ausgeatmet, bei einer Inhalation hingegen ist es wichtig, langsam und tief einzuatmen (siehe Bilder).

## Die Wirkstoffe bestmöglich nutzen

Die verwendeten Heilpflanzen werden entweder in zerkleinerter Form oder als ätherisches Öl in eine Schüssel gegeben und mit kochendem Wasser übergossen. Ein großes über den Kopf gelegtes Handtuch lenkt den Wasserdampf mit den heilenden Zusätzen ins Gesicht und sorgt dafür, dass nicht zu viel Dampf in die Umgebung entweicht. Nach der Anwendung sollte noch eine Ruhezeit von etwa 30 Minuten eingehalten werden. Die Häufigkeit der Anwendung richtet sich nach den Angaben beim jeweiligen Beschwerdebild. Als Faustregel gilt: Eine Inhalation kann im Akutfall 2- bis 3-mal täglich, ein Dampfbad 1-mal täglich (am besten abends) durchgeführt werden.

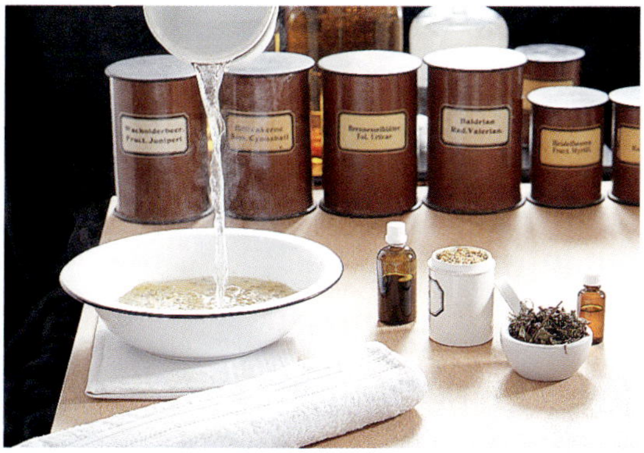

**1.** Für ein **Dampfbad** oder eine **Inhalation** eine Handvoll Pflanzenteile oder 3 bis 7 Tropfen ätherisches Öl in eine Schüssel geben und mit 2 Liter heißem Wasser übergießen. Kopf nicht zu nah darüber halten (Verbrennungsgefahr!) und mit einem Handtuch bedecken.

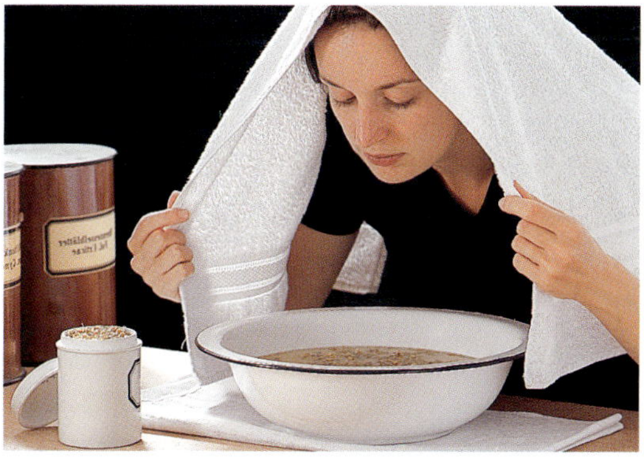

**2.** Für eine **Inhalation** den aufsteigenden Dampf langsam und tief etwa 5 bis 10 Sekunden einatmen, den Atem kurz anhalten und dann normal und langsam ausatmen. Bei einem **Dampfbad** kann ganz normal geatmet werden. Anwendung etwa 10 Minuten durchführen.

# Rund um Wickel und Auflagen

*Ein bewährtes Mittel bei akuten und chronischen Beschwerden sind Wickel und Auflagen, bei denen mehrere Schichten von feuchten und trockenen Tüchern auf die Haut gelegt werden. Der dadurch ausgelöste Kälte- oder Wärmereiz erhöht die Durchblutung und verbessert die Stoffwechselaktivität, durch die Reizweiterleitung über das Nervensystem werden auch die inneren Organe erreicht. Neben dem wärmenden oder kühlenden Effekt macht man sich dabei die Wirkung von Heilpflanzen zunutze.*

## Wickel

Da sich die Wirkung von Heilpflanzen vor allem durch Wärme und Feuchtigkeit entfalten kann, spielen in der Pflanzenheilkunde feuchtwarme Wickel eine große Rolle. Sie wirken vor allem schmerzlindernd und krampflösend, indem sie die Muskulatur entspannen und die Durchblutung anregen. Ein klassischer feuchtwarmer Wickel ist etwa der Leberwickel (siehe Bildfolge nächste Seite oben).
Dafür wird das zu behandelnde Körperteil mit drei Tuchschichten eingehüllt. Ein saugfähiges **Innentuch** aus Leinen oder Baumwolle dient als Träger für die in Flüssigkeit enthaltenen Pflanzenwirkstoffe, indem es damit getränkt wird. Manche Pflanzen werden auch direkt auf den Körper aufgelegt (z.B. Kohlwickel) oder als Brei auf das Innentuch gegeben (z.B. Kartoffelwickel). Ein etwas größeres **Zwischentuch** aus Baumwolle oder eventuell Leinen hält die Feuchtigkeit des Innentuchs vom abschließenden Außentuch fern. Auf jeden Fall muss das Zwischentuch wasserdurchlässig sein, da der Temperaturreiz nur durch die Verdunstung zustande kommt. Als Material für das **Außentuch** eignet sich Wolle oder Flanell sehr gut, da diese Wärme sehr gut speichern und ein vielfaches ihres Eigengewichts an Wasser aufnehmen können. Das Außentuch sollte etwas größer als die inneren Tuchschichten sein und sich vollständig um den Körper wickeln lassen. Damit keine Luftbrücke entsteht, ist es entscheidend, das Außentuch faltenfrei und straff um den Körper zu wickeln.
Bei allen Wickeln ist die regelmäßige Kontrolle wichtig: Liegt der Wickel noch straff an? Ist der Wickel schon zu sehr abgekühlt? Erfüllt er die gewünschte Wirkung nicht mehr, muss der Wickel entfernt oder gewechselt werden.

## Kompressen und Auflagen

Im Gegensatz zu einem Wickel ist eine Kompresse oder Auflage ganz gezielt auf eine kleinere zu behandelnde Körperstelle beschränkt. Dafür wird ein mit Flüssigkeit getränktes Tuch auf die betroffene Stelle gelegt oder aber ein Pflanzenbrei auf das Tuch gegeben. Bewährt hat es sich auch, die heilenden Pflanzenbestandteile in ein Leinensäckchen zu geben, das Säckchen in Wasser zu erwärmen und dann auf die betroffene Körperstelle aufzulegen. Dieses Prinzip nutzt man zum Beispiel bei einer Heublumenauflage (siehe Bildfolge nächste Seite unten). Die Kompresse oder Auflage wird mit einem weiteren Tuch oder eine Mullbinde lediglich am Körper fixiert.

## So legen Sie einen Leberwickel an

Der wärmende und gefäßerweiternde Leberwickel hilft bei funktionellen Störungen mit Schmerzen und Druckgefühl im Oberbauch. Mit der Verwendung von Schafgarbe (zubereitet als Heißwasserauszug wie auf Seite 192 beschrieben) lässt sich die Lebertätigkeit verstärkt anregen.

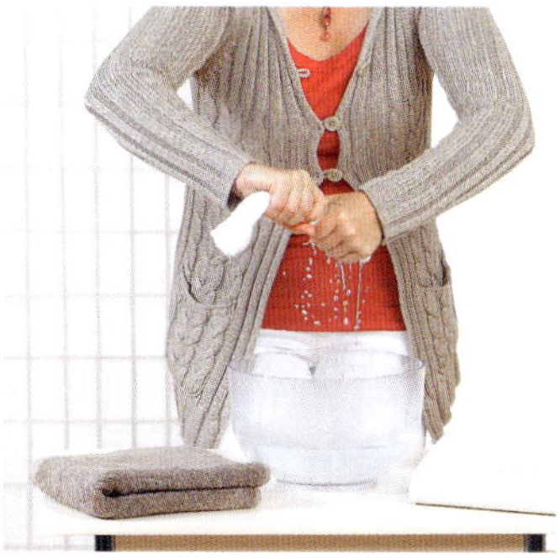

**1.** Ein Leinentuch in heißes Wasser mit dem Pflanzenzusatz tauchen und auswringen. Auf das Bett ein Woll-, darauf ein Baumwolltuch legen.

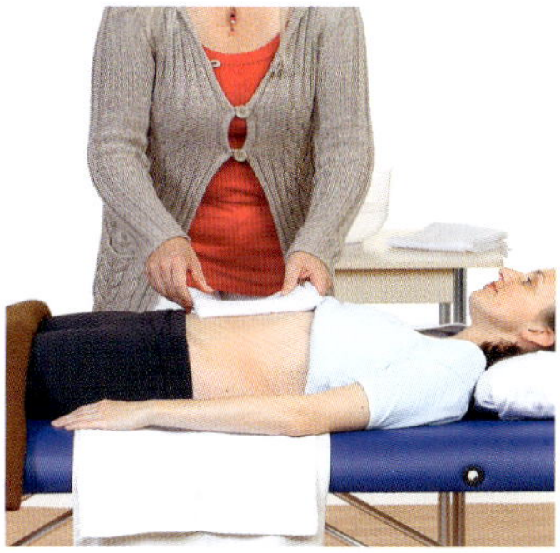

**2.** Mit dem Rücken auf die zurechtgelegten Tücher legen. Das feuchte Leinentuch 2-mal falten und auf den rechten Oberbauch legen.

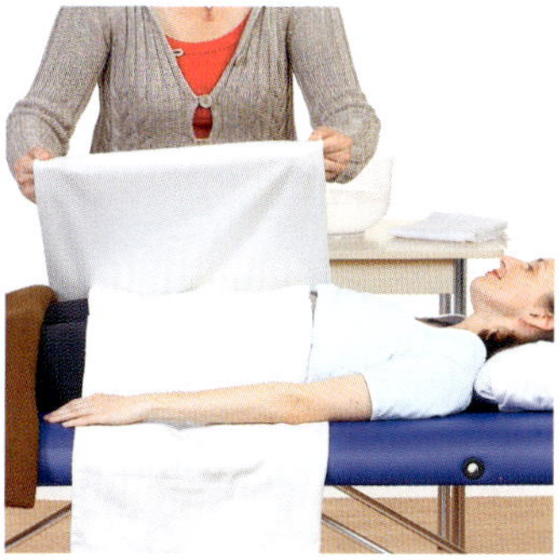

**3.** Erst Baumwoll-, dann Wolltuch straff um den Bauch wickeln. Zudecken und etwa 30 Minuten wirken lassen. 1 Stunde nachruhen.

## Heublumenauflage am Knie

Bei Kniebeschwerden, etwa infolge einer Arthrose, fördert die Auflage die Durchblutung, regt den Stoffwechsel an und lindert Schmerzen; entzündungshemmende Pflanzeninhaltsstoffe verstärken die Wirkung. Das Säckchen kann selbst gefüllt werden, ist aber auch fertig erhältlich.

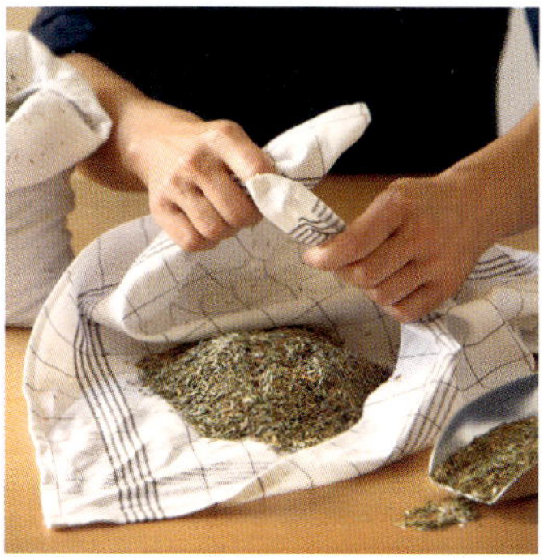

**1.** Etwa 50 g Heublumen auf ein Geschirrtuch legen und darin wie ein Päckchen einschlagen.

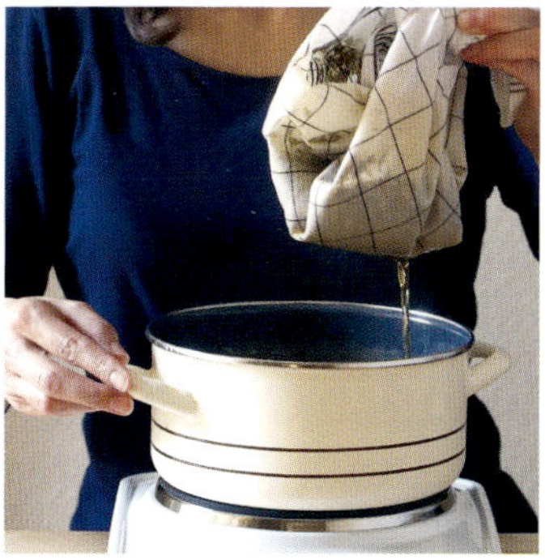

**2.** In heißem Wasser kurz, aber gut durchnässen. Herausheben, etwas abkühlen lassen und auswringen.

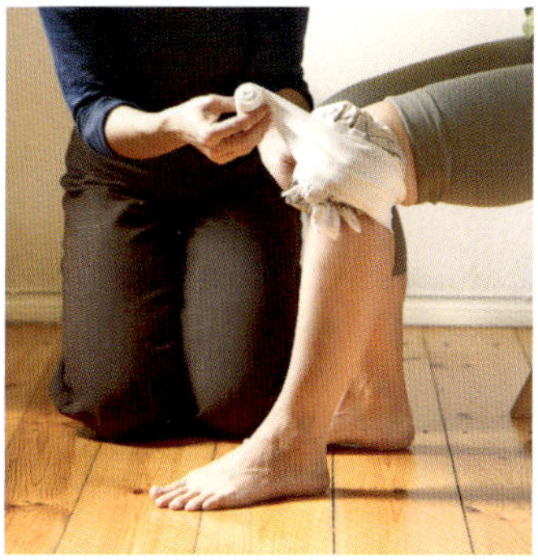

**3.** Auf das Knie legen, mit einer Mullbinde fixieren und etwa 1 Stunde liegen lassen. Etwa 30 Minuten nachruhen.

# Register

## Adressen

### Arbeitskreise und Fachgesellschaften

Akf – Arbeitskreis
Frauengesundheit
Sigmaringer Str. 1
10713 Berlin
Tel.: 030 86393316
Internet: www.akf-info.de

BDH – Bund Deutscher
Heilpraktiker e. V.
Südstr. 11
48231 Warendorf
Tel.: 02581 61550
Internet: www.bdh-onlinde.de

Gesellschaft für Phytotherapie e. V.
Uferstrasse 4
51063 Köln
Tel.: 0221 4201915
Internet: www.phytotherapy.org

Netzwerk Frauengesundheit
von Prof. Dr. Ingrid Gerhard
Internet: www.netzwerk-frauengesundheit.com

### Bezugsmöglichkeiten für Kräuter, ätherische Öle und Emulgatoren

alcimia – Schule für
Pflanzenheilkunde
Naturheilpraxis und Biokräuter
Roonstr. 32 a
12203 Berlin
Tel.: 030 84417001
Internet: www.alcimia.de

alexmo cosmetics
Kurze Str. 3
28844 Weyhe
Tel.: 04203 78 38 89
Internet:
www.alexmo-cosmetics.de

Maienfelser Naturkosmetik
Manufaktur
Brettacher Straße 5
71543 Maienfels
Tel.: 07945 2582
Internet:
www.maienfelser-naturkosmetik.com

## Weiterführende Literatur

Bäumler S.: Heilpflanzenpraxis heute: Porträts – Rezepturen – Anwendung. Elsevier Urban & Fischer Verlag, München 2010.

Gerhard I., Kiechle M.: Gynäkologie integrativ: Konventionelle und komplementäre Therapie. Elsevier Urban & Fischer Verlag, München 2005.

Gerhard I.: Das Frauen-Gesundheitsbuch. Haug Verlag, Stuttgart 2009.

Madejski M.: Lexikon der Frauenkräuter – Inhaltsstoffe, Wirkungen, Signaturen und Anwendungen. AT Verlag, München 2008.

Mayer J. G.: Das geheime Heilwissen der Klosterfrauen. rowohlt Verlag Reinbek 2008.

Schilcher H., Kammerer S., Wegener T.: Leitfaden Phytotherapie. Elsevier Urban & Fischer Verlag, München 2010.

Wabner D., Beier C.: Aromatherapie: Grundlagen, Wirkprinzipien, Praxis. Elsevier Urban & Fischer Verlag, München 2008.

## Bildnachweis

**akg-images:** 10, 17, 20 (u.), 21 (o.); **Alexander Haselhoff:** 11; **bpk Stiftung Preußischer Kulturbesitz:** 20 (o.); **doc-stock:** Norbert Reismann, 12; **dpa picture-alliance:** Bildarchiv Hansmann, 20 (m.); **Dr. Johanna Budwig Stiftung:** 21 (u.); **Dr. Kai-Uwe Nielsen:** 5 (r.), 236 (l.), 236 (m.), 236 (r.), 243 (l.), 243 (r.), 245 (o. l.), 245 (o. r.), 245 (o.m.); **Gisela Schenker:** 7; **Ita Wegman Institut für anthroposophische Grundlagenforschung, CH-4144 Arlesheim:** 21 (m.); **Jana Liebenstein:** 4 (r.), 5 (l.), 234, 235, 237, 239, 241, 242, 245 (u. l.), 245 (u. m.), 245 (u. r.), Umschlag hinten (r.).; **Mauritius Images:** cultúra, 14, Umschlag hinten (m.); dieKleinert, 8, 26, 102, 232; Nora Frei, 19; **StockFood:** Ottmar Diez, 4 (l.), Umschlag hinten (l.), 13, 16, 23, 24; Jean-Paul Chassenet, 25

## Hinweis